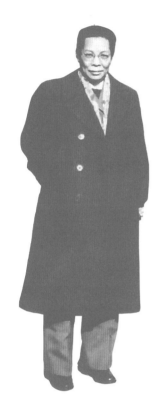

朱 琏 科 学 针 灸 丛 书

医路求索

朱琏科学针灸的发展与传承

韦立富 ◎ 主编

U0396915

广西科学技术出版社

图书在版编目（CIP）数据

医路求索：朱琏科学针灸的发展与传承 / 韦立富主编 . —南宁：广西科学技术出版社，2023.3

ISBN 978-7-5551-1894-7

Ⅰ . ①医… Ⅱ . ①韦… Ⅲ . ①针灸学—中医流派—介绍—广西 Ⅳ . ① R245-092

中国版本图书馆 CIP 数据核字（2022）第 224056 号

YILU QIUSUO——ZHULIAN KEXUE ZHENJIU DE FAZHAN YU CHUANCHENG

医路求索——朱琏科学针灸的发展与传承

韦立富　主编

责任编辑：邓　霞　池庆松　　　　　　责任校对：冯　靖

美术编辑：韦娇林　　　　　　　　　　责任印制：韦文印

出 版 人：卢培钊　　　　　　　　　　出版发行：广西科学技术出版社

社　　址：广西南宁市东葛路 66 号　　邮政编码：530023

网　　址：http://www.gxkjs.com　　　编辑部：0771-5864716

印　　刷：广西民族印刷包装集团有限公司

开　　本：787mm×1092mm　1/16

字　　数：443 千字　　　　　　　　　印　　张：26.5

版　　次：2023 年 3 月第 1 版　　　　印　　次：2023 年 3 月第 1 次印刷

书　　号：ISBN 978-7-5551-1894-7

定　　价：198.00 元

《医路求索——朱琏科学针灸的发展与传承》
编委会

主　编　韦立富

副主编　吴海标　岳　进　潘小霞

编委会（按姓氏笔画排序）

马　玲	马兴才	王　瀚	韦　玮	韦立富
韦金儒	韦群慧	方　晖	龙昭贤	朱向前
朱政法	刘显奇	池腾飞	李　季	李碧玉
吴怀清	吴海标	吴新贵	邱昌奇	张立剑
张沥月	张洁仪	陈红丹	范林燕	罗成菊
季永荣	岳　进	庞兴旺	莫智珍	陶　杰
陶　波	陶　涛	陶松林	陶爱今	黄　科
黄卫强	黄云波	崔丽萍	符德林	廖西川
黎　芳	潘小霞			

内容简介

　　本书主要通过朱琏嫡传弟子韦立富的回顾陈述、走访对照并查阅相关的历史档案，回顾了朱琏到广西以后在针灸事业方面的主要工作事迹，围绕开展针灸实践、创建针灸研究、创办针灸教育和创新针灸学术等方面的内容，重现朱琏当年在针灸事业上的创举。编者依据韦立富跟随朱琏的学习日记、教案讲义和大量的临证医案，充分阐释朱琏针灸的理论指导及其具体运用。全书基于表现朱琏对针灸临床、针灸科研和针灸教育的理念和设想，首次全面总结朱琏针灸流派在广西的建立、传承及发展，并附以大量珍贵的历史档案图片（许多是首次公开的），意在突出朱琏针灸学术的历史地位及其对针灸事业的贡献。

　　全书从动笔撰写到完稿，耗时 9 年多。本书总共分为五大篇章，从针灸临床的具体医案展开，医、教、研相结合，内容丰富，资料翔实，不乏实用的临证经验，值得大家细读、揣摩和研究。

序

一

　　韦老（韦立富）是全国名老中医，在针灸界享有盛名。韦老作为广西中医药大学第一届五年制毕业生，在大学毕业后当年（1961年）就来到南宁市针灸研究组跟随朱琏先生进修学习。朱琏先生于1960年从中医研究院副院长兼针灸研究所所长位置调任南宁市副市长，分管文教卫生工作，并挤出有限的时间到她倡导成立的南宁市针灸研究组出诊和指导研究工作。随着针灸门诊量的扩大，南宁市针灸研究组在原有基础上扩充为南宁市针灸门诊部，1976年又扩建成南宁市针灸研究所。韦老在学习期满后留在朱琏先生身边，作为嫡传弟子一直从事针灸研习和针灸医疗工作，直到朱琏先生1978年去世。韦老跟随朱琏先生的时间长达18年，也是与朱琏先生接触时间最长的弟子。应该说，由于长时间与先生共事、出诊、会诊、办进修班、筹建针灸大学，韦老得到真传，是对朱琏针灸学术思想的形成、发展和完善过程理解最为深刻的一位专家。

　　朱琏先生是一名无产阶级先锋战士，又是一位现当代著名"西学中"的针灸学家。她将自己一生的大部分时光与精力都贡献于现代化的"新针灸学"事业，致力开展针灸的临床观察、实验研究、教育推广与国际交流，积极改进针灸临床操作规范，推动针灸科研机构设立，并倡导采用科学方法阐述针灸机制，促进针灸医学的发展进步。其专著《新针灸学》在1951年出版时立刻轰动全国，受到针灸同行的广泛关注和高度评价，对针灸学科的发展起到了极大的推动作用。

韦老常谈起他本人的一个强烈夙愿，就是撰写一部能够完整反映朱琏针灸学术思想的专著。朱琏先生在广西期间为创新针灸学术发展、创办针灸教育理念方面所准备的学术讲座材料，为开办针灸培训所撰写的各种针灸教案，参与的各种临证医案记录所遗留下来的宝贵资料等，并未在《新针灸学》遗著中得到充分展示，而这些珍贵的资料正是朱琏先生晚年针灸学术趋于成熟、认知达到个人学术思想巅峰的成果体现，是她的针灸学术精髓的主要组成部分。

韦老有常年记笔记的习惯，并精心保存了朱琏先生大量的学术资料，使得韦老在搭建这本书的框架时胸有成竹。韦老的《医路求索——朱琏科学针灸的发展与传承》一书从动笔撰写至编辑完稿，耗时9年多，其内容跨度18载，等同于韦老跟随朱琏先生在广西的岁月。该书是朱琏先生巨著《新针灸学》学术思想的重要补充和精神升华。我有幸在第一时间阅读到该书的手稿，为朱琏先生的针灸心路历程所震撼，也为韦老的执着、倾心而感慨！

2007年，我当时以中国中医科学院针灸研究所所长的名义拜访了南宁市针灸研究所，与韦老进行过长时间的交谈，时间已过去了整整15年。南北两个研究所都是由朱琏先生一手创建，都是朱琏针灸学术思想的继承者。我们要不忘初心、牢记使命，促进针灸学发展的现代化进程。

我是朱琏先生的忠实学生，也是韦老的崇拜者，并以此为序，深表敬意。

2021年3月19日于北京

（朱兵为中国中医科学院针灸研究所原所长、973首席科学家）

序

二

　　《医路求索——朱琏科学针灸的发展与传承》自 2011 年底开始构思，成立编委会，再到编写完稿，前后经历 9 个春夏秋冬，凝聚着韦立富及各位编委的大量心血与精力，实属不易。该书以韦立富主任个人回忆陈述为主线，汇集了大量跟师日记、临床医案、讲稿教案、信件照片，查阅历史档案资料，并通过走访仍健在的曾经跟随朱琏先生学习的学员或得到过其针灸治疗的患者收集回忆记录，重现了朱琏先生来到广西工作期间（1960—1978）创办针灸研究机构、开展针灸临床实践研究与教育、工作和生活的情况。

　　朱琏（1909—1978），女，字景雩，生于江苏溧阳，青年时代毕业于苏州志华产科学院，早年参加革命，1935 年加入中国共产党，1936 年在石家庄开设"朱琏诊所"作为掩护，从事革命工作，是石家庄第一位女共产党员。抗战初期，在延安响应毛主席"中西医结合"的号召，向延安针灸疗病所民间医生任作田学习针灸，后在部队推广应用，并举办训练班，培训了大批针灸人员。她长期从事医务及卫生行政领导工作。七七事变后曾任八路军一二九师卫生部副部长兼野战医院院长，延安中国医科大学副校长、代理校长，晋冀鲁豫边区人民政府卫生局局长兼边区医院院长，华北人民政府卫生部第一副部长等职。中华人民共和国成立后任卫生部妇幼卫生局局长、中医研究院副院长兼针灸研究所所长。1960 年，朱琏先生随爱人陶希晋调到广西工作，任中共南宁市委常委兼南宁市副市长，分管文教卫生工作，

1978 年因病在南宁不幸逝世。

　　针灸治病在我国已有几千年的历史，是祖国医学中不可缺少的重要组成部分，为中华民族的繁衍生息做出了不可磨灭的贡献。针灸科学化是 20 世纪具有远见的针灸医家达成的共识，朱琏先生是其中关键人物。作为中医研究院针灸研究所的主要创始人、我国著名的针灸专家，朱琏先生最早开展了系统的"中西结合"针灸临床观察与科学实验研究。她从实践与理论两个层面，创立了基于现代神经科学理论的新针灸学学术体系，提出了针灸治病是通过激发和调整机体内部神经系统，尤其是高级中枢神经系统的调节机能和管制机能，从而达到治疗疾病的目的。倡导相应的针灸抑制手法和兴奋手法，归纳总结出刺激的手法、刺激的部位、刺激的时机是针灸临床治病的三大关键，还强调针灸治病的适用范围以及独特的朱氏针灸手法操作要点，并引入现代医学临床操作规范。朱琏针灸汇参中西，结合古今，既有继承又有创新，实用性强，其坚定的学术立场、科学的创新理论与躬身力行的实践，推进了针灸的科学化。其独到的学术思想和丰富的临床实践，求真务实的科学态度永远是针灸学界的宝贵财富。

　　朱琏先生历来重视教育培训，终身潜心办学育人。1949 年 2 月，为了给解放区培养医生，在华北人民政府主席董必武的支持下，在平山县创办了华北卫生学校并兼任校长。学校分医生、妇幼卫生、针灸、助产 4 个班。她亲自编写教材，亲自讲课，为冀中、冀南、太岳、晋东北、察哈尔等解放区培养各类医务人员 200 多名。

　　在广西工作期间，在广西各级党委、政府的重视和大力支持下，经她倡导与主持，广西第一所针灸科研机构——南宁市针灸研究组于 1961 年 9 月得以成立，随后更名为南宁市针灸门诊部，后于 1976 年元旦正式揭牌成立南宁市针灸研究所。朱琏先生亲自担任南宁市针灸研究所首任所长，开始了少数民族边疆地区医疗卫生及针灸治疗实践。即便在"文革"期间她仍克服了种种困难，在广西各级党委、政府的大力支持下，创办了全国唯一一所针灸大学——南宁市七·二一针灸大学，并亲自执鞭，因材施教，培训基层适用人才。朱琏先生在广西工作的 10 多年，共举办针灸训练班 20 多期，为广西地方和军队培养了近千名针灸人才，对新针灸疗法在广西的推广应用，改变广西医疗卫生落后面貌起到了重要的推动作用。她将一生中最后的 18 年时光及心血都奉献给了广西各族人民和她孜孜以求的针灸事业。

韦立富主任医师是朱琏先生的嫡传弟子，全国名老中医、全国老中医药专家学术经验继承工作指导老师、广西桂派中医大师、广西针灸学会名誉会长、朱琏针灸国际研究基地建设项目学术总顾问。他曾经长期追随朱琏先生，始得先师真谛，在长达 60 年的针灸临床实践中继承并发扬先师的科学理论及针法，成为针灸神经学派的忠实践行者。韦老在自身的针刺手法形成的过程中，进一步诠释兴奋法与抑制法中刺激量的概念，明确提出捻转或提插的幅度大、频率快，则刺激量大；捻转或提插的幅度小、频率慢，则刺激量小。诊断上主张辨病与辨证相结合，明确按脊神经、交感神经节段分布规律进行取穴原则，主张采用复式手法以提高对麻痹、运动感觉减退及慢性病症的治疗效果。1986 年曾经参加中国广西援非医疗队远赴尼日尔，运用针灸为当地非洲人民、联合国组织、各国驻尼使领馆以及中资机构人员服务。曾在波兰、泰国等国家以及中国香港、台湾等地区举办学术讲座，并为患者进行针灸治疗，向世界各地推广展示中国传统针灸技艺的独特魅力。历年获奖丰硕，德高望重。目前已带徒培养针灸主任医师 3 名，针灸硕士 5 名，以及 40 多名针灸专业人才。韦老虽八十有余，仍老骥伏枥，壮心不已，不分昼夜耕耘在针灸临床教学科研一线，著书立传，令人钦佩。

本书记载着朱琏先生在广西工作期间"金针度人"的丰富临床经验，对后来学习者是宝贵财富，同时也是一部缅怀先师的回忆录，充满了浓浓的师徒之情、医患之情、感恩之情。朱琏先生创立的南宁市针灸研究所于 1992 年扩大发展为南宁市针灸医院，同时增挂南宁市第七人民医院、南宁市中西医结合医院招牌，早已成为南宁乃至广西针灸学科基础教学研究与临床实践基地。2013 年，自治区级朱琏针灸国际研究总部基地在南宁市第七人民医院建成，至今已相继在中国广西、广东及马来西亚等国内外 12 家医疗机构建立朱琏针灸国际研究二级基地。2017 年，项目总用地面积约 6.7 万平方米，总建筑面积约 10 万平方米，项目总投资为 5.6 亿元的南宁市中西医结合医院迁建扩建项目破土动工，即将建设成为一所具有 600 张床位规模的以"朱琏针灸"品牌为特色优势的三级中西医结合医院。朱琏先生在广西开创的针灸事业可谓枝繁叶茂，桃李满天下。

希望此书可以作为她学术与精神遗产的一部分，为广大临床一线针灸人员及针灸爱好者继续学习提供指导，朱琏先生未竟的事业后继有人，薪火相传，必将更加发扬光大！

周凯声

2021 年元月于北京

（周凯声为南宁市人大教育科学文化卫生委员会原主任委员、原南宁市卫生局局长）

自 序

我出生于广西北部山区融水苗族自治县永乐镇的一个农民家庭。1956 年，我考上了广西中医专科学校^①。经过 5 年的艰苦学习，毕业后经领导批准，继续留在学校针灸教研组担任教学工作。

1961 年春季学期，学校领导从学校的长远规划和发展着想，为培养和壮大自身的师资力量考虑，经自治区党委、教育厅和卫生厅批准，在我们首届 250 多名学生中挑选出 40 名同学，在毕业前一个学期临时组成一个师徒班，分到学校各个教研组去拜师跟班学习，随同老师一道从事教学工作，协助老师搞好备课、整理教案、学习辅导、批改作业等工作。这是对中医传统师承教育模式的继承与发扬。我和雷振萍、雷在彪同分在针灸教研组，跟随李任源、梁益年两位老师。至 1961 年 7 月，总共有 18 名师徒班的同学继续留校任教，其余的分配至各市县医疗、教学、机关等单位工作。我和雷振萍留在学校针灸教研组工作。

说到针灸，也可以说是我与针灸有缘吧。

我们 1956 级的针灸课程最早由江一萍老师主讲。江一萍老师曾在 1953 年去武汉参加中央卫生部针灸疗法实验所举办的中南地区针灸训练班，进行针灸教学培训。当时的培训老师是朱琏老师委派的田从豁医生。江一萍老师曾系统研究《新针灸学》一书的理论并进行教学，教学内容尊重科学、符合实际，非常受学生欢迎。

---

① 1964 年升格为广西中医学院，2012 年后更名为广西中医药大学。

　　1961 年 7 月间，广西卫生厅委托广西中医专科学校举办首届西医学习中医班。此时，即将结业的学员获知《新针灸学》一书的编著者朱琏针灸学家已随其丈夫从北京来到南宁工作，任中共南宁市委常委兼南宁市副市长，实在是喜出望外、机会难得，于是纷纷请求学校领导邀请其来校给培训班的学员作专题讲座。我作为学校针灸教研组的青年教师也有幸旁听了朱琏老师精彩新颖且极富说服力的专题讲座。5 个下午的专题讲座，让我受益无穷。

　　1961 年下半年，学校为了提高青年教师的教学水平，有组织、有计划、有目的地将我们选送到北京、上海、南京、武汉、广州、成都等地区的中医高等院校或附属医院进修深造和学习，总共有 18 位教师获得了此资格。我和王登旗同志于 1961 年 11 月 25 日受学校安排，到南宁市针灸研究组跟随朱琏老师进修学习。

　　1961 年底至 1976 年底这 15 年期间，我基本是处于边工作边学习的状态。为了更方便跟师学习，我就在北宁街 7 号南宁市针灸研究组住下。白天和研究组的同志们一起出门诊、看病人，晚上或其他节假日空余的时间，我都会到朱琏老师身边接受教育。由于朱琏老师还分管文教、卫生方面的工作，行政事务繁多，故其出诊的时间一般都是下班以后的业余时间。每当朱琏老师有外出讲课或出诊任务时，我都会一同前往，跟随学习。随着长时间的积累，我慢慢从仔细聆听及专心观察的新手角色，逐步向参与和紧密协助的助手角色转变。在老师开展的针灸培训班上，我常作为助教协助医学知识宣传及针灸操作带教工作，也常在新民路朱琏老师的家中，协助诊治部分患者，以助恩师一臂之力，减轻她的一些负担。其间，我也常接到广西中医学院安排的教学任务。如 1970 年至 1972 年，被安排回学院针灸"专案组"工作，参与编写 1970 级、1971 级的针灸教材。

　　1977 年 2 月，继许式谦同志之后，我正式从广西中医学院调入南宁市针灸研究所工作。随后，我们遵照朱琏老师的教导和指示，按照现有的设备和条件，先后开展了针灸治疗肝炎，针灸治疗心脏病、心律失常，针灸治疗幻肢痛，针灸治疗胃肠疾病，针刺麻醉下行扁桃体切除术等方面的临床研究，取得了一定的成效和经验。但我知道还不够，还需继续努力！

在针灸教学方面，朱琏老师一到广西，就举办了两期广西区一级针灸师资训练班，分别在桂林和南宁举办过两期针灸训练班，她还多次应邀为区内西医学习中医班学员和新针疗法治疗聋哑学习班的学员作针灸专题讲座。有些班朱琏老师还指示我协助讲授其中的部分针灸课程，我都坚决照办。即使我被派回广西中医学院开展教学工作期间，朱琏老师要给驻邕空七军和广西军区举办学习班，经中医学院领导同意，把我借调出来协助其工作，本人也是积极响应号召，努力工作，圆满完成任务。1976 年，朱琏老师还创办了南宁市七·二一针灸大学，从首届学员开始，朱琏老师自始至终坚持亲自授课，我和许式谦协助辅导及带教实习。

在我跟随朱琏老师学习和工作的 18 年中，亲身感受到朱琏老师对祖国传统医学由衷深沉的热爱，她积极响应党中央、毛主席的号召，搞中西医结合，认真而实事求是地运用唯物辩证法，并结合现代先进的科学知识和方法，对祖国医学加以继承、发掘、整理、研究、总结和提高，为针灸医学和针灸事业的发展做出了巨大的、不可磨灭的贡献。例如，她早在 1948 年就对针灸治病原理问题提出了独特的见解。认为针灸治病，不是直接以外因为对手，而是激发和调整了机体内部神经系统，尤其是高级中枢神经系统的调节机能和管制机能，从而治愈疾病的。这就构成了朱琏科学针灸学术思想的精髓和核心。她首次提出针灸治病的三大关键，即刺激的手法、刺激的部位和刺激的时机，且将手法概括为抑制法和兴奋法两类。首次将针感总结归纳为酸、麻、胀、痛、痒、冷、热、触电样、抓紧感、压重感、舒松感、线条样牵扯和线条样徐徐波动感13种；首次对每个穴位进行局部解剖分析，将穴位与神经、血管、肌肉、内脏等密切联系，供临床针灸医师参考及研究。

朱琏老师首创的这些理论和方法，对于国内外的针灸临床、科研和教学方面都具有很高的使用价值和实际意义。然而，当时因为一些原因，朱琏神经学派的理念并没有完全得到全国大多数学者的认可。相反，在国外（尤以俄、美等国家为主）运用神经系统研究针灸却很盛行。可即便当时朱琏老师的针灸学术在全国许多地方曾一再受到排挤，朱琏老师还是一如既往地坚持她的针灸研究事业。从她在南宁市创建第二个针灸研究所之后，我们自始至终在传承老师的针灸学术思想及其独特的针灸手法，坚持把朱琏科学针灸贯彻于临床医疗、科研和教学工作之中。

2013年初，在卫生部、国家中医药管理局、广西壮族自治区卫生厅等领导的重视和大力支持下，在中国中医科学院针灸研究所的多方指导和热情帮助下，朱琏针灸国际研究总部基地正式在南宁市第七人民医院（南宁市针灸研究所）建立，至今已在国内外建立二级研究基地12个。朱琏针灸研究前景广阔、前途无量。也正如石学敏院士于2006年在广西中医学院针灸推拿学院揭牌仪式座谈会上的发言所说的："关于循经感传和经络实质的研究问题，全国成立了专门研究机构开展研究，30年后开会总结，只得出一句话，'有进展、无突破'。还是朱琏同志早在20世纪四五十年代就大胆提出的'经络是神经系统'的大胆设想，有一定的科学根据。"这也给了我们极大的鼓舞和鞭策。我们决心要把朱琏科学针灸发扬光大，造福中国人民和世界人民的健康事业。

朱琏老师不愧为我国最早积极响应党中央、毛主席号召，搞中西医结合而卓有成效的女针灸学家，她坚持革命路线，是科学针灸的一座雄伟而不朽的丰碑，更是无私奉献、为人民服务的白求恩精神的象征。作为她的学生，有幸追随其左右18年，聆听其在政治思想、为人处世、业务技术、理论修养等多方面的谆谆教诲，感受其高尚的人格魅力，传承其救人无数的临床技术和科学创新的精神，我感到无上的光荣。朱琏老师那实事求是、求真务实、助人为乐、甘为人梯的大师风范，永远值得我们缅怀和学习！

在我的心中，朱琏老师是科学针灸事业的奠基人和开拓者。虽然因为一些原因，针灸科学化的进程被泼了一瓢冷水，科学针灸的许多努力被打回了原形，朱琏老师的针灸学术也并没有广为人知，甚至在早年还因为一些莫须有的罪名遭受别人的误解和冷落，但历史总会铭记，尤其是那些带领我们从荆棘险阻中走出一条康庄大道的领路人。2019 年 10 月，在北京针灸研究所朱琏诞辰 110 周年暨朱琏针灸学术研讨会上，我有幸聆听中医科学院的多位领导及专家的精彩报告，听到了他们对朱琏老师客观而真实的评价："她敢于坚持原则，从不向谬误低头……她是我国响应党中央号召搞中西医结合最卓有成效的现代著名针灸学家，是值得我们永远学习的楷模。"

对此，我深受鼓舞和鞭策。作为朱琏老师带教、培养多年的学生，我们感到既高兴又责任重大，但我们有信心、有决心，在各级领导的重视和大力支持下，带领我们医院的针灸团队，把朱琏针灸临床和科学研究的事业传承好、发展好，让朱琏科学针灸这朵奇艳之花开满国内外，并结出丰硕的果实，造福全人类。

本书主要是围绕朱琏老师到广西以后的主要工作事迹（除政府部门工作外）展开，内容涉及创建针灸研究、创办针灸教育和创新针灸学术等方面，主要引用朱琏老师的具体讲话、针灸教案或讲义以及本人参与的一些具体的临证医案，力求从多角度诠释朱琏老师的针灸理念，还原老师当年海人不倦、雷厉风行、精益求精的育人态度及工作风采，表现其在针灸事业上的创举及其对广西针灸事业的历史贡献。由于本人水平有限、记忆力减退，加之年代久远，资料遗失不全，因此，在编写的过程中难免会出现瑕疵或错漏，还望广大读者加以包涵和批评指正。

韦立富

2020 年 7 月 10 日于南宁

目 录

求学篇·躬身践行　方知奇妙

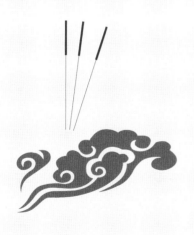

其实 1961 年对于我来说是很幸运的一年。我不仅顺利地从广西中医专科学校毕业了，而且还取得了不错的成绩，幸运地被挑选成为 18 名留校任教的教职员之一。心想着自己马上就要投入伟大的社会主义建设洪流之中了，要凭借自己所学到的专业知识，去为国家、为人民培养更多像我一样，能运用中医学为人民服务、为社会做贡献的莘莘学子。这一年，我内心是热血澎湃的，充满着对未来生活的憧憬。如果说有忧虑，也许就是我还年轻，欠缺经验。特别是刚到针灸教研组的工作岗位，自己的针灸技术积累还不够，要完成这份工作还得多方锻炼。当时心里已经做好了向前辈学习取经的计划了，刚好学校也做好了将我这种年轻教师外派学习、进修的计划。关键是这一次，我又再次得到幸运之神的眷顾，被安排到朱琏老师身边进修学习，从而让我人生的轨迹发生了根本性的变化。

朱琏老师是我国现代著名针灸学家，曾任原中医研究院副院长兼针灸研究所所长，从北京调到南宁工作。大家可知道，她当时在我心中，就相当于如今很多医学生心目中的首席科学家、中国工程院院士、国医大师等的分量。试问一个刚毕业出来工作的年轻人，能够来到如此成绩斐然、地位尊贵的名人身边学习和进修，心情能不激动？能不珍惜这样来之不易的机会？因此，我做好了全方位的求学计划，要以朱琏老师为榜样，不断提升技术水平，而且要学习好、运用好针灸这一门服务于人民大众的真本领。

我刚开始跟随朱琏老师学习时，心里就一直有个疑问：老师当年是怎么学习针灸的呢？很想知道是什么样的品质铸造了老师过人的技术和如此辉煌的学术成就。所以，在之后的跟师学习中，我一边认真仔细地学习着老师的针灸技能，一边也在观察学习老师待人接物方面的工作经验。通过不断深入接触，渐渐发现，老师身上很多地方闪着光，深深为老师身上不断散发出来的人格魅力所折服和震撼。

那个时候，我内心最关心的问题是如何提高针灸临床技能，所以每一次老师讲到她是如何学习的事情或例子，我都会细心记录。通过和老师的谈话、记录分析，我终于发现老师学习针灸的原则或经验，总结起来最鲜明的就是四个字：躬身践行！她不仅保持着军人吃苦耐劳、艰苦朴素的良好品质，而且永远绽放着炽热的革命热情，尤其是投入针灸临床实践的干劲，可以说是永不停息，达到如痴如醉的地步。

下面我结合朱琏老师当年的报告讲话和我自己求学之路的回忆总结，和大家分享一下我们这两代针灸人在学习和运用针灸上的一些心路历程。

身体力行　学用合一

朱琏老师并没有专门和我们讲她当年是如何跟师学习的，她也不会像大多数讲师那样仅是泛泛地谈论教学理论，而是和许多革命先辈那样，在忠实践行毛泽东思想、坚持唯物辩证法、坚持理论联系实际的原则下，学用合一，把她学习的方法和运用的理论都体现在其日常具体的行动之中。并且，总是身体力行地运用事实来验证，尤其是在学习和运用针灸技术的问题上。这些，我们都可以从朱琏老师当年的讲话稿中深刻地感受到。

一、广西首届西医学习中医班讲话内容

1961 年 7 月间，广西中医专科学校举办的首届西医学习中医班即将结业，学校领导获知编写《新针灸学》一书的作者——朱琏老师从北京来到南宁工作，于是盛情邀请其来给西医学习中医班的首届学员传授针灸学术及当代针灸的科研成果。朱琏老师高兴地用了 5 个下午的时间做针灸专题讲座。本人作为学校针灸教研组的年轻教师，有幸到场列席旁听。

在讲课中，朱琏老师作了自我介绍。

她是江苏溧阳县①南渡镇人，祖籍安徽省，其祖父曾经参加太平天国军，是反清义士，战斗很勇敢。朱琏老师谈起祖父，都会伸出拇指比画着说："我的拇指又粗又短也是遗传祖父的，现在有时间，我还会舞剑弄枪、锻炼身体呢！"小时候她父亲去世得早，全靠母亲和哥哥姐姐们维持生计，也让她较早独立，做事很有主见。在 17 岁那年，她报考了苏州志华产科学院，开始了她的学医生涯。毕业后，

---

① 现溧阳市。

她进入上海普善医院工作，并结识和资助了当时避难到上海的同乡陶希晋。后来他们一起来到石家庄，并进入石家庄正太铁路医院工作。1935 年冬，经中共北平市委组织部部长刘汉平同志介绍，朱琏老师和陶希晋一同加入了中国共产党。为了掩护党的地下工作，应组织要求，朱琏老师毅然辞去公职，在石家庄西横街爱华里 1号自设朱琏诊所，作为党的地下联络站和党员活动场所，一边为群众诊病治病，一边投入我党的抗日救亡运动中。在这期间，朱琏老师参与及创办了石门《正言报》和《华北民报》，积极宣传我党的政治主张，组织抗日团体，发动群众参加抗日救国运动，搞好党的统一战线工作。七七事变后，日本开始了全面侵华战争，组织安排朱琏老师担任石家庄妇女抗日救国会会长。后不久，朱琏老师正式参加正太铁路工人游击队，开始了她的戎马生涯。1937 年冬，为避开国民党反动派暗杀，组织安排朱琏老师加入八路军，奔赴抗击日寇斗争的前线，任一二九师（刘伯承任师长）卫生部副部长兼野战医院院长。1939 年冬，在行军途中，因被马踢伤，朱琏老师转到延安马克思列宁学院学习并养病休整。1940 年，朱琏老师在延安被组织任命为中国医科大学副校长、代理校长，兼第十八集团军总卫生门诊部主任。

1944 年 10 月，在延安参加陕甘宁边区文教工作大会，朱琏老师聆听了毛主席在大会上的讲话。大会上，毛主席号召"西医要大众化""西医要学习中医""中医要科学化""中西医要团结合作"，积极救治边区人民，解除他们的疾病痛苦。随后，在座谈会上又听当地有名的老中医任作田说："我们过去用中医针灸治好了成千上万个患者，就是知其然而不知其所以然，希望西医的同志们帮助我们找出其所以然来。"当即，朱琏老师和鲁之俊等同志就拜任作田老中医为师，学习针灸，并积极在部队和地方推广运用，努力研究和提高针灸疗效。从此，朱琏老师与针灸便结下了深深的不解之缘。

1945 年，朱琏老师任晋冀鲁豫边区政府卫生局局长兼边区医院院长，1948 年9 月改任华北人民政府卫生部第一副部长。其间，对针灸的应用和研究从未停止过。例如，她运用针刺环跳穴治好其本人因徒步来回四次蹚过没膝冰冷的延河水去听毛主席的报告后发生的坐骨神经痛；她用针灸配合肌内注射青霉素治好其自身患的大叶性肺炎；运用针灸治好了因缺乏维生素 A 引起的夜盲症。

1948 年冬，在党组织的大力支持下，朱琏老师于华北平山县创办了华北卫生学校，并兼任校长。学校设有医生班、针灸班、妇幼卫生班和助产班4个班，每个班都设有针灸课程，由朱琏老师亲自编写教材和讲授。学校不仅为当时缺医少药的解放区源源不断地输送战地医用人才，还组织学员们下基层、进部队，运用针灸为群众和伤病员治疗疾病，收到神奇效果，得到了人民群众的普遍称赞，多地打出"新针灸——既不痛又有效"的标语。

　　同时也正因为这几年针灸临床及教学经验的积累，朱琏老师充分认识到针灸的神奇疗效和亟须在人民大众中推广应用针灸医学的必要性、重要性。朱琏老师在其专著中提到：祖国珍贵的针灸医学很有研究的必要，必须建立专门的研究机构，要运用唯物辩证法和现代先进的科学理论及研究方法，来对其进行继承、整理、研究、总结和提高，从而创造出我国独特的新医学流派，造福全世界。

　　中华人民共和国成立后，朱琏老师先后担任中央防疫委员会办公室主任、中华全国妇女联合会执行委员、中央卫生部妇幼卫生司副司长等职务。1951年3月，在中央首长的鼓励、支持和众多学员、群众的要求下，朱琏老师将在华北卫生学院时授课用的针灸课程教材进行整理、充实，在有关同志的协助下，编写成首版《新针灸学》，由人民出版社出版发行。这是首部得到多位中央首长题词、作序的中医针灸专著，也是首部运用高级中枢神经系统调节理论来阐明针灸治病原理的医书。该书很快被抢购一空。不久，经朱琏老师修改、补充后，第二版《新针灸学》于1954年10月由人民卫生出版社再次出版发行。该书得到国内外学者的高度评价和热切关注。1955年4月毛主席在杭州接见朱琏老师时，就对书中运用巴甫洛夫高级神经活动学说的理论来解释针灸治病的原理表示赞同，并对朱琏说，针灸不是土东西，针灸是科学的，将来世界各国人民都要用它来治病的。还说针灸是中医方面的精华之精华，在当天晚宴上，毛主席还举杯祝针灸万岁！

　　1951—1954年期间，朱琏老师积极创办中央卫生部针灸疗法实验所，并积极与北京协和医院及其他西医医疗单位合作，开始逐步应用针灸疗法对临床一些疑难病进行科学研究，并在报刊上发表了文章《针灸治疗精神病取得的效果》，轰动全国。1955年在党中央、国务院的大力支持下，中国中医研究院正式成立，中央卫生部针灸疗法实验所同时并入，改名中国中医研究院针灸研究所，朱琏老师任中国中医研究院副院长兼针灸研究所所长，实现了她多年来决心成立专门机构研究针灸医学的夙愿。按照朱琏老师对研究机构的设想，认为针灸研究所必须具备临床、教学、科研一体化的职能，研究方向必须涵盖临床医疗研究、基础实验研究及学术思想传承研究等几个大方向。于是，她从全国各大城市聘请了多位中西医各学科的专家和科学家，同时也购进很多当时较为先进的科学仪器，积极地开展对照实验研究。为助力新中国的外交政策，满足外宾对针灸的体验、治疗及学习的需求，朱琏老师在繁忙的工作之余，还开设外宾治疗室，亲自负责诊疗操作。她还举办了多期针灸训练班、进修班和西医学习中医班，还配合全国的卫生防疫运动，积极派遣针灸专家到各地方去开展医疗和教学工作，受到群众的欢迎。

1956 年 4 月，中国和苏联签订了两国科学文化交流合作协定，由苏联国家保健部委派的国家保健机构及医学史研究所的专家德柯琴斯卡娅教授、莫斯科中央医师进修学院的精神科医师乌索娃和精神理疗科医师奥辛波娃一行 3 人组成的医学专家小组，专程来到了中国考察，学习和研究针灸。最初，卫生部把他们安排到南京，由南京中医学院的专家和教授给他们介绍中医针灸的传统基础理论，然而几天过去了，他们对传统的阴阳五行、脏腑经络、营卫气血等完全听不懂、不能理解、无法接受，为期 3 个月的考察学习任务恐难按时完成。这些意见很快反馈到周恩来总理那里，周总理觉得问题严重，立即命人把他们请回北京，并把针灸教学这个任务交付给朱琏老师。

朱琏老师义不容辞地接过这个国际交流任务，当即全身心地投入资料准备、备课教授、带教实习、临床诊疗、病案分析等工作之中。朱琏老师根据苏联专家的学习习惯及他们所提出的要求，重新对教案进行有针对性的资料准备。她经常晚上通宵达旦地备课、编写教案资料，第二天上午还要把资料交给俄文翻译员翻译，休息片刻，下午亲自给苏联专家讲课，晚上又继续第二天的资料准备，经常又是一个通宵。如此连续 40 多天，总算顺利完成了这个重大的任务，不仅深入浅出地让苏联专家较为全面地了解了针灸疗法治疗疾病的全过程，还从高级神经中枢运动学说的角度诠释了针灸的作用机理，并指出我国针灸研究正在努力的方向，让苏联专家觉得此次收获满满、不虚此行，满意地回国了。

苏联的这几位专家将这次朱琏老师所讲的针灸俄文翻译稿带回了苏联并出版发行，在莫斯科引起了轰动。而朱琏老师却因为此次讲学，劳累过度，遗留下高血压病和冠心病的病根。多年后别的同志提起此事，问她如此拼命是否值得？她总是微笑着回答："值得！值得！不后悔！"

二、广西中南地区空军针灸学习班讲话内容

背景： 1970 年 8 月初，朱琏老师受空七军领导委托，要在广西桂林举办一期中南地区空军针灸学习班。该学习班在桂林空军疗养院开办，为期 3 个月。朱琏老师因行政事务繁忙，不能长驻桂林，有时由我代她授课。她为此次学习班的学员做了几次针灸讲座（之所以以此次学习班的讲话为例，是因为此次的讲话主要是朱琏老师早期针灸的实例，能较全面地反映其求索针灸的成长过程）。

以下是朱琏老师讲话的不完全记录稿[①]：

同学们、同志们：

你们好！你们这个学习班的学员来自五湖四海，有广东、广西、湖南、江西各地的空军、地勤、高炮、雷达部队，都是党员、团员，政治素质高。我们还是要用毛泽东思想、唯物辩证法来分析问题。绝大多数同志临床经验丰富、知识面广，极少数同志刚开始学习针灸。因此，我想首先介绍一下，针灸的起源及历代医家是如何重视和发展祖国珍贵的针灸医学的……至清朝封建统治者，以解衣露体不雅观为由，企图废弃针灸。国民党反动统治时期曾通过法案，要取缔中医针灸，遭到中医界的极力反对，是共产党、毛主席挽救了中医、挽救了针灸。毛主席早就指出，除政治等其他原因外，中国的繁衍昌盛，中医药学在其中做出了巨大的不可磨灭的贡献。毛主席还对我说过，针灸是中医学中的精华之精华，针灸不是土东西，针灸是科学的，将来世界各国人民都要用它来治病的。他还举杯祝针灸万岁呢。

下面，我根据一位老同志的提议，用"现身说法"的方式，介绍我是如何学习和如何用针灸的，（并）谈谈我的体会。一提到针灸，我的兴趣就来了。反动派统治时期，针灸即将被灭亡，是共产党、毛主席挽救了针灸，在解放军内推广了祖国医学、推广了针灸。中华人民共和国成立后，受"民族虚无主义"的影响，针灸亦受到排挤，也是解放军在坚持继承和推广针灸。现在要创造新医学，不是光凭一

---

① 本书中，朱琏老师的报告或讲课内容以及朱琏老师亲自总结的医案等会尽量保留其第一人称叙述，相应内容以字体颜色区分，后同。

个人的能力就能办到的事情，需要在党中央、毛主席的正确领导下，靠大家团结一致、齐心协力、共同奋斗才有可能实现。

记得我有一次患急性扁桃体炎，在医院注射、吃药、漱口药均用，但炎症不消，仍高烧、痰黏稠、咳痰吐不出、胸闷、咽喉疼痛、声音嘶哑、不能说话。医生给我的建议就是准备手术摘除两侧扁桃体，但因我的凝血时间太长而未行手术。当时我刚开始向任作田老中医学习针灸，便取双侧合谷穴，快速捻进针法进针，运用抑制法二型手法，感觉针感逐步增强至很强烈，留针10分钟左右，出针后用艾炷灸3～5壮。2小时后，大量吐痰，痰易咳出了，胸闷、咽喉疼痛症状慢慢减轻。4小时后，能说话了，体温也降下来了。这次我的针灸体验就是针刺合谷穴的针感可以很强烈，这导致我后来10多年都不敢针合谷。但运用该穴对咽喉部炎症效果很好，在给别人针刺时要注意手法，应尽量细腻，利于患者接受。另外就是发热也可以用灸法，只要穴位及方法运用得当，也能起到较好的效果。

我在延安白求恩和平医院学习时，为能听到毛主席的报告会，经常蹚过延河。往返多次后，可能由于河水过深，臀以下受凉了，发生典型的坐骨神经痛，经过注射、吃止痛药、外搽樟脑水等治疗均没有效果，仍反复出现发作性疼痛，尤以夜间为甚，严重时三天三夜不得入眠。当时我身边没有针灸针，就以注射针头针刺环跳穴，请陶希晋同志用灯照着，并叮嘱他说，如果下针后我入睡的话，请5分钟后叫醒我。结果入针后痛止入睡，他不忍心叫醒我，想让我多睡会，直到10分钟后才叫醒我出针。第二天我再巩固治疗1次，基本上消除疼痛症状。这次针灸完全根据经验使用，没有任何理论依据，但用针刺环跳穴治疗坐骨神经痛可取得良好的疗效，针灸止痛这个结论在我脑中已经很明确了。

但是针灸对于一些复杂性疼痛的治疗，疗效是否也能这么明显和确切呢？我还是应用自身亲历的事例来加以说明。

1939年，有一次出任务，我的马和其他马抢道而互相踢打，我被夹在中间被马一脚踢中胃部，我用手护住胃部时，又被第二脚踢了手臂，我当时就痛晕了过去。待同志们把马拉开再把我扶起来，缓了一下我才醒过来。但因任务紧急，我醒来后便继续赶路了。赶到目的地，就投入紧张的战地卫生工作中，经常是天天行军，白天是日常医疗或给训练班讲课，有时也扛担架、转移东西，晚上经常有急救或外科手术。由于胃部的隐伤及长时间的这种紧张工作，饮食、休息都无法保障正常，我开始经常犯胃痛，还时有胃出血。但我从不示弱，心里都是毛主席的教导：没有克服不了的困难！我没有声张，还是继续工作，特别是晚上手术抢救我是一定要参加的，因为很多伤者看不见我就不愿意做手术。为此，同在的江、蔡、康、邓大姐们给我取了"精神不死""夜猫子"等称号。1941 年，我有一次在为伤员手术的过程中出现了胃出血、昏倒并吐血、便血的情况。组织上为照顾我，把我送去延安疗养，还派了一位女青年照顾我，合理规范地安排我的饮食及休息。我到延安立即做了 X 射线钡餐检查，诊断为胃幽门部、十二指肠溃疡（外伤性），胃下垂至脐下四横指。治疗方案是手术切掉 2/3 的胃部。当时因为我比较消瘦，仅 76 斤，凝血时间较长，我也不愿意开刀，选择了保守治疗。但仍时常胃痛发作，且不能多吃，只能少吃多餐（每天进食 8 次），还出现了周期性出血，碰到冷天则加重，每次都得卧床半个月左右。直至 5 年后（1945 年）我学习并运用了针灸，自己发现针灸足三里后，可以明显减少胃痛发作的次数，而且进食的情况也逐步改善了，不再需要少吃多餐了，逐步控制在每天 4 餐左右。运用针灸治疗后，抵抗力较之前有了明显的提高。1945 年 7 月，不再出现胃痛，X 射线钡餐检查也不再有胃出血，但仍胃下垂脐下四横指。此时，我已自觉良好，于是又回到前线。直至 1949 年进北京后再次复查，胃溃疡及胃下垂均已好了。虽说针灸不是万能的，但我的胃病的确是针灸治好的。我发现针灸足三里、上巨虚、曲池、外关、合谷等穴，对止痛和增强免疫力效果很好。

　　1947 年，我随前线部队被国民党封锁在一个山沟里，当时突发腹痛，右腿缩起，随行的一位医务部主任考虑是胃痛复发，予热敷观察，但痛更剧。这时，陶希晋同志也骑马来看望，他考虑是阑尾炎，因为他患过，痛得右腿缩起。后来山东来的一位化验员检测了白细胞，为 18000 多（个 /mm³），明确是阑尾炎急性发作。但当时的环境无法进行开刀治疗。我决定针灸治疗，由我的学生许式谦针两侧的足三里，疼痛明显缓解，只服流质饮食，两星期后痊愈。但之后每月月经来时，下腹部血管充盈，阑尾部就易发隐痛，我就针足三里，痛就止住了。至 1950 年在北京协和医院妇产科，我请林巧稚主任做子宫绝育手术时，要求一并切除阑尾。手术花了 4 个小时，主要是找不到阑尾。后来我看当时的报告说："该患者的阑尾，经多次化脓发炎，已与肠壁粘连重合。"林巧稚主任对我的情况感到很不可思议，也惊奇于针灸治疗阑尾炎的疗效。但她这次可不敢对我大意，我术后腹痛、尿频、尿量少或尿不畅，她只能给我用大量的青霉素。但注射油剂青霉素，针口很痛，我自己用了针灸，针刺双侧足三里，腹痛止住了，排尿也顺畅了，针后我还用烟纸卷烟灸了半分钟，效果很好。所以术后第 4 天我就要求出院，当林巧稚主任来拆线时知道我早在两天前就可以下地活动了，那时她的表情才叫吃惊。据说，我还创造了开腹手术最短时间出院的纪录，震动了当时的协和医院。

1948 年，在一次队伍紧急转移的过程中，我不慎摔伤致左腿骨、髋骨骨折，经接骨、复位后，组织下令让我紧急转到中央人民医院①去休养。我到中央人民医院后就声明，不能截肢。中央人民医院院长见我骨头已接上，但膝关节局部肿胀，就给我热敷并按摩局部。我与负责我的那位外科医生商议，用针灸来止痛并促进骨膜生长。针灸穴位有鹤顶、梁丘、阳陵泉、风市、足三里、血海。熨烫按摩后，医生就用手法将弯曲的腿拉直，刚开始疼痛较甚，过后就用针灸止痛。住院 20 天，出院后继续用上述方法，渐渐就能下床走路了。这次的治疗是我运用针灸在自己身上实践，并结合中西药、推拿按摩及牵引等疗法来进行综合治疗的最典型例子了。

1953 年冬，有一次我外出开会，回来后半夜出现恶寒、战栗、发热、咳嗽、呕吐、身体疲乏，体温 38.6 ～ 39.6 ℃，凌晨 2 点到中央人民医院急诊时，体温已达 41 ℃，马上就进行 X 射线透视检查，结果提示：肺部有掌大阴影。考虑诊断：急性大叶性肺炎，建议住院治疗。但因为患者已超员，门诊先予注射青霉素油剂，兼止咳祛痰药口服。但服药后就出现呕吐，且兼咳嗽、胸痛明显、发热不退、头晕严重、痰中带血丝。到早上 7 点，许式谦、洪敏等人来看望我时，因胸痛说话已困难。他们看完检查报告单，建议应先给予镇静、止咳、止痛的药物缓解症状，但我坚持让许式谦给我针灸治疗。当时我取右侧卧位，选用左侧曲池穴，用缓慢捻进针法，当针感出现并逐步扩散至手上、肩上时，我就可以逐步入睡了。一直留针至 9 点多我醒来时，自觉精神好些了，体温已由 41 ℃下降至 39 ℃。我自己再次运针，针感再次增强，传导至桡骨茎突，让针留在皮下 5 分深的地方。我交代陶希晋 1 小

---

① 现北京大学人民医院。医院曾多次改名，1946—1949 年，名为中和医院，1950 年才变更为中央人民医院。此处保留朱琏先生原话，不做修改。

时后再帮我出针，之后我又睡着了。到11点多，我又因咳嗽、胸痛醒过来。我难受地趴着，叫陶希晋帮我在膏肓穴进行温和灸，我感觉很舒服，于是很快又睡着了。下午2点时，体温已降至37.8 ℃。到下午4点多，医院的一位医生来帮我注射青霉素时，我已精神大好，可以坐起来说话了，大家都很高兴。第三天到医院照X射线片，阴影还有铜钱大小，很朦；到第七天复查，阴影已完全消失。这次患肺炎，针灸结合青霉素治疗，针灸起了很大的作用，所用的穴位不多，仅曲池（双）、膏肓（双）和足三里（双）。把手法操作好，就能有效促进睡眠，结合灸法运用，能有效提升免疫力，促进病灶的吸收，缩短治疗时间。这是我对此次针灸治疗的一些理解。

足三里穴我们做过实验，通过生化检测其确实可以提升抵抗力。有一次我患慢性扁桃体炎急性发作时，我就和化验员联系好，针灸前后帮我观察血象的变化。开始时，咽部红肿疼痛，化验白细胞总数在4000个/mm³左右，于是我选用针合谷穴与足三里穴，交叉使用，用抑制法二型手法，缓慢捻进针法进针。应用合谷穴是考虑其对上呼吸道感染有很好的抗炎、止痛效果；应用足三里穴是考虑其是全身性的强壮穴，可以增强抵抗、有效缓解全身疲乏的症状。结合应用双侧曲池穴，用兴奋法二型手法、快速刺入法进针，针感向手臂桡侧或手背部扩散后即用迅速抖出法出针。针曲池穴主要是协同提升免疫力以抗炎。针灸治疗后，扁桃体红肿情况明显减轻，症状缓解，复查血象白细胞明显减少了，说明人体的吞噬能力有了提升。继续治疗几次，扁桃体的症状也基本消除了。

针刺足三里穴不仅提升免疫力，对解除疲劳也很有效。我们用现代仪器自动描记观察过，针刺足三里穴后，可以很快入睡。有一次我患肋间神经痛，起病是因为通宵在外面工作，天亮将要睡时，用手解开扣子忽然出现左侧肋间神经痛，剧痛不能动，手不能放下，强行放下后痛更甚。我当时指示身边的高定芬同志帮我针灸，先针左侧合谷穴，针感逐步出现后手就能动了，解衣上床，再针右侧足三里，都是用抑制法一型针法。针完我就可以很快入睡了。但足三里穴对治疗睡眠的良效，是否任何时候针灸都能使人入睡呢？不是的，这里面掌握时机很关键，如刚好切合它的条件，既解除疲劳，又促进睡眠。

所以，针灸治病一定要熟练掌握好三个关键：手法、穴位和时机。三者只有有机地结合起来，不管什么病，用什么穴位、什么样的手法、在什么时机都要有机地掌握和施用好，疗效才会好。有些病，如它是内在抑制走向正常兴奋的时候，是很难让患者入睡的。这时有一些不自觉时时试探针灸、质疑针灸的人就会跳出来，挖苦针灸的疗效或反对针灸的科学性，说什么"针灸不行的呢""针灸疗效只是个案""不能重复"……那是不对的。我认为针灸是一门实践医学，我们要实事求是，要多做调查研究，分析影响其起效的各种因素，临床上既要灵活应用，也要做科学判断，不能一概而论。

1956 年 7 月，在全国大力推进"中西医结合""西医学习中医"的热潮中，苏联与我国签订了文化科学技术交流合作合同，当时有一项合作内容就是要翻译《新针灸学》一书。我需要举行一期苏联专家针灸培训班，内容涉及针灸治疗各个系统的大约 30 个病种，50 例病例，培训时间定为 30 天。制订教学方案后，我经常晚上通宵达旦地备课编写教案资料，第二天上午还要把资料交给俄文翻译员翻译，休息片刻，下午亲自给苏联专家讲课，晚上又继续第二天的资料准备，经常又是一个通宵。如此连续 40 多天，我终于完成了任务，但也落下了高血压（原发性高血压，后同）的病根。苏联专家走后的两三天，我就出现发热、头晕、眼花、心慌、心前区不适，到北京医院看病，测血压 240/110 mmHg，诊断为急性心肌炎。服药后烧退了，但仍反复有耳鸣、头晕、胸闷、心慌、烦躁等症状，还怕光，什么光都怕，眼球胀痛，如裂出一样，需要戴墨镜或扎黑巾才行。有时感觉上行的血走得很快，别人就可见到我的脸和耳朵在发红。我知道这回我的情况没有那么简单了，因为还时时感到心跳、心痛，打呃很厉害。当时，北京医院考虑是高血压心脏病危象发作，还专门给我一个单间病房，给我监测心电图，看是房性还是室性早搏（期前收缩，后同），因为两者用药是有区别的，房性早搏西药用洋地黄类，室性早搏西药用芦丁一类。但我不管他们西医的治疗，而是每天都配合针灸治疗，半个月以后就平稳出院了。我常用的穴位有足三里、曲池、外关、肩中俞、环跳、四渎、支沟、上巨虚、大杼、膏肓、合谷等，三阴交少用，因感觉下肢内侧皮肤敏感、痛，所以少针，多用灸法。之后我外出办事时，也习惯走前针一下足三里，合谷则经常艾灸或用烟纸灸，一举两得。为什么用这些穴位呢？这不是我随便创新，而都是在我身上多次使用且行之有效的穴位。这么些年来，我高血压危象发作次数不少，发生前时常有脚跟痛、腿肚子痛，这时下针一般可以防止危象发作，但若不及时下针则血压可升高到（230～240）/（110～120）mmHg，心率达 100 多次 / 分，有头晕、早搏、畏光等症状。我一般会先针刺右侧足三里穴，缓慢捻进针法进针，产生良好的针感，如线条样向右踝部及足跗部扩散后，血压立即下降，一般可以下降 20 mmHg 左右，头晕也减轻了；再针左侧曲池透少海穴，当针曲池针感逐步扩散至手背桡侧时，心跳也可以很快减慢，一般可减少 20 次 / 分左右；如果针透至少海穴时，针感扩散左前臂尺侧，早搏、心悸症状就可以逐渐消失了。如果学过人体解剖我们就懂得，足三里下部有腓浅神经和腓神神经，针刺信号可通过神经上传脊神经腰骶神经丛和交感神经腰骶盆；曲池穴下有桡神经，少海穴下有尺神经，同属于脊神经颈胸段分出，与交感神经链颈胸段关系密切。以上这些神经及交感神经网，可以调整心脏和血管的功能，从而可以有效地控制血压和心率。所以，足三里穴和曲池穴就成为我针灸治疗的经验用穴，也一直是我比较喜欢应用的全身性保健穴位。另外我还有一个经验，就是在高血压危象发作时，还要配合运用刺激排尿的方法或穴位，尿排出了，心情渐渐平静，心、肾脏的负担也减轻了，就更能促进症状的缓解了。以上这些，也算是我治疗高血压病危象的经验总结。

　　1955 年 8 月，我刚开始患流感，之后出现了尿频、尿痛、尿不出症状，非常痛苦，尿意频频，不喝水也不济事了，一会儿要尿，尿又解不出来，尿道还像刀割一样痛。北京医院考虑是急性膀胱炎，他们的医生也很着急，即使立即使用大量的消炎药，这个症状也不能马上缓解，于是我自己针灸。卧位，臀部垫好便盆，取双侧阴陵泉，用抑制法一型手法，先针后灸，针 20 分钟，灸 40 分钟。当针感沿大腿内侧上下传导，特别是传至会阴部后，我就觉得胀紧感减轻，尿可以渐渐排出来了，而且尿痛感减轻，尿量增多，膀胱膨胀感也减轻了。这时，主管我的医生也高兴了，说可以给我大量饮水，增加尿量，如同冲洗膀胱，促进炎症消退。我继续用灸法，分 2 次灸，中间小便 1 次，休息 10 多分钟，前后大概也就 1 小时，尿痛、尿频消除，解小便也顺利了。过后我考虑，急性膀胱炎所致的症状，就是中医里脾脏所主运化水湿的功能失常的表现，阴陵泉是足太阴脾经的合穴，运用此穴效果很好。与三阴交、地机穴同属下肢前内侧线上的穴位，配合下腹部的关元、中极、归来、水道这些穴位综合运用，都是我们针灸治疗泌尿生殖系统疾病的有效穴位。

1961 年冬，我刚到南宁不足一年，得了咯血症。发作时每天吐 20～40 mL 血痰，有时是血块，服用西药维生素 K 止血无效，改用中药三七、阴阳草、黄柏炭等止血效果亦不佳，有同志劝我到北京去，而广西区人民医院①放射科的专家检查说有支气管痉挛，反而建议我用针灸试试，我也十分认同。当天下午我就开始针刺左侧曲池穴，用抑制法一型手法；晚上则针刺右侧曲池穴，用同样的针法。当晚症状就有了明显的改善，继续用同样的方法治疗 3 天后，仅咯少量的血丝痰，到第五天后则完全消除了。第二年冬天，冷空气一来，又开始出现咯血，从德国留学回来的叶培教授诊断是非典型肺炎，治疗上还是建议配合服三七粉，每天 2 次。但我还是用针灸治疗，这次的穴位我取合谷、外关、曲池、足三里、膏肓、肺俞。一般肺俞和膏肓同用，四肢穴位则交叉使用，治疗了 7～10 次，血又止住了。第三年冬天又来了，到广西区人民医院做 X 射线断层照片检查，认为是由于南宁温差变化大，血管收缩、扩张，支气管痉挛等内因引起肺泡破裂而出血，建议配合服用支气管解痉药。后面停了几年，但去年冷空气南下，因合并高血压危象发作，又咯血发作了几天，但出血量不多。别人害怕，但我却不担心，因为肺出血了反而可以减轻脑血管的负担，而且我可以用针灸来控制。穴位就是以上的穴位，或针或灸，针灸结合或针药配合，总之针灸就是可以有效防治咯血。

以上就是近 30 年来，我以我亲身所患的 10 多个病症来做例子，亲自验证了祖国医学针灸疗法的强大疗效，也是我不断求索针灸治疗当中的妙趣和探求其治病原理的过程。希望能激起大家学习针灸的一些兴趣和共鸣。当然啦，这几十年来我的针灸案例远远不止这些，我知道要单纯地跟大家讲授针灸理论肯定还是枯燥的，还是结合我亲人的病案来展开吧。如果没有意见，接下来就讲讲我用针灸治疗我的爱人陶主任所患过的病症。

1946 年初的一天，陶主任接到组织上分配的任务（参加某个行动），由于任务紧，顾不上按时吃饭，在严冬的季节整整工作了一天。其随身所带的衣物不足以御寒，直冻得他浑身发抖、牙关紧闭。回到家中，我见他眉头紧锁、表情痛苦，问话也回答不了，只是用手指着下颌部，吭不出声来。我一检查，发现下颌部咬肌处凸

---

① 指广西壮族自治区人民医院，后同。

起发硬，是咬肌出了问题。应该是由于寒冷刺激，咀嚼肌痉挛了。我立即给他针颊车穴、合谷穴，两针下去，针感一出现，不到一刻钟，牙关紧闭解除，已可张口说话和进食了。神奇的针灸，立竿见影！

1948 年，有一次陶主任必须要在天亮前赶到飞机场参加某次接见，可是起来后发现，头颈部僵硬疼痛、不能活动，我知道他是落枕了。于是我在他患侧的新设穴针刺，当有向上下放散的线条样针感出现，轻捻几秒钟，将针提起至浅层，叫他左右试着活动颈部数下，已可以活动，疼痛已有减轻，又将针深刺下去，当第二次出现线条样针感后，指虚拨动针柄 1～2 分钟即出针。他活动几下，颈项部已活动自如，就立即赶往机场去了。

1949 年回江苏老家探亲，家中蚊子较多，他被咬多处，回北京后出现发热，退后隔一天又发热，再隔一天又发热，初次验血检查没有发现异常，后来正处于高热时采血化验，发现是恶性疟原虫疟疾。我给他针灸治疗，用两组穴位：①双侧足三里、双侧间使、大椎；②双侧曲池、双侧肩中俞、崇骨。两组穴位每天一组，交叉应用，配合温和灸双侧膏肓。两天后症状解除，复查化验血疟原虫已没有了。之后（1950 年）我们就组织一个小组到江西钨矿，对 50 例疟原虫感染患者做针灸治疗前后观察研究，结果证实，针灸治疗疟疾有效。在其症状发作前 1～2 小时针灸，可以控制其症状发作或减轻发作时的症状。

1951 年，有一次他通宵熬夜后，发现右侧眼睛红肿疼痛，疼痛牵扯至头顶、右颞部，我检查发现他右眼急性结膜炎，于是给他针灸治疗。针刺双侧合谷穴，用抑制法二型手法；针右侧太阳穴，用抑制法一型手法；针刺双侧四白穴、鱼腰穴，用兴奋法二型手法。针太阳后颞侧疼痛减轻，针合谷后眼痛减轻，针四白穴、鱼腰穴后红肿减轻、分泌减少。第二天针合谷穴、太阳穴巩固，基本治愈。后来我还发现，合谷穴配四白穴，或合谷穴配太阳穴治疗电光眼也有效。

陶主任还先后患过 3 次细菌性痢疾，第一次是用药物治疗的，第二次是针药结合治疗，先是服用氯霉素，后因胃中游离酸少而改为四环素，结合针灸双侧足三里穴、天枢穴治疗。1952 年那次是第三次患病，因我正在做针灸相关疗效观察，已和他商量好，不用药，单独用针灸治疗看看，他非常支持。于是我给他进行针灸，没想到 4 次就好了，效果非常不错。下面是我的治疗方案：①针双侧天枢穴，用抑制法一型手法，结合温和灸神阙穴15分钟；②针双侧足三里穴，用抑制法一型手法，结合温和灸天枢穴15分钟；③针双侧曲池穴，用抑制法二型手法，迅速抖出法出针（目的是要激发和提升免疫系统的功能），结合温和灸神阙穴15分钟；④针双侧大肠俞，用抑制法二型手法，结合温和灸命门穴10分钟。后面每碰到痢疾的患者需要我治疗，我就依照此方案运用上述穴位进行针灸治疗，均取得不错的疗效。

1961年夏天，我们刚到南宁不久，陶主任后颈区、前臂及肘关节后侧的皮肤奇痒，抓之出血，广西区人民医院诊断为神经性皮炎（又叫牛皮癣）。用过凡士林、雷锁辛（间苯二酚）等西药，效果不佳。原来他在读书时就出现过类似的皮炎症状，以前年轻，用药很快就好了。这次出现的面积较大，抵抗力也不如以前了，估计是久痒不退的主要原因吧。我与他商量，决定用针灸治疗。我在皮癣处附近的穴位进行针刺，患处则用灸法。用回旋熨热灸法，先从中心部位回旋型回绕到周边，再从周边回绕到中心部位，使温热感不断，从不痒灸至发痒，再从痒灸至不痒，反复来回多次，使皮肤灸至发红，改善血液循环，促使皮肤吸收营养。经过几次施治，发现大有好转，于是派一名技术人员，每天专门为他进行灸治。另外，我也摸索出一些有效的针刺穴位，除局部用穴外，患处附近凡是带有井、池、泉、海等有水的穴位，配合使用多能起到良效。此次为陶主任前后治疗了近3个月的时间，中间偶有间隔，终于治愈了他的牛皮癣，到现在未见复发过。

当然，也还有我其他家人的针灸例子。有次回家探亲，家里老人患右手拇指腱鞘炎，拇指局部疼痛，不肿，但不能屈伸，持筷、写字困难，不能自如。我给他针灸治疗，选用合谷、三间、太渊、阳溪穴位，每次选两穴，轮流使用，用抑制法二型手法，局部配合熨热灸法，连续治疗几天就好了。

我还想说几个小儿惊风发作的例子。我们知道，小孩发热高烧，不及时用药，易出现四肢抽搐、全身发紫等急惊风症状，如不及时施救，就会休克昏迷、心肺功能衰竭而死。我家小孩陶晓云6个月大时，大人们都在部队打仗，她是被寄养在农民家里的，发病后曾用瓷碗在背上刮痧治疗过。有一次惊风发作，他们送来我这里时，我急忙在她人中速刺，捣动几下，她就醒了。我家小孩陶晓岚小时候也发作过一次急惊风，我只用小指尖在她人中掐按几下，她就醒了，手脚也不抽动了。另一个小孩陶晓峰发生急惊风时，光针人中还未醒，加针双侧合谷穴后才醒过来。另一个邻居家的小孩，针人中、合谷未醒，加针上星穴后才醒。我家还有个小孩朱毛毛，有次患菌痢，又患麻疹，疹出不透。麻疹要在正发高烧时好出麻，但他当时体温下降、四肢冰冷，麻疹出不来。我给他针人中、合谷、大肠俞还不行，又针双侧曲池，灸崇骨、大椎，促使其体温上来，麻疹透出来，人醒了再按菌痢针灸，后面也治愈了。

但有一次朱毛毛却深度休克了。那次他除了急惊风，还并发急性扁桃体炎，出现深度昏迷。他妈妈洪敏已为他针刺过人中、合谷等穴，人还未转醒，全家人焦急万分。我来到现场，再次针刺人中、合谷、十宣（但血已挤不出来），这时发现小孩呼吸转弱，但仍有微弱心跳，唇已青紫。我马上又针刺十井穴，发现他唇色转淡，说明有好苗头。此时我发现他肚子胀，考虑其上压心肺导致循环不好，于是针刺中脘穴，快速刺入5分深，稍捻针，感觉其肠蠕动加快，忽然大便出，小孩即哭出声来，人终于醒了。之后派车送医院，进一步配合药物治疗。

从上述介绍的不少针灸治疗病症，可说明适合针灸治疗的范围十分广泛，包括男女老幼、内外妇儿的各种病症。其实针灸不单能治疗人的病，还能给动物治病。我在延安和一二九师工作时，就曾经用针灸为马治过病。农村也常有用针灸治疗牲畜、家禽的病例。以前我也见过农民种瓜（如南瓜、木瓜类），见不结瓜，他们就会用动物的腿骨（如青蛙、鸡鸭类）钉入瓜藤的根茎部有结节的地方去，不久后，有些就又能结瓜了。我在考虑，这些是不是也算类似针灸治疗的一种方法呢？后面我向植物学家请教，他们分析说：可能是钉上"钉子"后，刺激了该植物，改变了它输送和吸收养料成分的功能吧！但我知道，它是"疏通"了类似我们人体经络系统的某些通道。可见，针灸不仅在人体治病上具有强大的功效，它还在生物界中具备广谱的适应性和实用性。所以，我们不仅要好好珍惜和热爱针灸，还要研究和发扬针灸。就像毛主席说的，针灸不是土东西，针灸是科学的，将来世界各国人民都要用它来治病的。同学们、同志们，让祖国珍贵的针灸医学在为中国人民和世界人民的健康事业服务中，发挥出更大的作用来，以造福全世界！我们祝针灸万岁！

同学们，同志们！在空七军领导的重视和大力支持下，你们这个中南地区空七军针灸学习班，经过近 2 个月的理论学习，暂告一段落，下一步就要下到工厂、基层去实习了，大家要在临床实践中，不断体会针灸疗效之奇妙。在此，我仅提几点意见，供你们参考：

（1）服从领导、服从组织，团结友爱，遵守纪律，你们都是军人，一定能做到的。

（2）遇到急性病和一般门诊患者，要分清主次，先治急性病，在路边遇到也一样，先用指针，不要忘了指针这一简便易行的治病方法。

（3）到工厂到基层，要尊重革委会，要和当地的医务所、医务工作者搞好关系，不要下车伊始，互相指责。

（4）配穴要分先后、轻重，具体情况要具体分析。

总之，同志们，要把团结搞好，有事多做批评与自我批评，大家要胆大心细，粗枝大叶不行，粗枝大叶往往易出错。同时也要大胆创新，祝大家工作顺利、成功！

遵循师训　体味针妙

回忆在学校上学的时候，年轻好学，积极响应党的号召和学校领导的指示及安排，在学好中西医学、政治、体育等几十门学校课程外，还积极参加"上山下乡"除害灭病，到野外采集中草药，假期还要到南宁市建造糖纸厂挖土方、平地基，到西乡塘修建相思湖水库、挑土筑大坝，到百色澄碧河水库为农民工防病治病，晚间到明秀公社为农民工采集血样防治丝虫病，等等。由于本人的表现良好，受到学校领导及老师的鼓励，在同学们的支持和帮助下，每个学期或年终评比时，多次获得"乙等优秀生""甲等优秀生""特等模范"和"六好学生"等荣誉及称号，获奖的笔记本有些至今都还保留完好。

年轻时的干劲让我基本熟悉了中医针灸的相关理论知识，虽然还有很多不理解的内容，比如针灸的传统理论怎么与现代生理知识结合起来，在临床运用上怎么体现它的作用机理，等等。一直到我碰到朱琏老师，聆听到她的精彩讲座。

一、广西首届西医学习中医班授课内容

背景等内容介绍见前文，此处不再重复赘述。以下结合本小节的主题，整理分享我当年记录的朱琏老师关于针灸教学方面的部分笔记。

（一）1961 年 7 月 20 日下午授课记录

朱琏老师：

针灸治病范围广、学理深，学多少用多少，这离不开祖国医学的基本理论的长期指导。……针灸治疗与其他疗法不同，它的特点是手法操作，还有一个特点是同一个穴位针灸可产生不同的治疗效果。为什么会产生这种变化呢？这是让人很难理解的地方。因此，我们说它治病不简单、学理深。我过去学过，但还学不透，今后还要继续学习。我过去曾见一位民间老中医扎针，她下针后留针，却不进行行针。我就问她为什么不用行针？她见我虚心请教，就说："治慢病，针得要慢，要留针；救命，针得要快，不留针。"这句话，我就很受教育和启发。（微笑）以后大家就可以从快和慢两个方面，来体会到我针灸手法的特点。

针灸治病，是一种良性刺激，一般情况下，也需要患者的密切配合。针灸的良性刺激，反射到患者的大脑皮层（大脑皮质，后同）上，中枢就可以产生良好的调节作用，病就容易好得快一些。相反，如果医者动作太猛，出现剧烈疼痛，患者出现的是不良反应，反而适得其反，影响疗效。但是对昏迷需要急救的患者，大脑皮层出现超界限抑制时，短促的强刺激是必须用的。这时，有意识地给患者产生痛感，才能使这种过度的抑制状态调整并转为正常的兴奋状态，从而使意识清醒。俗称救命针，越痛才苏醒得越快。

接着，朱琏老师详细介绍 3 种针刺进针手法并在学员身上进行操作演示。如用缓慢捻进针法针刺足三里穴：先平肘、举腕、抬手，用拇、食、中三指紧执针柄，近轻稳地将针尖落在已消毒好的穴位皮肤上，注意避开毛孔和痛点，指虚在原位置速捻几下，捻捻停停，反复数次，再稍加压力，将针尖捻至皮下，这就完成了进针。这种进针法可以做到无痛或少痛，患者容易接受。然后将针往下深入，寻找感觉。当针深入约 4 分 ① 时，该学员已感到有一股线条样酸胀向足背上放散，很舒服，不难受。当针深入至 8 分左右时，针感传至足趾。这时，朱琏老师说："刚才针在浅层时，是针刺到腓浅神经所出现的针感，现在是针达腓深神经所出现的感觉。感觉这种东西，可以说是惟妙惟肖的，要用心体会，同时，大家也要明白其中的机理。"

可以说，这是我第一次听针灸家用神经解释针感，感觉很新颖，也很科学。

另外，朱琏老师还对毫针、芒针、耳针、手针、鼻针、面针、皮肤针等多种针法及温和灸、雀啄灸和熨热灸 3 种灸法进行了简要介绍。

（二）1961 年 7 月 21 日下午授课记录

朱琏老师继续进行手法演示，给另外一位学员针刺左侧曲池穴透少海穴。取坐位，左上肢曲肘拱手（立拳）位，否则，针尖达不到尺侧的少海穴，尺神经感觉未出现，则提示未透到少海穴。经消毒后，右手拇指、食指、中指指实紧执 2 寸毫针针柄，平肘、举腕、抬手，近轻稳地将针尖落在穴位皮肤上，指虚在原位置速捻几下，捻捻停停，反复数次，这时该学员感到手背有蚁爬样感觉出现。朱琏老师说："这是一种皮肤感觉，也可以反映在大脑皮层上形成较好的良性刺激，这种刺激既柔和又无刺痛，可以起到镇静、镇痛的作用。"接着，指实向下速捻，针尖已至皮下，缓慢将针捻至第一层（天部），学员感到有线条样酸胀、触电样感觉向下传至前臂桡侧、手背、拇指、食指上。继续将针深入至中层（人部），学员感到前臂掌侧正中有闪电感直达中指。虚捻，继续深入达第三层（地部），该学员感到前臂尺侧有触电样针感达小指及腋下部位。这时朱琏老师跟大家说："曲池透少海穴已达到目的，这个方法在左侧对心绞痛的治疗效果好，如在右侧则对肝区痛的治疗效果好。"学员们都深深为朱琏老师的针灸技术感到惊奇。我也深受老师的启发及鼓舞，内心暗下决心一定要学习和运用好这一门技术。

接着，朱琏老师又给另外一名学员做操作演示，这回针环跳穴。因教室无床，只好将两张课桌并拢以作临时诊床。取侧卧位，下肢屈髋、屈膝，在右侧髂前上棘

---

① 针刺深度单位，针灸术语。通常以拇指第一节指横纹宽度为 1 寸，1 寸 =10 分。

和右侧坐骨结节连线的中点处取右侧环跳穴。经常规消毒后，取3寸针用缓慢捻进针法进针，当针入2寸5分至2寸8分时，该学员突感电击样针感从股后侧直达足踝、足趾。朱琏老师说，这种针感对坐骨神经痛的治疗效果好。稍停留后，将针退至皮下，改变针刺方向，针尖朝上深刺，当学员的腰骶部有感觉出现时，朱琏老师说，这种感觉对腰痛、腰骶部神经痛有较好的治疗作用。稍停留后，将针退至皮下，改变针刺方向，针尖朝前方刺去，该学员腹股沟处出现针感并向股内侧下方扩散后，朱琏老师解释说，这是针刺闭孔神经而出现的针感，它可以治疗泌尿生殖系统方面的病症。稍停留后，将针退至皮下，改变针刺方向，针尖朝后下方深刺，针感达肛门及臀尖上放散，这又是治疗痔疮出血、脱肛等病症。这就是一穴治数病，听完朱琏老师的演示及解说，我们不仅感慨针灸的神奇，也为朱琏老师的精湛技术所折服。

朱琏老师继续指导大家体验针感及加强针刺手法练习。

……

朱琏老师将进针后的行针手法概括为"进、退、捻、留、捣"五种，可以说是将传统纷扰繁杂的手法进行了科学简化。接着，她介绍了行针操作中的注意事项、出针方法及艾灸要点。同时她还强调：

大家一定要勤练功和树信心！

（1）勤练功。针、艾拿在手中，是否能双手操作？人都是在慢慢锻炼中培养潜力的，要通过练指力、手力和腕、肘、肩力，要练全身包括腰和下肢的潜力。我在10多岁时就练外功，20岁后还学太极拳、枪、刀等。我们还要练眼睛，除望诊外，要用眼力观察针灸的距离、皮肤的变化、进针的深浅等，这就是眼力锻炼。除此，就是要不断地练习手法，用心体会指下之针感。开始学时是由少到多、由简到繁、由浅到深，直至明了道理后，就可以由深到浅、由繁到简了，因为没有很好的深入是无法浅出的。

（2）树信心。有些同志学习了针灸后没有很好的应用，西医嘛，怕针灸需要时间长，不如开药快。当然我们不反对用药物（中药、西药）治疗，相反，我们还要认真学习药理，了解哪些特效中西药是可以针对病症采用的，以作综合性的治疗，只要对患者病情有好处的，我们都主张配合使用。针灸可以退烧，可以减少白细胞，可以调整贫血，我们在治疗中就可以综合考虑。治病的时候要有信心，要培养自己的信心，要细心观察。理不明则指法乱。做一件事情要有坚持，要有毅力，明理后即全力以赴。

……

（三）1961 年 7 月 31 日下午授课记录

朱琏老师：

今天跟大家介绍一些有关针灸研究方面的实例，也让大家了解一下当今我国针灸研究的近况。

（1）针刺对胃痉挛患者胃蠕动及胃蛋白酶、盐酸分泌的相关研究。胃痉挛时，在 X 射线下可见胃的位置改变，蠕动加快。经针刺足三里后，蠕动减慢，位置渐渐复原。另外，在配合针刺肝俞、脾俞、胃俞、心俞、鸠尾、承山、合谷、内关、上脘、中脘、曲池等穴位时，一般胃的蛋白酶、游离盐酸，甚至胃的总酸量都会减低。但如原来胃蛋白酶、盐酸减低时，针刺以上穴位后又可增加，呈双向性的调整作用。

（2）针刺对胆囊漏管患者胆汁分泌的影响。针刺承山、足三里后，可见胆汁分泌量增加 1～2 倍，但针刺合谷、曲池、内关、肝俞、胆俞后，胆汁分泌量却减少。

（3）针刺对慢性肾炎患者尿量、尿蛋白的影响。针刺肾俞、气海俞、关元、中极、足三里、承山等穴，可使尿量增加，尿蛋白下降，浮肿减轻。

（4）不同手法针刺穴位对脑电波、心电图的影响。沈阳医学院神经科教研组张全良医师，通过应用脑电波、心电图来观察不同手法针刺穴位后人体神经的反应，结论：反应由手法刺激的强弱、穴位及器官状态所决定；在相同器官状态下，局部穴位可兴奋胃分泌，远隔穴位可抑制胃分泌；针刺上肢的穴位主要是引起交感神经的反应，针刺下肢的穴位主要是引起迷走神经的反应；不同强度的刺激，可出现不同的神经反应。

（5）针刺引起巴氏小胃、子宫输尿管小瘘管功能变化的机制研究。沈阳医学院生理教研组通过动物实验研究发现，针刺桡骨小头（曲池穴）后可使痉挛的幽门弛张，而针刺腓骨小头（阳陵泉穴）则引起幽门强烈痉挛。对兴奋型狗进行弱刺激，神经可逐步反应出抑制；对抑制型狗则用强刺激，神经可反应出兴奋。通过除去狗大脑后，针刺刺激穴位，神经反应消失，证明刺激必须通过大脑皮层来发生作用。

（6）运用时值计观察不同强度刺激对人体机能的影响。结论：神经衰弱、失眠的病症，强刺激可起到抑制作用，弱刺激可起到兴奋作用。对机能衰弱者应采用弱刺激，对如肌肉痛机能亢奋者应用强刺激。

（7）艾灸与肝碱性磷酸酶的研究。中国中医研究院针灸研究所通过动物实验观察灸法对新陈代谢的作用，主要是观察活性磷酸酶在肝内的出现变化。结果显示：艾炷灸后，2/3 的小鼠碱性磷酸酶活性增加，提示艾灸具有促进新陈代谢的良好作用。

（8）针灸抗疲劳的观察研究。我们曾观察 67 例研究案例（60 例健康人，7 例神经衰弱患者），穴位选左侧足三里、内关穴，方法是用指肌测力器测定右手中指肌力（肌动图）情况。结果显示：针灸对疲劳的恢复比单纯的休息对疲劳的恢复得快、较完备，对良性刺激、感觉器的冲动等，用足三里较内关更好。

（9）针灸对肿瘤患者免疫反应的作用。重庆医学院用艾氏腹水癌 7～9 天的小白鼠，通过抽出腹水离心加氯化钙搅拌再离心测试免疫力的方法，观察针灸关元、足三里两个强壮穴位后免疫力指标改变的情况。结果显示：针刺组明显提高血清抗体的滴度，而艾灸组提高 2/3 倍，这显然增强了机体产生抗体的机能。

（10）针刺影响交感神经活动的实验研究。河北医学院病理生理实验室通过针刺口服麻黄素患者的足三里穴，观察体质电位及神经切片细胞核染色的改变情况。结果显示：针刺后可降低体质电位，兴奋交感神经，促进交感神经活动。

（11）艾灸人中穴的动物研究。我们曾经通过艾灸家兔的人中、鸠尾穴，来观察艾灸对兔子血压、脉压、呼吸及体温等的改变情况。结果显示：艾灸人中穴对血压有特异性反应，它可以升高血压、脉压，降低皮肤温度，使呼吸变得深、慢，而鸠尾穴不显著。麻醉人中穴再灸，则血压、脉压、体温及呼吸等无反应。

（12）针刺对白细胞的影响。北京医学院通过针刺双侧足三里及足三里＋内关，用强刺激、留针半小时，结果显示：针刺可以明显增加白细胞，提升白细胞吞噬能力。

（13）取耳甲膀胱、子宫反应区用耳针催产的研究。耳针催产不发生任何不良反应，对胎儿无任何影响，并可以使宫口、产盘有规律地收缩和扩张，使盆底会阴组织松弛，减轻疼痛。耳针催产较一般产程缩短约 8 小时。

以上是近几年在针灸领域的一些观察及研究，只是简要地介绍一下，虽然内容不多，但也可以充分看出，针灸其实已涉及各临床科室了，因此进一步推广应用针灸疗法就非常之必要了。大家都是各个临床医疗单位来西医学习中医班的栋梁之材，这个任务就交给大家了。（笑）这里，我也希望能激起大家研究针灸的一些兴趣，希望同志们也能加入挖掘、整理、总结、提高祖国宝贵遗产的行列中来，让针灸成为科学的、新时代的新医学，从而进一步把针灸技术发扬光大，推广到国际上去。

……

说老实话，听完朱琏老师这几天激情澎湃的讲座后，我的心情十分兴奋及激动，朱琏老师那高大的、散发着光芒的形象，早已深深地印入了我的脑海之中，仿佛我已成为朱琏老师领导的针灸研究麾下的一员，要热血沸腾地为针灸事业而不懈奋斗了。只可惜我有自知之明，在针灸教学上资历尚浅，临床技术也亟待加强，内心虽然极度希望能追随朱琏老师学习和提高，可也不敢抱以希望。可没想到的是，上天真让我等到了这样的机会。

二、南宁市第一期针灸训练班授课内容

1961 年 11 月 25 日，我受学校的安排，到南宁市针灸研究组跟随朱琏老师进修学习。这真是天赐良机，我当时内心充满激动与忐忑。激动的是机会难得，能够跟师学习，进一步提高对针灸理论的理解，也是自己心中一直之所求，以后也可以在称呼她时，于后面加上"老师"二字，激动之余也有点窃喜。忐忑的是朱琏老师会不会要求很严厉，会不会嫌弃自己资质不够，学识不深，或不能胜任老师的要求。但事实上朱琏老师虽然在针灸技术上要求严谨，对我却如母亲般的慈爱。在此，我同样结合朱琏老师当年的讲话内容，回顾老师对我的指导。

背景：1961 年 12 月 11 日，受自治区卫生厅邀请，朱琏老师创办的南宁市第一期针灸训练班正式开班，学员有来自南宁市各大医院、工厂、农村、部队等的领导、高年资医生、热爱针灸事业的医务人员等，共 40 多名，主要针灸课程由朱琏

老师亲自主讲，针灸课中的十四经脉和腧穴部分由我协助讲授，其他政治、哲学和中西医课程，则由南宁市卫生局中医科王立镇科长向广西医学院、广西中医专科学校、南宁市党校、广西大学等聘请有关专家教授来讲授，学习时间为3个多月。学习结束后，学员们仍回原单位工作，推广运用针灸为群众解除疾苦。因为朱琏老师习惯于夜深人静的时候阅读、批发文件、备课，白天上午休息，下午才工作、开会及授课，所以培训期间安排朱琏老师下午授课。

1961年12月12日下午2:30，朱琏老师为南宁市第一期针灸培训班学员讲授针灸课。参加人员为第一期针灸训练班学员和针灸研究组工作人员、进修生，以及市内各医院针灸科工作人员等，总共100多人。这是朱琏老师给学员们上的第一节课，也是我的第一节课，内容包括学习针灸的方法及要求。老师关于学习针灸的态度及观点，一直影响着我未来几十年的工作及生活。

以下是朱琏老师此次培训授课的主要内容。

（一）1961年12月12日下午授课记录

朱琏老师：

针灸医学就是祖国医学的重要组成部分，是我国劳动人民在长期与疾病作斗争中所创造出来的，它的历史非常悠久。有一民间传说：古代有一人头痛很久了，有一天行走时，脚上被石头碰破，出了些血，而头痛却好了。经口耳相传后发展为采用石头尖来治疗病症，这就是砭石治病的起源。依我的看法，有文字记载的，针灸治病已有2500年以上的历史，这是有据可查的。

根据历史，从有文字记载的黄帝轩辕氏的甲子元年（大约公元前2697年）到现在，中国已有5000年左右的历史。《黄帝内经》有人说是战国末期著的，有人说是西汉时写的。书中详细谈论了人体的生理、病理、解剖、诊断、治疗等内容，更多的是描述针灸治疗的。《黄帝内经》中的针是金属针，灸是艾炷灸，穴是经穴。针灸说是有2500年的历史并不是夸大的。

历史的悠久同时也说明一个国家理论和经验积累的程度或能力。《春秋左传》中有一故事说：秦国派医缓到晋国去为景公治病，诊断后说："攻之（针）不可，达之（灸）不及，药不至焉，不可为也。"此故事至今已有2500多年的历史了。另，

《史记》(汉朝司马迁著)中有《扁鹊仓公列传》,其中有秦越人关于针灸治病的详细记载(秦越人即扁鹊)。可见,针灸从孔穴发展成经穴,从少到多,从一经发展为十四经,都是经过劳动人民和历代医家千年的经验积累而成的。古代在兽医方面亦有所发展,古代有《原亨疗马集》,现在有《新牛马经》,说明古代医学已广泛地使用于治疗人畜的各种疾患。

我国历朝历代都有着大量运用针灸治病的记载,而且也深受统治者的推崇。《三国志》中记录华佗用针灸为曹操治头风。《资治通鉴》中有描述:唐高宗、武则天均喜欢用针灸治病,针刺百会穴治头痛;宋高祖赵匡胤自己还会针灸,打仗时常给士兵治病。宋朝苏东坡的诗词中有用金针治好目内障的记录。山西省内有许多的茶亭的碑文上刻有宋代治病的单方、验方及针灸等内容,河南省洛阳市的庙宇亦有一些宋代刻的石碑,上面也有针灸穴名及配方组穴。明代更是针灸学术发展的鼎盛时期,名医辈出,针灸理论研究逐渐深化,也出现了以杨继洲的《针灸大成》为代表的大量的针灸专著。明朝政府不仅派人仿造铜人和石刻,还在太医院设针灸科,这表明了明朝政府对针灸学的重视,也是对前代针灸成果的继承。至清朝乾隆政府还命人专门编著《医宗金鉴·刺灸心法要诀》,作为太医院学习和考核针灸的教科书。但至道光皇帝为首的封建统治者却以"针刺火灸,究非奉君之所宜"的荒谬理由,悍然下令禁止太医院用针灸治病。尤其是鸦片战争后,外国文化(西方)入侵了中国,加上反动统治对祖国医学的鄙视和不尊重,使祖国医学受到了严重的摧残。1929 年,国民党暗地通过了废除中医的提案,更使祖国医学濒临奄奄一息的地步。

古代许多关于运用针灸治病的记载,描述非常之详细。如运用不同的针具对应治疗不同的病症:短针,包括小儿针、圆利针、短毫针,适用于点刺、速刺、检测,用处广泛;梅花针,适用于重刺、中刺、轻刺,刺时要轻稳利落,不能拖泥带水;指针,以前叫点按、掐按,又像是按摩书中的手法,经常作为循经催气的方法运用;芒针,长 9 ～ 12 寸,适用于腹水、血吸虫病、象皮腿等的治疗。

灸法有艾、火、艾炷、艾卷、水、膏、石、蜡、药等之分。艾炷灸又有隔姜、隔蒜、隔盐灸等,简单分为直接灸和间接灸两种。山西有在核桃壳内纳艾绒来灸的,有用黄土来灸的,所以我们可以采用各种方法进行艾灸,使用方便。我有吸纸烟的习惯，有时我就点上一支烟，用来在穴位上灸，同样起作用。艾卷灸，就是我1951年出差上海时想出来的。当时出差到上海的第一天晚上感觉肠道不适，我便用纸烟代替艾灸腰部穴位，得以顺利排便。回到北京后，我建议针灸研究所的工作人员和家属，利用卷烟机将艾绒卷成艾卷或者艾条用于灸疗，即成为艾卷灸（或艾条灸），并开始试用于临床。艾卷灸（或艾条灸）操作上又分为温和灸法、雀啄灸法和熨热灸法3种。温和灸6分钟，相当于3～4壮艾炷灸。

　　火灸，有较大范围的施灸，也有燃灯草点灸。膏药灸，灸后把药膏贴于穴位上当作留针状。石灸，北方常用，以火烧砖烫之。蜡灸，将蜡热至45℃后，把它倒放至一定部位或者穴位上的纸盒中，这样既不烫伤皮肤，温度又适当如同艾灸样。

　　李时珍著的《本草纲目》一书中，有一种天灸，它是用未落地的露水调配一定的药物来使用，遇头痛时贴于穴位上灸之，很有效！起泡灸，如在腰背部灸起瘢痕，治肺结核、瘰疬等病，就是以艾炷烧将至皮肤时，边敲打灸处附近，以转移疼痛，待艾炷烧完以手指连灰压之。

　　以上这些，都是我们祖国医学针灸宝库中拿来即用的宝贵经验，我们怎么能不尊重和保护它呢？自从中国共产党成立后，党中央和毛主席非常重视祖国医学遗产的继承和保护。1944年在陕甘宁边区文教会议上，毛主席就指出，要继承祖国文化遗产，要"吸其精华，去其糟粕"，号召"西医要大众化，需要学习中医；中医要科学化，中西要团结合作"，对中医要继承、改造、整理、提高，首先在解放区就要推行针灸治疗，并在部队中普遍推广使用。1949年中华人民共和国成立后，提出要继承和发扬祖国医学遗产的号召。

　　在临床上，各科均有关于针灸的研究正在开展，这些研究大有作为，如经络测定器、同位素等。总之，针灸历史悠久，未来会有更大、更好的发展。

（二）1961年12月13日下午授课记录

1. 朱琏老师介绍针灸医学的几个独特长处和优点

　　（1）治病范围广、疗效显著。针灸治疗的范围很广泛，老人、小孩、妇人、男人，内、外、五官各科均可使用，不像药物、器械等有一定的限制，且它不但可给人治病，还可以给动物（牲畜）治病，对不少病的治疗效果特别显著，针灸治疗有立竿见影的效果。如一些急症的治疗，真是像要把戏一样见效快。

（2）经济、方便、安全、实用。针、艾可随身携带。如，有一次，我在火车站用针灸足三里治好了孕妇患的急性肠痉挛。又如，在上海市遇见因脑供血不足或心脏病而晕倒的患者，我用手指掐人中及合谷，他就醒了。

（3）帮助诊断。如火车上遇到的急性肠痉挛，症状是与因流产或急性阑尾炎引起的症状不同的，你可帮助诊断。又如，有一位3年习惯性便秘的患者，经苏联医院及国内各大医院检查后，诊断为肠道狭窄，每天要灌肠后才能排便，不能吃稍硬一些的食物，后来决定用针灸治疗。经针灸后，不用灌肠也能自动排便，形式成条、呈黄色。针灸第4～15天的过程中，有时亦有以往的羊粪样大便，但是灸大肠俞后即可顺利排便。原来吃水果时只能喝果汁的，治愈后即可食用水果。经X射线透视检查后，亦未发现肠有狭窄的现象，说明她仅是肠功能的异常。又如神经性的耳痛，针灸后可立即治好，若耳痛针后不好，应考虑有无其他疾病，当鉴别之。

（4）可以防治结合。针灸可提高人体的抗病能力，既可在疾病发生之时予以治疗，又可在未发病之前予以刺激。例如哮喘病的治疗，发作时可以针灸，在未发时治疗又能减少其发作的次数及程度。因我国人口众多，而且又在轰轰烈烈地建设社会主义，防治结合的医疗方式更能保障人民群众的身体健康，从而保障在各项事业上都有充沛的人力应用。

（5）它是西医学习中医的门径，便于中西医的团结合作。针灸为西医学习中医开辟了环境，为中西医结合铺平了道路。

2.朱琏老师谈针灸学习的态度及方法

我们学习针灸应"不以难为神秘，不以易为轻视"，这是我们应有的思想态度。要决心以繁化简，以难化易，认真钻研是可以学好针灸的。不要认为容易学就轻视针灸，更不要遇到困难就认为学习针灸是高不可攀的事情。毛主席提出，"我们的提高，是在普及基础上的提高；我们的普及，是在提高指导下的普及"，要确立为广大劳动人民服务的思想。

关于针灸学习，可以浅学，也可以深学。所谓浅学就是学几下，几个穴位就可以治疗不少的病症，因为针灸本身没有毒副作用，它对于具体的作用及其本身的生理、病理转化是相互结合、相互适应的，针灸是良性刺激，没有什么坏作用，不会产生不良反应，还可以缩短疾病的发展过程，所以针灸在祖国医学中是一种珍贵的医学。毛主席曾说，针灸是中医学中的精华之精华。此外，针灸的历史悠久，几千年积累了丰富的经验，某些穴位古人用来治疗某些疾病，现在我们拿来治病亦获得了很好的效果。关于治病，针灸积累了不少经验。如山西有一位好书记、好医生，能用针灸治疗一些常见病，并解决了不少问题。在省召开的三级书记会议上救醒了晕倒的患者，又对另一位因伤后出血的群众使用针刺三阴交后，血立止。

正因为针灸易学，所以应考虑普遍推广，病无大小，亦应人人授之，从而减少医院的负担和药物的开支。明代《针灸大成》中记载了一首《四总穴歌》："肚腹三里留，腰背委中求，头项寻列缺，面口合谷收。"这些都是屡经验证的经验总结，从这四句话中，我们就可以懂得治疗不少病症了。古人云："若要安，三里常不干。"可看出灸法的重要性以及其很好的防病作用。

上海一医生遇到一位 6 岁小孩，一吃东西就肚疴。一吃就拉，是当咀嚼肌一动，肠胃就蠕动而引起的。来信问应如何处理，我告诉她在该小孩每顿饭前灸天枢穴 5 ～ 6 分钟后获痊愈。又一教师患湿疹，用针灸时是哪里痒就灸那里，或在天枢穴灸 5 ～ 6 分钟（饭后灸），相当于 3 ～ 4 壮，连续灸上 3 天即愈。又一患者夜卧烦易醒，经针灸曲池、风门、足三里后安然入睡。指针这些穴亦很有效。若腹泻肠鸣时可用指尖按压天枢穴 2 ～ 3 分钟可见效。

所谓深学，不仅仅是学一些重要的穴位和一些简单的手法，而且要探究针灸深奥的学理。我们每一个针灸工作者都应该以深学的态度来把针灸这一门技术学好。因此，我认为要学好针灸应首先要做到以下四点：

（1）明机理。针灸为什么能治病？什么病用什么穴位？为什么用这个穴位？什么特效穴治什么病？针灸的适应证，适应怎样的范围？针灸在临床应用中的适用范围，应该包括主治、辅治、综合治疗等方面。我们不仅要探求经络的实质，还要学习各式各样的操作手法及其中的机理。针灸治病的机理，当然不能仅仅是循用中医之理论，而更应探求和明白其在机体生理、病理转化中的科学规律。

例如"肚腹三里留"，按中医理论足三里属胃经合穴，阳经的合穴属土，胃经亦属土，故称为土经中之土穴，有温通一切脾胃疾患的重要作用。就现代神经学来说，足三里是坐骨神经和胫神经分布的地方。据北京针灸研究所资料报道，针灸足三里能调整胃蠕动。迟缓的加强起来，紧张的得以缓解，证明针刺足三里能调整胃蠕动的变化。在大脑皮层的指导下，植物神经（自主神经）的副交感神经是兴奋的，交感神经是抑制的。又如灸内关和足三里对解除疲劳比针刺、指针效果来得快。曲池穴（左）有颈交感神经在内，因此它对心脏有直接的控制作用。又有沈阳医学院研究用足三里，可治心绞痛，其机理也与神经调整有关。

对灸法的研究：若长时间的灸法属强刺激，可产生抑制作用，短促性的灸法或刺激可产生兴奋作用。对血管作用的观察发现，灸法长时间的刺激，可使血管扩张；短促性的刺激，可使血管收缩。白细胞减少的患者经针灸后，白细胞可增加，但到一定限度就不继续增加；白细胞增加的患者，经针灸则可以减少。目前，通过显微镜的检查观察，证明针灸没有什么副作用产生；金针的氧化作用对机体的影响我们也进行了研究，用兔子做实验，发现金针氧化作用并没有多大，对机体也未发现产生影响。

我在北京时又做了一些抗体试验，当时用了足三里，连针3次，大约可使抗体产生，并维持3个星期之久。试验方法，把来针之前的人血清和白细胞分别放进3个有细菌的玻璃试管中，同时把针灸后这个人的血清分别放进另3个有同等细菌的玻璃试管中，发现针灸后的血清吞噬细菌的数目，比未针过的血清所吞噬的细菌要多达20%。

所以，针灸是有着科学的机理的。我认为：针灸之所以能治病，是激发和调整神经系统，尤其是高级中枢神经系统（包括大脑皮层）的调节机能和管制机能的作用，从而治愈疾病的。苏联的一位专家也曾说："中国的针灸医学，它之所以比世界其他医学高贵，是因为它可以直接与神经打交道。"针灸的可贵也说明祖国医学的可贵。

（2）抓要点，练操作。首先着重于临床实践应用，逐渐走向理论与实践相结合，要从书本中走到实践中去，学以致用。①练针法，特别是练较长毫针的针法，这是针法的基础，基本功。长毫针针法练好了，就可以熟练了。要练双手操作，练习时不应拿患者来做试验。练针时要平肘、举腕、抬手，指虚、指实捻针，培养臂的潜力，指之潜意识。锻炼持针法，持针、进针前指实掌虚，进针时和进针后指虚掌虚，无痛进针要近轻稳。进针前指实掌虚是避免针往下掉，进针后要指虚掌虚是使皮肤纤维不缠绕针尖和针体，可避免痛觉，并可帮助找到感觉。但不能完全虚而无力，要培养下针后手指的感觉，似鱼上钩似的，这叫潜意识。当一发现有潜意识的出现，能不失时机地将针拨动，可使感觉由近向远扩散。针有时碰到肌膜、肌腱、神经，可以有感觉，针到深处可慢慢体会，针尖所到处很似一条线。进针的方法有多种。如无痛进针法要掌握：近轻稳地将针尖落在已经消毒的穴位皮肤上，要避开毛孔和痛点，然后在原地指虚速捻 10 多秒钟，稍停留，不急着用力，再速捻，捻捻留留，反复 2～4 次后，稍加压力，指实将针尖捻进皮下，这就完成了。无痛进针法，这个过程要掌握"慢"和"虚实转换"，不要着急穿过皮肤。②练寻找穴位。重要的常用穴位在什么部位，在什么经线？它的局部解剖大要，它的主治病症是什么？方法对头并不困难，从抽象到具体，又从具体到抽象，一点也不困难。比如拿十四经来讲，手有三阴三阳，足有三阴三阳，加上任督二脉，十四经的行度起止要根据古书上排下来的行度起止而记，是有条不紊的，十四经与分区划线并无什么矛盾。怎样寻找十四经穴及经外的穴位，如两眉头之间是印堂穴，印堂的后面就是脑户，印堂至脑户之间是 12 寸折量，等分计算折量，要找头顶的百会穴，寻找时先以两手拇指分别在印堂和脑户穴处固定，两中指交叉的中点是前顶，前顶后 1 寸就是百会穴，前顶至印堂之中点是神庭穴，神庭至脑户之中间就是百会，百会距离脑户和神庭均 4 寸 5 分。又如，口腔的后面是哑门穴，一会说话，一不会说话，故称之。每一部分都有它重要的穴位，我们把重要的穴位找到了，其他的穴位也就可以找到了。如手部的阳池、外关和内侧的大陵、内关是相对的，这样去寻找就比较容易，但拿解剖部位来说就不同了，这是要巧学得出的，当然我们还需要苦学。曲池在肘关节横纹的桡侧头，曲池的对面肘横纹的尺侧头是少海穴，一孔针二穴，如针外关透内关叫透针法，曲池透少海感觉可达拇食指二指和无名指、小指。因此在临床上要尽量避免多用穴，应以一穴多用，对一些患者一侧较敏感的，就应该在其对侧不太敏感的穴位进针透到对侧去。天枢穴的对面就相当于大肠俞穴，灸之均可通便。另一方法是用三角形的方法来寻找穴位。如大椎和左右的大杼穴是形成一个小三角形，配穴法亦往往是三角形或四方形的。如针双侧大杼就灸大椎，针双侧大肠俞灸命门，针双侧关元俞灸双大肠俞。肩井穴是左手食指紧靠颈根部搭右肩，中指所到之处就是右侧肩井穴。

（3）防事故。①防适逢其会的病危事故。针前首先要明确诊断，避免一些严重的内脏疾病，此时不应仅依赖针灸治疗，要靠中西医结合运用。②防晕针。针前要依据患者年龄、性别、体质强弱、敏感部位及机体状态等，设定相应强度的刺激；针时禁用过度猛烈的刺激，特别是合谷、内关、三阴交等穴。行针时要适当询问患者的感觉，留针的过程中要注意观察患者的反应。如有晕针，应立即出针，平卧休息，口服白糖水，或用指针在上下肢的强壮穴交替点按可解除。③防断针。针前还要选择质量好的针，要看有无折叠痕或裂痕，以防止针刺时弯针、断针，最好是不要断针。针时若遇针断了，也不要惊慌失措、大惊小怪，用消毒的镊子夹出即可。如有意识的断针，使其在体内氧化以维持疗效的，要事先征得患者同意后方行之。④防血肿。针刺大血管的部位时要小心避开血管，防深刺血肿。如要放血，如尺泽、委中等穴，应防失血过多。⑤防气胸。腰、背、胸部不宜深刺，不用长针，腰部深刺易引起膈肌痉挛，出针后要针足三里可解除。《针灸大成》有"背如饼，腹如井"的描述，意思是背部像块饼那么薄，不能深刺，而腹部则需要稍深刺，才会获得好的针感。我们针刺时一定要掌握角度、方向及深度，以防止出现气胸。⑥防火伤。施灸时要防止发生火灾，防止烧坏患者的衣物，若非有意的最好不要烫伤皮肤。如有烫伤，最好及时处理好伤口，以防感染加重。总之，针前、针时及施灸的整个过程，我们都要以高度负责的态度，集中精神、细心谨慎，要防止各种事故的发生。

（4）医者心。古人云："上医医国，中医医人，下医医病。"作为医生，我们要一切为国家和人民着想，全心全意为人民服务，在治病时要深入调查研究，找出病因，分析归纳后做出正确的处理。不但要治他的病，还要治根，治其心灵深处之病根。

3. 朱琏老师谈关于针灸产生的感觉（针感）

（1）感觉是患者的主观反映。针和灸是客观的刺激，感觉的反映又是刺激的结果。根据我们的体会，针灸总共可产生以下13种感觉：胀、痛、痒、酸、麻、凉、热、抓紧、压重、舒松、触电样、线条牵扯样和线条徐徐波动样。

（2）在施灸时无胀感和凉感，而是会表现出抓紧感。施灸时的痛感，也不是刺痛，而是表现为烫或辣痛。

（3）痒感是缓慢捻进针时皮肤的特有感觉，有些也表现为蚁走样。部分年老体虚者在施灸时，皮肤上也会有痒感。

（4）凉感是经一定针刺手法后皮肤上出现的特有感觉，它不是发冷的凉，而是似涂薄荷状的凉。在产生酸、麻、触电样或线条样感后，稍微将针轻轻向上提，就可产生凉感或舒松感。我们治疗一般的疾病时要产生一些轻松的感觉。

（5）以上感觉可在局部出现，也可向一定方向或周边放散。可单独一种感觉出现，也可几种感觉同时出现或先后出现。如胀、痛、压重、抓紧感往往同时出现，但这时如我们不失时机地用拇指在针柄上轻轻拨动，感觉就会维持或扩散，有时热感也可以出现，并觉轻松感。当然也与针刺的部位有关，如针刺指（趾）上，多数为刺痛感。

（6）想要获得良好的感觉还与我们认穴准确和手法刺激的强弱等密切相关。在认准穴位的基础上，我们还要结合该穴位不同针刺深浅及针刺方向的关系进行调整，让感觉按照我们的要求来进行传导及扩散，并按病情需要来给予相应的手法刺激。如针刺印堂穴，针尖向上或向下斜刺（或平刺）0.5～1寸深，治疗顽固性头痛、鼻出血效果都很好。而当虚脱或眩晕时，应直刺并加捣针，让它有酸、胀、触电样的感觉并扩散，疗效就好。而治疗失眠时，应该向上平刺，不要给它酸、胀、触电样的感觉，而是要产生舒松感，才能达到安眠作用。

总之，针灸所产生的感觉是很奇妙的，它并不是凭空产生的，其产生和调整都要求我们要医患配合好，患者要放松，医者的"手法一定要到家"，胆大心细、快慢结合。大家在以后的临床实践中，一定要认真体会，好好总结，握好手中这一根针啊！

三、朱琏老师关于针灸学习的补充要求

1962年8月1日在朱琏老师家中，朱琏老师再次对我和王登旗2名学生强调了针灸学习的补充要求：

学习针灸，我要求你们每天至少掌握3个穴位，每个穴位要求熟悉掌握如下5个要点：

（1）穴位的位置、取法怎样？

（2）穴位部位的解剖有什么？如有哪些肌肉、神经、血管、骨骼、内脏等组织？

（3）针灸的时间、深浅度如何？

（4）穴位的效能及功用，可治疗哪些病症？

（5）属于哪条经脉所管？

如此日积月累地把穴位弄熟，今后随用哪一穴，就可知归何经、何脏腑所属，解剖如何了。

如曲池穴，位置在肘横纹桡侧头之骨边，解剖是有指伸肌、指屈肌、脑神经、桡侧动脉、桡骨等。灸 10 ～ 20 分钟，针 3 ～ 6 分深，能治感冒、牙痛、咽喉痛、心脏病等，属手阳明大肠经之合穴。

祖国医学是丰富多彩的，且具有科学性，符合巴甫洛夫学说，因此我把它称之为"完整的统一体"。我们学习祖国医学，要吸取它的精华部分，并把它科学化，运用科学的方法来解释它，证实它的理论，能这样做需要更多的知识。因此，青年一代要着重多方面的学习，并重点深入、重点突破。青年人要有一股顽强的钻劲，不怕艰难困苦，不懂就学就问，严格地要求自己，不倦地向各方面学习，不要骄傲自满，且更重要的是要注意以下 4 点：

（1）听党的话，经常注意政治学习，多看报纸杂志。明确方向，树立正确的无产阶级观点。向不清则乱，因此必须要有正确的立场、观点，才不会迷失方向。

（2）联系群众，对同志要团结友爱、互相关怀照顾，但不等于一团和气、好好先生，你有缺点错误我不提，我有缺点错误你不讲。真正的团结，应当是有缺点错误马上指出，或向组织上提，不要背后说人家的坏话，应当当面提出帮助，且在帮助别人时要讲究方式方法，不要主观、武断。

（3）在工作中尽可能避免事故，最好是不发生事故。我工作 30 多年来从未发生过医疗事故，这一点是值得你们年轻人借鉴的。在那革命战争年代，在部队急救工作中，我处理过妇产科、外伤科、小儿科、内科等各种各样的患者，可就是没有出过事故。那时候由于条件的限制，自己不可能对任何一种病都能有经验去诊治，但客观现实不得不要你去做，这样自己就必须刻苦钻研，胆大心细地去处理一切问题。工作上不出事故，不等于见死不救、推卸责任，相反，要尽我们最大的努力去抢救。要知道，现在生病了基本都可以去医院治疗，但在革命斗争的艰苦岁月里，哪来这么多医院，紧急时是不由你推卸的。因此，要求你们在工作中要紧张、严肃，要认真负责，动作要轻快、敏捷、利落，不能拖泥带水。且要加强培养医生的责任感，对患者要同情、关怀、体贴，才能建立起真正的感情，不要专门为了自己的得失，或收集资料着想。

（4）对病历的记载要重视，多方面进行练习。凡医科大学毕业的学生，头一年就是专门学写病历。因此，对病历记录不要轻视。对病情记录最好要每10天做1次小结，对疾病诊断清楚后，主要的症状要分点记录，然后着重研究这一阶段哪些症状有好转、消失或加重，或出现哪些新的症状，哪些穴位的作用大小如何，从而可以研究得出一穴治数病，数穴治一病的规律来。这些经验就是从不断的实践过程中积累起来的。一个人要在科学上做出成就，不是旦夕之间所能成功的，必须经过一番苦功，废寝忘食、夜以继日地辛勤劳作后才能获得的。

朱琏老师的讲话，我一直用笔记本记着，时至今日虽已近一个甲子了，但我还会时不时拿出来读一读，既是想怀念一下老师的风采，重温一下老师的谆谆教诲，也是想印证一下自己，看看如今是否已经做到了老师当年对我的要求。但我知道，自己一直都是在追随老师的步伐，远没有领略到老师当年的学术高点，也无法比肩老师那高屋建瓴般渊博的学识与专业建树。

实践篇·切切针意　情联医患

朱琏老师于 1960 年 10 月，从北京来到广西工作，任中共南宁市委常委兼南宁市副市长，分管文教卫生方面的工作。身居要职，行政事务繁忙，但她从未停止过运用针灸为患者解除疾病之苦，有时甚至达到废寝忘食的地步。来找她的患者多是她身边的同事、以前的战友、朋友的亲属，当然也包括她的家人及亲属，上至国家干部，下至普通工人，找她针灸治疗的患者可谓是络绎不绝。每次她诊治患者，必须先详细了解病情，然后仔细检查，有条件的还要做些理化、X 射线等方面的客观检查，明确诊断后才施行针灸，或指针方面的治疗。在针灸治疗过程中，还要随时观察患者精神、情绪方面的变化，随时调整针灸刺激的手法。往往经朱琏老师诊治过一次后，患者病情便得到很好的效果。为此，经口耳相传，来请朱琏老师诊治的患者就逐日增加，应接不暇。她白天在市政府上班，各种会议又多，只好将患者介绍到北宁街 7 号她所创办的南宁市针灸研究组，找她的学生诊治。有时是朱琏老师亲自诊断后，写好针灸治疗计划给患者带来，再找某某医生实行治疗。我和王登旗同志是 1961 年 11 月 25 日受学校安排，到南宁市针灸研究组跟随朱琏老师进修学习的，平时就住在北宁街 7 号，并参加针灸门诊部的工作，经常接到老师安排过来的患者。

以下是我按照不同的病症及时间先后顺序进行归类的临证医案，均来源于我本人的跟师笔记，有许多都是我随同朱琏老师一起出诊时的临时记录，大部分都是按照老师的指示来制订的具体治疗方案。

另外，为了力求再现真实针灸治疗的全过程，我会尽量保留当时我们和患者之间的一些对话场景以及朱琏老师的一些总结概括，以及过后的一些随访情况。本来，我还想在医案后附上患者与我们之间的一些日常书信或表扬、感谢的信件，但由于会影响本章节按病种展开的条理性，因此，相关的内容只能附在后面的章节再进行陈述。

本章节所记录的医案，虽然大部分都是几十年以前的，但由于仍涉及患者及有关家属的隐私问题，因此，与治疗无关的个人信息，我们已基本删除。

甲状腺功能亢进医案

1961 年 12 月下旬，我第一次收到由朱琏老师转来的患者。患者陈××，女，30 岁，患凸眼型甲状腺功能亢进已半年多。因经中西医多方治疗，效果欠佳，才找到朱琏老师为之诊治。朱琏老师接诊后，经详细询问病史及阅读各大医院所进行的各种检查情况，了解血象及基础代谢检测情况后，同意之前医院诊断为甲状腺功能亢进。朱琏老师认为，像此类"突眼型甲亢"的主要机制是，患者神经系统内的内分泌系统出现机能失调所致，针灸治疗时，要通过高级中枢神经系统的调节机能去调整甲状腺激素水平，才能达到其正常的平衡，从而控制其机能的异常亢进，治愈病症。因工作繁忙，朱琏老师将该患者介绍到针灸研究组第二诊室找我，让我按她写好的针灸治疗计划实行治疗。朱琏老师建议治疗前最好先做一些血常规和甲状腺功能等基础代谢方面的检查，治疗一段时间后再复查一下，并制订了 10 天的针灸治疗方案，具体如下：

第一次，针外关（左）、足三里（右），"抑Ⅱ"[①]；针四白（双），"兴Ⅱ"；灸肘尖（双），温和灸各 10 分钟。

第二次，针外关（右）、足三里（左），"抑Ⅱ"；针攒竹（双），"兴Ⅱ"；灸三阴交（双），温和灸各 10 分钟。

第三次，针风池（双），"抑Ⅱ"；针瞳子髎（双），"兴Ⅱ"；灸大杼（双），温和灸各 10 分钟。

第四次，针支沟（左）、光明（右），"抑Ⅱ"；针阳白（双），"兴Ⅱ"；灸气海，温和灸 10 分钟。

第五次，针支沟（右）、光明（左），"抑Ⅱ"；针下睛明（双），"兴Ⅱ"；灸关元，温和灸 10 分钟。

第六次，针合谷（左）、太冲（右），"抑Ⅱ"；针丝竹空（双），"兴Ⅱ"；灸太溪（双），温和灸各 10 分钟。

第七次，针合谷（右）、太冲（左），天突，"抑Ⅱ"；针鱼腰（双），"兴Ⅱ"；灸

---

① 即抑制法二型手法。为保持治疗方案的简洁性，后续展示此类治疗方案时，抑制法一型手法、抑制法二型手法、兴奋法一型手法、兴奋法二型手法均分别保留简称"抑Ⅰ""抑Ⅱ""兴Ⅰ""兴Ⅱ"。

中极，温和灸 10 分钟。

第八次，针天柱（双）、天容（双），"抑Ⅱ"；灸风门（双），温和灸各 10 分钟。

第十次，针天髎（双）、养老（双），"抑Ⅱ"；针承泣（双），"兴Ⅰ"；灸大椎到陶道，熨热灸 10 分钟。

以上 10 次为 1 个疗程，隔天针刺，1 个疗程后，休息 3～5 天，视情况适当调整再进行下一个疗程的针灸治疗，也可将此计划轮番使用。还要教患者在肘尖和鹤顶穴上，每天轮流用艾条温和灸 1 次，每次 10 分钟。

我按照朱琏老师的针灸方案，细心对患者进行诊疗。经过长达 3～4 年的针灸治疗后，该患者的病情得到了较好的控制，定期进行的同位素基础代谢检查，基本上正常，眼球外凸症状也渐消减，睡眠改善，噩梦大大减少，食欲渐趋正常，精神大振，工作愉快，生活舒心。随访 20 多年，临床无明显不适症状，各项化验指标均正常。

支气管哮喘医案

一、医案 1

1962 年暮春，一位领导同志甘××，因工作繁忙，数次感冒未愈，又接连下到各县区检查指导工作，以致患上哮喘病，吃药打针未见明显效果，于是想请朱琏老师为之诊治。一天晚饭后，朱琏老师要我陪同开车前往甘××同志家。一见面，甘××同志就愧疚地说："朱大姐，我的喘病就得靠您这位高手来治了！"朱琏老师答道："甘××同志，您这病是为了工作劳累出来的，我们共同合力来战胜它，好不好呀！"甘××同志很高兴地说："很好，我们今天就开始针灸吧！"朱琏老师认真地给甘××同志做了检查，通过听诊他的心肺发现肺部哮鸣音较多，脉象浮数，舌质淡红，苔白腻。然后说："甘××同志您的哮喘病不轻呀。"甘××同志说："过去曾发生过，但没有这次严重，这次咳喘拖的时间是长了些，服中西药未能控制住，就麻烦您了。"朱琏老师说："那好吧！我们用针灸给您试试看吧。"于是，朱琏老师给甘××同志在曲池（左）和足三里（右）各下一针，用缓慢捻进法进针。当线条样针感放散至手背、手指、足背和足趾后，甘××同志的咳喘马上减轻，胸闷、气急即时舒松了很多。在留针中，朱琏老师又嘱咐我给甘××同志用艾条温和灸法灸合谷（双），各10分钟。经过半个小时抑制法一型手法的行针、留针、艾灸治疗，起针后，甘××同志起来深深地吸了一口气说："胸部舒服很多了。"

后续针灸治疗方案及主诉情况如下：

第二天，针曲池（右）足三里（左），"抑Ⅰ"；灸三间（双），温和灸各10分钟。

主诉：夜间咳喘已有所减轻。

第三天，针大杼（双）印堂，"抑Ⅰ"；灸三间（双），温和灸各10分钟。

主诉：昨夜觉喉中有痰，咳几次吐出痰后能安眠。

第四天，针风门（双）、神庭，"抑Ⅰ"；灸魄户（双），温和灸各10分钟。

主诉：昨天针后基本上不喘了，呼吸时气亦比较顺畅些。

第五天，针列缺（左）、商丘（右），"抑Ⅰ"；灸天突、气海，温和灸各10分钟。

主诉：晨起时觉喉中发紧，气急了两下，咳出痰后较舒。

第六天，针列缺（右）、商丘（左）、上星，"抑Ⅰ"；灸膻中，温和灸15分钟。

主诉：已基本没有喘了。

经上述针灸治疗后，甘××同志的哮喘病基本上得到了控制，因工作需要，即时又要下到各县、乡去检查指导工作，不能继续针灸，暂告一段落。朱琏老师则告诉他，注意保暖，预防感冒，劳逸结合，注意休息，以防咳喘复发。

随后，每次甘××同志从乡下回来，还断断续续请朱琏老师为其做针灸巩固性治疗。先后针过肩中俞、三间、肺俞、丰隆、新义、合谷、太溪等穴，灸过膏肓、肩外俞、身柱、肾俞、关元、中脘、璇玑等穴。

虽然不是连续针灸，但在针灸取得疗效的基础上，再行巩固性针灸治疗，效果还是可以接得上的。朱琏老师说，针灸主要是从整体上通过高级中枢神经系统，调整神经－内分泌－免疫系统功能，从而产生治疗作用的。

二、医案 2

罐头厂一位来自上海的朱××师傅，患哮喘病多年，每次天气变化或接触特殊气味、花粉后，哮喘病必发，常年与止喘药为伴。这次因工作紧张，精神劳累，夜间咳喘发作，不能平卧。我按照朱琏老师的方案用针灸治疗，当时可控制，但起针后 3～4 小时咳喘又发。虽症状有所减轻，但还是未能完全控制住病情。

有一天，朱琏老师来到罐头厂指导工作，我向朱琏老师谈及朱××师傅的病情，朱琏老师马上说："你可以给他进行安全留针呀！我不是给你们讲过 1955 年在北京医院，我用金质的丁字形针给林老（伯渠同志）在中脘穴和足三里穴进行安全留针，最后控制住林老因术后引起的顽固性膈肌痉挛吗？"我立即答道："是的，老师讲过，首创'安全留针'治好林老的病，现在想起来了。"于是，我们临时制作了 2 根图钉形的针，用酒精消毒后，朱琏老师当场就在朱××师傅的大杼穴，直接进行留针，贴上消毒好的纱布，按压针柄，朱××师傅仍有针感，很舒适。随后，安全留针 2～3 天，每天到医务室检查一下留针处有无松动、脱落，咳喘未曾复发。如有想咳时，朱××师傅已会用手指按压针柄。该方法既可控制病情，又很安全，故称"安全留针"，可起到巩固和提高疗效的作用。

面神经炎医案

1964 年 3 月间，南宁市物资局一名干部左××，男，受风寒后，突发右眼闭合不全，口角向左侧歪斜，来到针灸门诊部第二诊室找我诊治。我遵照朱琏老师的教导，详细问明病情后，进行一般检查。见该患者右侧额纹消失，鼻唇沟变浅，右眼闭合不全，眼裂 0.3 cm，人中沟斜向左侧，右口角低于左侧，口角向左侧歪斜，右侧不能蹙额、皱眉、示齿、鼓颌等，脉浮紧，舌质淡红，苔白腻。基本上可以诊断为右侧面神经炎。在缺少面部肌电图检查的情况下，朱琏老师还要求我们因地制宜、物尽其用地做针灸前后对比的检查：进行血常规检查，并用软尺测量患者的目外眦至口角的距离以及耳垂根部至口角的距离，健侧是多少长度，患侧是多少长度，需进行对比观察、研究。方法虽然很简单，但是很实用，也有科学性，能说明问题。仅此一点，很多医生嫌麻烦并不愿意做，这也说明朱琏老师对待针灸，不是简单地一针一灸，她是严格遵照当时毛主席"中国医药学是一个伟大的宝库，应当努力发掘，加以提高"的指示，尽可能地运用唯物辩证法和现代科学理论与方法，对祖国医学加以继承、发掘、整理、研究、提高，是用科学方法对待针灸的具体体现。

1. 针灸治疗前患者检查情况

（1）血象检查：白细胞总数 6150 个 /mm³，中性粒细胞百分比 72%，淋巴细胞百分比 27%。

（2）软尺测量：

静坐时：口角至目外眦左侧 8.0 cm，右侧 8.5 cm；口角至耳垂根部左侧 10.0 cm，右侧 10.5 cm。

示齿时：口角至目外眦左侧 7.8 cm，右侧 8.6 cm；口角至耳垂根部左侧 9.0 cm，右侧 10.6 cm。

（3）诊断：右侧周围性面神经麻痹。

2. 针灸治疗方案及治疗情况

第一次，针合谷（左），"抑Ⅱ"；针四白、攒竹、颊车、太阳、下关、下巨髎（右），"兴Ⅱ"；灸地仓、阳白、翳风（右），雀啄灸各 30 下。

第二次，针足三里（左），"抑Ⅱ"；针迎香、眉冲、瞳子髎、大迎、听会、颧髎（右）"兴Ⅱ"；灸四白、丝竹空、颊车（右），雀啄灸各 30 下。

经 2 次针灸后，患者右眼闭合较前好转，眼裂变细，约 0.1 cm。

第三次，针风池、足三里（右），"抑Ⅱ"；针巨髎、阳白、太阳、颊车、翳风、下禾髎（右），"兴Ⅱ"；灸地仓、眉冲、新会、颧髎（右），雀啄灸各 30 下。

第四次，针天柱、合谷（右），"抑Ⅱ"；针四白、阳白、大迎、新会、上关（右），"兴Ⅱ"；灸太阳、颊车、翳风（右），雀啄灸各 30 下，灸地仓、颧髎（右），熨热灸各 1 分钟。

经针灸治疗 4 次后，患者的右眼已可闭合，右额纹出现，右口角肌肉亦可活动、示齿，喝水漱口时，右口角漏水已减少，口角已逐渐复正。

第五次，针完骨（右）、合谷（左），"抑Ⅱ"；针迎香、眉冲、丝竹空、大迎、下关、地仓透颊车、天容（右），"兴Ⅱ"；灸阳白、颧髎、下巨髎、新会（右），雀啄灸各 30 下。

之后轮番使用上述针灸穴位及手法 5 次。第九次针灸治疗后，患者左右额纹基本对称，右眼闭目较全较佳，右鼻唇沟加深，示齿时，左右也几乎相等对称，口角已正，面部表情已大致正常。再行 3 次巩固性治疗，患者已告痊愈。

3. 针灸治疗后患者检查情况

（1）复查血象：白细胞总数 5980 个 /mm³，中性粒细胞百分比 68%，淋巴细胞百分比 32%。

（2）软尺测量：

静坐时：口角至目外眦左右均为 8.0 cm；口角至耳垂根部长度左右相等，均为 10.0 cm。

示齿时：口角至目外眦左右均为 7.8 cm；口角至耳垂根部长度左右相等，均为 9.1 cm。

上述这一简单易行的针灸治疗前后对比研究方法，对于广大缺乏贵重仪器设备的基层医疗单位，具有推广应用的价值和意义。

视物变形医案

1962 年 4 月的一天，朱琏老师带上我乘车至南宁民主路明园饭店 3 号楼，为专程从首部北京飞来南宁请朱琏老师看病的张 ×× 同志出诊治病。

张 ×× 同志，1946 年曾因工作劳累患了神经衰弱症，经朱琏老师针灸治疗后好了。近 4 年来又因工作繁忙，患上了右眼视物变形、模糊不清的毛病，在北京经中西医治疗过，效果不佳，故专程来到南宁请朱琏老师诊治。

张 ×× 同志谈及其眼睛视物不佳是从 1958 年开始的，当时因为工作忙，眼睛视物有时看不清，经医生配镜时发现，不仅有老花眼的问题，还有右眼单独视物时物件变形伴模糊不清的症状。具体表现：右眼注视一个四方形物体时，会看见其某一边凸出来或中段凹进去，或是见其四个方角像是缺少一个角似的；又如，目视一圆形物体，则发现其变成扁形或是椭圆形；尤其是在读书看报、批阅文件时，常见字体东歪西倒、模糊不清，让自己感到右眼似乎已经失去了作用似的。如果戴上眼镜，视物变形的情况虽然还有，但变化程度并不是太大，且可减少右眼的过度疲劳。后来越来越严重，但左右眼均无疼痛，也无干涩、眼压增高现象。张××同志说："为了治疗这个奇怪的眼疾，我几乎是'走遍天下无高手'，现在是寄希望于你——我们的针灸学家朱琏同志了。"朱琏老师谦和地说："我们互相学习，研究研究！"

随即，朱琏老师给张××同志做了详细的检查，包括眼球运动、瞳孔、眼结膜、测眼压、眼底视盘、视网膜、寸口脉、舌苔等方面。最后，朱琏老师认为张××同志的眼睛没有器质性改变，而是与视神经功能失调有关，并在征得张××同志的同意后决定用针灸试治一段时间看看。于是，朱琏老师当即给张××同志运用抑制法二型手法针足三里（双），兴奋法二型手法针四白（右），并嘱咐我给张××同志灸太冲（双），温和灸各7分钟。针灸后，张××同志感到全身很舒松，很高兴。

随后，朱琏老师根据张××同志原有的神经衰弱，现在的左眼视力减退，右眼视物变形等具体情况，全面考虑后，写了一个治疗方案，交由我具体执行。

治疗方案如下：

第一次，针风池、光明（右），"抑Ⅱ"；针瞳子髎（右），"兴Ⅱ"；灸大杼（双）温和灸各10分钟。

第二次，针风池、光明（左），"抑Ⅱ"；针攒竹（右），"兴Ⅱ"；灸肝俞（双），温和灸各10分钟。

第三次，针合谷（右）、太冲（左），"抑Ⅱ"；针睛明（右），"兴Ⅱ"；灸关元，温和灸10分钟。

第四次，针合谷（左）、太冲（右），"抑Ⅱ"；针鱼腰（右），"兴Ⅱ"；灸神阙，温和灸10分钟。

第五次，针天柱、行间（右）、支沟（左），"抑Ⅱ"；针四白（右），"兴Ⅱ"；灸肾俞（双），温和灸各10分钟。

第六次，针天柱、行间（左）、支沟（右），"抑Ⅱ"；针阳白（右），"兴Ⅱ"；灸胆俞（双），温和灸各 10 分钟。

第七次，针新设、养老（右），"抑Ⅱ"；针丝竹空（右），"兴Ⅱ"；灸风门（双），温和灸各 10 分钟。

第八次，针新设、养老（左），"抑Ⅱ"；针下睛明（右），"兴Ⅱ"；灸脾俞（双），温和灸各 10 分钟。

第九次，针新义（双），"抑Ⅱ"；针鱼腰（右），"兴Ⅱ"；灸关元，温和灸 10 分钟。

第十次，针三阴交（双）、外关（双），"抑Ⅱ"；针四白（右），"兴Ⅱ"；灸气海，温和灸 10 分钟。

以上针灸治疗计划，可重复使用，如有病情变化，可随时加减使用。

因张 ×× 同志工作繁忙，专程来南宁治疗，为求效果早日实现，朱琏老师建议配合服用中药，可能对提高疗效有好处。于是，嘱咐我联系区中医院名中医林仁乾医生给予诊治。林老经望闻问切，辨证后写道：

细思之，目能远视不能近视者，心火无病而肾水虚也，盖心在天为日，在卦为离，离为火，明照心血，心血旺则明察秋毫，故能远视。在肾属水，在目为月，肝属木，木得水荣则星光普照，但肾水虚不能涵木，故肾虚不能近视也。治宜滋阴地黄丸。又细揉其脉症，属阴虚脾阳不足之症。拟朝服补中益气汤加枸杞子、决明子、龙眼肉、菊花；夕服滋阴地黄丸加菟丝子、枸杞子、青葙子、赭石、蒺藜、菊花、黄柏、知母等合剂。研细末，炼蜜为丸，临睡时每服 6 ～ 998 g。连服数剂后再复诊。

林老为张 ×× 同志所开的两个处方如下：

（1）朝服药（补中益气汤加减）：

党参 9 g、黄芪 9 g、升麻 1.5 g、柴胡 1.5 g、陈皮 3 g、归身 1.5 g、白术 9 g、炙甘草 1.5 g、菊花 6 g、决明子 3 g、玉竹 9 g、茺蔚子 9 g、生姜 3 片、大枣 3 枚，水煎，每日晨服。

（2）晚服药（滋阴地黄丸）：

干地黄 120 g、淮山药 120 g、牡丹皮 45 g、萸肉 60 g、茯苓 60 g、泽泻 15 g、决明子 30 g、赭石 30 g、蒺藜 30 g、枸杞子 30 g、青葙子 30 g、菟丝子 30 g、黄

柏 30 g、知母 30 g、菊花 30 g，共研末，炼蜜为丸，小丸如梧桐子大，每次服用 9 g，临睡时，清水送服，每晚常服。

张 ×× 同志的针灸治疗，每天由我按朱琏老师的计划去执行。配合服用中药治疗几天后，我又陪同林老前去为张 ×× 同志复诊。复诊后，林老在医案中写道：

脉右关浮大，重按濡弱，尺脉弦细，左脉寸脉缓和，关弦细略数，尺细弱。据云，服前方连进六剂，症状没有进退，并无其他反应，就此病情中论，显系肾阴亏损，肝有余而阳不固。

于是，在前述处方的基础上，林老又参照古验方结合脉象做了适当加减。重用滋阴益肾、健脾阳之药调治之。经过 10 多天针灸与中药结合的治疗后，张 ×× 同志的病情逐步好转。首先他的神经衰弱症状明显减轻，晚上容易入睡而且睡得较安稳，睡眠质量有所提高，精神振作，精力较充沛，当然，这也可能与他暂时减轻紧张繁忙的日常工作有一定的关系。其次，他的慢性胃肠炎逐渐好转，胃口好，口舌知味道，食量增加，消化正常，并且在此期间从未发生过感冒。而且右眼视物变形情况也在渐渐发生微妙的变化，变形没有那么严重了，视方形物只缺少一个角尖，视圆形物其变扁圆或变椭圆的程度也比从前小了很多，只要在光线比较充足的条件下，阅读书报字体已不再那么走样，而是与正常基本持平。如果戴上眼镜双眼同时视物，则无论左眼还是右眼，其耐疲劳的能力也提高了很多。

正当大家为张 ×× 同志的病情好转感到高兴时，时间正好进入 5 月初，这时，张 ×× 同志突然接到来自北京的紧急通知，要他马上返回单位。我们正为此感到惋惜时，张 ×× 同志语重心长地说："小韦呀，你有所不知，参加革命几十年来，我早已经习惯了，不能因为我个人的关系就耽误工作啊！"

那天针灸治疗结束后，我立即找到朱琏老师，向她做了详细汇报。朱琏老师也深有感触地说："中央的事情是一刻也延误不得的，绝对没有拖延的余地，张 ×× 同志明天是一定要赶回去的。这样吧，我根据现在张 ×× 同志的病情，写一个针灸治疗方案给他带回去，让他再找我的学生许式谦为他继续做针灸治疗吧。"中午，朱琏老师利用午休时间，写好针灸治疗计划，由我于当天下午将治疗计划送交张 ×× 同志。第二天，张 ×× 同志便匆匆地登上了回北京的飞机，投入紧张的工作之中去了。

玻璃体混浊兼月经过多医案

　　一次，在给林××同志做针灸治疗期间，其夫人曾××同志说，自己因工作劳累，身体虚弱，发现双眼视物时有小黑点及絮状漂浮物在空中游动，已有一个多月了，想请朱琏老师给予诊治。朱琏老师检查其眼睛，见眼睑、眼结膜无明显异常，眼球活动亦正常。朱琏老师又摸了她的脉搏，沉细，舌质淡，苔薄白。于是对曾××同志说："你这是得了眼睛玻璃体混浊症了，针灸可以治疗的。过去我们在战争年代就用针灸治好过夜盲症，夜盲症就是每天下午黄昏时候两眼就像盲人那样看不见物体和人形了，黄昏过后才又慢慢看见物体。这是人体缺乏维生素 A 引起的。你的眼病可能与工作劳累，生活负担重，休息不够有关。我给你制订一个针灸治疗计划，由韦医生来给林××同志做治疗时，顺便也给你做针灸治疗，观察一下好吗？"曾××同志同意后，朱琏老师当天晚上就制订了一个针灸治疗计划，具体如下：

　　第一次，针足三里（双），"抑Ⅱ"；四白（双），"兴Ⅱ"；灸神阙，温和灸 10 分钟。

　　第二次，针光明（双），"抑Ⅱ"；瞳子髎（双），"兴Ⅱ"；灸中脘，温和灸 10 分钟。

　　第三次，针风池、阳陵泉（右），"抑Ⅱ"；攒竹（双），"兴Ⅱ"；灸肝俞（双），温和灸各 10 分钟。

　　第四次，针风池、阳陵泉（左），"抑Ⅱ"；阳白（双），"兴Ⅱ"；灸肾俞（双），温和灸各 10 分钟。

　　第五次，针外关（双），"抑Ⅱ"；太阳（双），"兴Ⅱ"；灸关元，温和灸 10 分钟。

　　第六次，针养老（左）、太冲（右），"抑Ⅱ"；鱼腰（双），"兴Ⅱ"；灸三阴交（双），温和灸各 10 分钟。

　　第七次，针养老（右）、太冲（左），"抑Ⅱ"；下睛明（双），"兴Ⅱ"；灸气海，温和灸 10 分钟。

　　第八次，针天柱、足临泣（右），"抑Ⅱ"；丝竹空（右），"兴Ⅱ"；灸大杼（双），温和灸各 10 分钟。

　　第九次，针天柱、足临泣（左），"抑Ⅱ"；丝竹空（左），"兴Ⅱ"；灸胆俞（双），温和灸各 10 分钟。

第十次，针合谷、行间（双），"抑Ⅱ"；四白（双），"兴Ⅱ"；灸建里，温和灸10分钟。

经上述针灸计划性治疗后，曾 ×× 同志的双眼视物较前清楚多了，眼前的小黑点及云絮状漂浮物已明显减少，动作亦较前轻快利索多了。但月经过多等更年期综合征的症状又稍显突出，朱琏老师又为其制订了新的针灸方案，依然由我去具体实施。

具体针灸治疗如下：

取穴：足三里、三阴交、地机、阴陵泉、血海、合谷、曲池、新义、关元、中极、曲骨、归来、水道、肾俞、命门、关元俞、八髎、太冲、太溪等。

四肢及远端的穴位用"抑Ⅱ"手法，灸法用温和灸10～15分钟；腹部近距离的穴用"兴Ⅱ"手法，灸法用雀啄灸，每次每穴灸30～50下。

曾 ×× 同志的月经过多症经针灸治疗3～5次后，开始逐渐减少。两三个月后，月经已渐趋正常。她连连称赞："朱大姐，您的针灸真灵呀！"此后她家的大人和小孩得了感冒、咳嗽、头痛、发热等病症，都希望朱琏老师或是我给予针灸治疗。为此，他们家也与针灸结下了不解之缘。

青光眼医案

1977年2月21日，离休老干部常 ×× 同志，因患有青光眼，双眼都做过手术治疗，视力明显下降，左眼视力仅0.02，右眼视力0.3，眼压高，时常有头痛、眼胀症状。曾因病情转变成青光眼急性发作而住院抢救过，出院后症状仍反复存在，严重影响日常的休息及工作。一次与朱琏老师谈及其病情，朱琏老师建议他配合服药的同时，也做针灸治疗。他采纳了朱琏老师的意见后，朱琏老师专门为他制订了一个针灸治疗计划，并由我每天出诊到他家中为他做针灸治疗。

针灸治疗计划如下：

第一次，针足三里（双），"抑Ⅱ"；针四白（双），"兴Ⅱ"。

第二次，针支沟（左）、光明（右），"抑Ⅱ"；针攒竹（双），"兴Ⅱ"。

第三次，针支沟（右）、光明（左），"抑Ⅱ"；针瞳子髎（双），"兴Ⅱ"。

第四次，针风池（双），"抑Ⅱ"；针印堂，"兴Ⅱ"。

第五次，针阳陵泉（右）、养老（左），"抑Ⅱ"；针阳白（双），"兴Ⅱ"。

第六次，针养老（右）、阳陵泉（左），"抑Ⅱ"；针太阳（双），"兴Ⅱ"。

第七次，针合谷（左）、太冲（右），"抑Ⅱ"；针鱼腰（双），"兴Ⅱ"。

第八次，针合谷（右）、太冲（左），"抑Ⅱ"；针丝竹空（双），"兴Ⅱ"。

第九次，针天柱（右）、环跳（右），"抑Ⅱ"；针四白（双），"兴Ⅱ"；灸肝俞（双），温和灸各10分钟。

第十次，针天柱（左）、环跳（左），"抑Ⅱ"；针眉冲（双），"兴Ⅱ"；灸肾俞（双），温和灸各10分钟。

以上计划轮番使用2次，经过针灸治疗后，常××同志的青光眼病情得到了有效控制，原有的头痛、眼胀症状均已减轻，眼压下降，视力也较前有所提高。

顽固性失眠医案

一、医案1

阮××同志因长期工作紧张、繁忙而患上严重失眠症，长期夜间不能入睡，全靠安眠药维持每晚2～3小时的睡眠。后来，一般的安眠药起不了多少作用，而改服进口的安眠药，药量也由原来睡前服2粒，增加至4粒，已是极量，但还是效果欠佳，且出现了手抖、记忆力和思维能力下降等情况。中药也服了不少，效果也不理想。于是，请朱琏老师给予诊治。1962年12月下旬的一天晚饭后，朱琏老师带上我去到阮××同志家中，朱琏老师听完阮××同志叙述病情后，为他做了详细检查。见其闭目水平举臂时，有轻度不自主颤抖，脉弦细，舌质紫暗，苔黄厚。于是，朱琏老师说："阮同志，你是患了较严重的神经症，长期工作紧张、劳累，出现失眠，长期靠安眠药助眠，现在服进口的安眠药已达极量，效果还不够理想，而且已出现了明显的安眠药物毒副作用；手抖、记忆力及思维力在下降，这是药物对正常的脑神经细胞功能的损害所致，不能再这样服下去了。要逐步减少药量，最后把西药停掉，我们给你进行针灸治疗好不好？"阮××同志马上说："好呀！朱大姐，一切听从您的安排，今天我们就开始针灸吧！"

接着，朱琏老师为阮××同志针了足三里（双），用缓慢进针法进针，产生针感传导至足背、足趾后，朱琏老师叫我给阮××同志艾灸三阴交（双），温和灸10分钟。在留针过程中，每隔10分钟行针一次，半小时后起针，阮××同志当即感到全身都很舒松，效果的确不错。随后，朱琏老师写好针灸治疗计划，每天晚上由我骑上自行车前往阮××同志家中为阮××同志做针灸治疗。

针灸治疗计划如下：

第一次，针上巨虚（双）、印堂，"抑Ⅱ"；灸神阙，温和灸10分钟。

第二次，针风池、阳陵泉、太阳（右），"抑Ⅱ"；灸大肠俞（双），温和灸各10分钟。

第三次，针风池、阳陵泉、太阳（左），"抑Ⅱ"；灸肾俞（双），温和灸各10分钟。

第四次，针合谷、太冲（双），"抑Ⅱ"；灸关元，温和灸10分钟。

第五次，针天柱、环跳、支沟（右），"抑Ⅱ"；灸气海俞（双），温和灸各10分钟。

第六次，针天柱、环跳、支沟（左），"抑Ⅱ"；灸命门，温和灸10分钟。

第七次，针三阴交、曲池（双），"抑Ⅱ"；灸气海，温和灸10分钟。

第八次，针新设、丰隆（右）、神庭，"抑Ⅱ"；灸腰阳关，温和灸10分钟。

第九次，针新设、丰隆（左）、百会，"抑Ⅱ"；灸涌泉（双），温和灸各10分钟。

第十次，针足三里、新义（双），"抑Ⅱ"；灸关元，温和灸10分钟。

以上计划，可重复使用，如有病情变化，可按具体情况临时增减使用。

建议：阮××同志将安眠药逐步减量，最后彻底停药，但不能马上停药，以防发生反跳作用。在作针灸治疗前，让阮××同志做好睡前的一切准备动作，然后开始针灸，针灸治疗中，患者逐渐进入睡眠后，就不必惊醒他，让他安然入睡，治疗时间结束后，不必惊动他，只需轻轻缓慢将针起出，轻手轻脚地退出房间，关好房门，自行回家即可。

经过3个月的针灸治疗，阮××同志的病情有了较明显的好转，安眠药已逐步减少至停服，而手抖等现象也大大减轻，精神状态也大为改观。每次见到朱琏老师就高兴地说："朱大姐，谢谢您！您的针灸疗法真神奇，针下去我就不知不觉地睡着了，您治好了我严重的失眠症，您培养的学生也很不错呀！"朱琏老师回答说："为您治病是我们应该做的，针灸嘛，是我们老祖宗留下来的国宝，只要有效就坚持下去，对你的身体健康有好处。我们大家共同努力好了。"

二、医案2

1965年4月初，张××同志，因工作繁忙，精神紧张引起失眠已3个多月了，服安眠药，已逐日加大剂量，也只能维持3～4小时的睡眠，醒后又难以入睡，第二天起床后头还昏昏沉沉的，不够清醒，为此甚为苦恼。听说针灸治疗失眠症的效果不错，特慕名而来，请朱琏老师为其诊治。朱琏老师接受邀请后，于一日晚上7时左右带上我到张××同志家为其诊治。听了张××同志的病情介绍，又查看了张××同志在区内两家大医院的病历记载后，朱琏老师还初步检查了张××同志的神经系统，未见有器质性体征出现，脉稍弦数，舌质红，苔微黄。随即对张××同志说："张同志，您这是由于工作劳累，精神过度紧张引起高级中枢神经系统活动功能出现失调（紊乱）所致的神经症，安眠药服多了，容易产生药物的毒副作用，对您的大脑不好，我们用针灸来慢慢调整您的神经系统功能至正常了，您的睡眠就好多了。"张××同志听后，连连称是："大姐说得对，愿意全力配合朱大姐实行针灸治疗，恢复正常的睡眠状态以利于工作和生活。"

接着，朱琏老师为张××同志运用抑制法一型手法针足三里（双），用缓慢捻进法进针，当针深入至2寸4分左右时，出现线条样针感沿张××同志的胫前外侧向脚踝、足背、足趾上扩散。张××同志说似乎像水流波浪式地向足背、足趾上有节奏地扩散，不觉得难受，反而能让人安静下来。在留针时，朱琏老师要我给张××同志用艾卷温和灸三阴交（双），各10分钟。起针后，张××同志感到全身很舒松轻快，无压抑感。回到家后，朱琏老师立即为张××同志制订了一个针灸治疗计划，交给我次日单独骑车登门出诊，为张××同志实行针灸治疗。

张 ×× 同志具体的针灸治疗计划如下：

第一次，针曲池透少海（左）、阳陵泉（右），"抑Ⅰ"；灸神阙，温和灸10分钟。

第二次，针曲池透少海（右）、阳陵泉（左），"抑Ⅰ"；灸关元，温和灸10分钟。

第三次，针三阴交（双）、印堂，"抑Ⅰ"；灸中极，温和灸10分钟。

第四次，针风池、环跳（右），"抑Ⅰ"；灸肾俞（双），温和灸各10分钟。

第五次，针合谷（双）、太冲（双），"抑Ⅰ"；灸气海，温和灸10分钟。

第六次，针风池、环跳（左），"抑Ⅰ"；灸大肠俞（双），温和灸各10分钟。

第七次，针神门（左）、交信（右），"抑Ⅰ"；灸太溪（双），温和灸各10分钟。

第八次，针神门（右）、交信（左），"抑Ⅰ"；灸涌泉（双），温和灸各10分钟。

第九次，针新义（左）、丰隆（右），"抑Ⅰ"；灸神阙，温和灸10分钟。

第十次，针新义（右）、丰隆（左），"抑Ⅰ"；灸关元，温和灸10分钟。

经上述治疗计划轮番使用治疗2个月后，张 ×× 同志的病情已明显好转，睡眠渐趋正常，醒后也可较快地入睡，中午还可睡上半个多小时的午觉，精神大为振奋。1966年5月间，我随朱琏老师赴京时，曾到张 ×× 同志家拜访。张 ×× 同志说："现在工作虽忙些，但睡眠还算比较好的，安眠药已停服了，精神面貌也很好，也乐观多了。"

三、医案3

罐头厂职工沈 ×× 同志经我针灸治疗好膝关节炎后，成了热爱宣传针灸的义务宣传员。其丈夫柴 ×× 同志，因工作繁忙，任务重，压力大，劳累后夜间经常失眠。在妻子的积极鼓励下，柴 ×× 同志也很想试试针灸治疗。白天工作忙，正好柴 ×× 同志是夜间失眠，而针灸讲究掌握时机，便给他进行夜间睡眠前针灸。第一次，我给柴 ×× 同志运用抑制法一型手法针足三里（双）、印堂；灸三阴交（双），温和灸各10分钟。针下产生线条样针感向其脚踝、足背、足趾扩散后，他的心情渐渐平静。艾灸中，他已有睡意，留针时间到，为了不影响他安眠，我轻手轻脚起针，退出其房间，回宿舍休息。次日，柴 ×× 同志说："你的针灸方法与上海的针法不同，有独特之处，下针后，我就很安定，渐渐有了睡意，很神奇！"此后，柴 ×× 同志只要有时间，都要求针灸治疗一下，以缓解大脑神经的过度紧张，使其安静舒适。

四、医案 4

陆 ×× 同志，女，40 岁，因工作繁忙，劳累过度，在 10 多年前已出现睡眠不佳、入睡困难、睡后易醒（稍有声响就醒那种），多梦，常有噩梦出现。安眠药用了不少，效果欠佳。故请我抽空给予针灸治疗试试。

陆 ×× 同志的具体针灸治疗方案及治疗中的主诉情况如下：

第一次，初诊，针足三里（右）、印堂，"抑Ⅰ"。

第二次，针足三里（左）、外关（右），"抑Ⅰ"。

主诉：睡眠已有好转，夜间连续睡三四个小时后，转为间断入睡，易醒、梦多，头晕重、头痛、腹胀闷不适、腰酸痛、腿软乏力、烦躁、喜热饮、咽干。

第三次，针上巨虚（右）、印堂，"抑Ⅰ"。

主诉：睡得好些，噩梦减少。

第四次，针上巨虚（左）、神庭，"抑Ⅰ"。

主诉：头晕头痛减轻，入睡快些、醒后还可以较快入睡，噩梦已不多。

第五次，针环跳（右）、风池（右），"抑Ⅰ"；灸肾俞（双），温和灸各 10 分钟。

主诉：头已轻松多了，夜间可以连续睡 5 个多小时，中午亦可以睡 1 个小时左右。

第六次，针环跳（左）、风池（左），"抑Ⅰ"；灸气海俞（双），温和灸各 10 分钟。

主诉：已无腹胀闷及头晕头痛了，腰腿也有力多了，夜间可以连续睡五六个小时，中午亦可以睡 1 个小时左右。

慢性胃炎医案

1963 年 4 月 16 日晚上，林 ×× 同志慢性胃炎急性发作，我与朱琏老师立即赶去为其诊治。进门后见林 ×× 同志面带痛苦表情，向朱琏老师诉说其病情："老胃病了，经常反复发作，曾多次住院治疗，始终没有彻底解决问题，这次胃痛较厉害，胀痛感还会反射性地向腰背部扩散，伴嗳气、反酸，多发作于午夜1时至2时，每次持续半个多小时，服止痛药，效果欠佳。故劳朱大姐的大驾，前来救助了。"

朱琏老师详细地查阅了林××同志的病历，并进行必要的查体后说："老林呀！从您所谈的病情和医院所做的各种检查，我同意医院的诊断意见，诊断为慢性肥厚性胃炎。现在的问题是你的慢性胃炎可能因某种因素刺激而急性发作，这些因素是多方面的，例如突然受凉、精神刺激、吃硬饭或带刺激性的食物、情绪激动等，都可以诱发上腹部的疼痛或烧灼感，同时，胃酸分泌增加而发生嗳气、反酸等症。"林××同志听后深表赞同。接着，朱琏老师又说："对于消化系统这些病，针灸治疗还是有一定疗效的。再配合中西药对症治疗，可能治疗效果会更理想。"林××同志听后非常乐意接受针灸治疗。

于是，朱琏老师给林××同志运用抑制法一型手法针足三里（双），用缓慢捻进法进针。当林××同志产生线条样针感沿胫前外侧向脚踝、足背及足趾上扩散后，林××同志的上腹部胀痛已开始减轻。随即，我遵照朱琏老师的指示又给林××同志用艾卷灸中脘，温和灸10分钟。在留针期间，每隔10～15分钟朱琏老师要行针1次，让足三里的针感持续维持，巩固已产生的治疗效果，即抑制疼痛的作用。半小时后起针，林××同志起来后，上腹部胀痛已渐消失，深呼吸时亦无嗳气、反酸的症状，连声对朱琏老师表示感谢。朱琏老师接着说："您若愿意做针灸治疗，我可以给您制订一个治疗计划，让韦立富医生每天到您家里来为您免费做针灸治疗。"林××同志立即答道："愿意！愿意！那就有劳你们了！"回到家后，朱琏老师立即熬夜为林××同志制订了一个针灸治疗方案。

第二次，针上巨虚（双）、手三里（左），"抑Ⅰ"；灸建里，温和灸15分钟。

第三次，针肝俞（双）、手三里（右），"抑Ⅰ"；灸脾俞（双），温和灸各10分钟。

第四次，针脾俞（双）、内庭（右），"抑Ⅰ"；灸肾俞（双），温和灸各10分钟。

第五次，针丰隆（双）、外关（左），"抑Ⅰ"；灸梁门（双），温和灸各10分钟。

第六次，针胆俞（双）、外关（右），"抑Ⅰ"；灸气海俞（双），温和灸各10分钟。

我遵照朱琏老师的教导，每天晚上或利用其他业余时间，骑车到林××同志家为其实施针灸计划性治疗。经1周针灸治疗后，林××同志的病情有了很大的好转，胃胀、胃痛及嗳气、反酸症状明显减轻，食欲有所增加，睡眠质量提高，大小便基本正常。朱琏老师听后说："针灸对调节高级中枢神经系统的功能，尤其是对植物神经（自主神经）系统功能，具有双向调节作用，这是有根据的。"

为了巩固和提高针灸已得之疗效，朱琏老师指示我可以按上述针灸治疗方案轮番使用，也可以增加取用下列穴位：曲池、新义、支沟、大杼、膈俞、胃俞、大肠俞、胃仓、三阴交、光明、气海、上脘等。针与灸配合。

我按朱琏老师的针灸治疗方案，每天风雨无阻地前往林 ×× 同志家实施治疗计划。两个多疗程后，林 ×× 同志的病情明显好转，胃痛几乎已消失，精神大为振作，体重也增加了，大家都为之感到高兴。

慢性结肠炎医案

一、医案 1

1964 年 2 月的一天晚饭后，朱琏老师带上我应邀前往李 ×× 同志家，为其诊治多年未愈的慢性结肠炎。朱琏老师听完李 ×× 同志的病情介绍，并详细地查阅了区内外各大医院的各种检查情况，包括三大常规（血、尿、便）、钡剂胃肠道 X 光透视和照片，最后诊断为慢性结肠炎。随即，朱琏老师为李 ×× 同志做了必要的查体，心肺听诊无异常，腹软，脐周轻微压痛，肠蠕动稍活跃，肝脾未触及，四肢及神经系统未见异常，脉细弱，舌质淡红，苔白润。于是对李 ×× 同志说："李 ×× 同志，您多年来清晨腹泻，颜色偏绿，大便内又含有未消化的食物，还是符合区内外医院专家、医生下的慢性结肠炎诊断的。但是服用多种中西药治疗，效果欠佳，原因可能是多方面的。不过我建议您进行一段时间的针灸治疗试试，看效果如何，您认为怎么样？反正针灸治疗按法操作，没有任何毒副作用出现过，比药物安全可靠。"李 ×× 同志听后很高兴，乐意接受针灸治疗。

当即，朱琏老师就在李 ×× 同志的两侧足三里穴下针，用缓慢捻进法进针，当出现线条样针感沿李 ×× 同志的两侧胫前外侧向下扩散至足蹠、足趾后，继续拨动针柄维持针感 2 ～ 3 分钟并留针，并嘱咐我为李 ×× 同志用艾条温和灸法灸天枢（双），各 15 分钟。针灸中，李 ×× 同志感到腹部暖烘烘的，很舒服。起针后，李 ×× 同志还感到腹部温暖舒适。回到家后，朱琏老师立即赶写了一个针灸治疗计划，交给我第二天继续单独出诊，为李 ×× 同志做针灸治疗。

李 ×× 同志的针灸治疗计划如下：

第一次，针上巨虚（双）、印堂，"抑Ⅰ"；灸神阙，温和灸 15 分钟。

第二次，针天枢（双），"抑Ⅰ"；灸关元，温和灸 15 分钟。

第三次，针手三里（左）、足三里（右），"抑Ⅰ"；灸神阙、中脘，温和灸各 15 分钟。

第四次，针手三里（右）、足三里（左），"抑Ⅰ"；灸建里、气海，温和灸各 15 分钟。

第五次，针大横（双），"抑Ⅰ"；灸神阙，温和灸 15 分钟。

上述针灸治疗计划使用过一次后，李 ×× 同志的病情有了很大好转，晨起腹泻现象时有改善，大便时有成形，夹杂未消化食物残渣的绿色粪便已减少，腹胀、腹痛亦减轻了，外出进行检查巡视工作时也方便很多。朱琏老师听到汇报后也感到很高兴，并对下一步的针灸治疗进行指示："除了继续上述的针灸穴位、手法外，还可以取大杼、风门、膏肓、肝俞、脾俞、胃俞、肾俞、大肠俞、命门、阴陵泉、三阴交、丰隆等穴，手法以抑制法二型手法为主，腹部穴位用温和灸，时间在 15 分钟以上为好。它对调整消化系统和植物神经（自主神经）系统功能效果显著。"我遵从师训，李 ×× 同志亦非常配合，凡外出回邕，需行针灸治疗就让秘书电话通知，我即刻登门服务。

二、医案 2

1965 年，董 ×× 同志，因长期紧张的战争生活和严格的军事训练，患上了慢性结肠炎。

经诊断后，运用抑制法二型手法为其针灸足三里、上巨虚、中脘、手三里、外关、天枢、神阙、脾俞、胃俞、肾俞、大肠俞等穴。治疗 10 多次后，病情有明显好转。

胃肠功能紊乱医案

　　1971 年 9 月，朱琏老师带我来到段 ×× 同志家中，为其诊治胃肠功能紊乱症。从段 ×× 夫妇所介绍的病情获知，段 ×× 同志是由于过去革命工作繁重、生活不规律导致的消化系统疾病。至今，经常出现胃部胀满、隐痛、嗳气、泛酸，大便溏烂，次数增多，时而便秘，不能进食生冷及硬性食物及水果。偶伴头晕，脑鸣，步态不稳，有飘飘然状，食欲欠佳。曾经服用多种中西药，效果不理想，有时药物的副作用却很明显，所以不敢多服，特请朱琏老师给予针灸治疗。

　　朱琏老师听了段 ×× 夫妇的病情诉说，又给段 ×× 同志做了简要查体，摸了脉搏，沉细，舌淡红，苔白腻。然后对段 ×× 同志说："段 ×× 同志，您这病，主要是因为长期的革命斗争，在恶劣环境下，您的高级中枢神经系统功能失调所导致的胃肠功能紊乱。这是可以用针灸治疗慢慢调整至正常的。有信心吧？我们共同努力，去战胜它！"段 ×× 同志当即也很有信心和决心。

　　随即朱琏老师给段 ×× 同志运用抑制法二型手法针足三里（双）、印堂，用缓慢捻进法进针。产生良好的针感传至足跗、足趾后，嘱咐我给段 ×× 同志艾灸中脘、神阙穴，温和灸各 15 分钟。起针后，段 ×× 同志感到全身很轻松、舒服，头也不晕了，轻按上腹部亦不觉痛了，很高兴。于是，回家后，朱琏老师为段 ××同志制订了一个针灸治疗计划，交给我利用每天晚上或业余时间骑车登门出诊，为段 ×× 同志做针灸治疗。

　　段 ×× 同志的针灸治疗计划如下：

　　第一次，针手三里（左）、上巨虚（右），"抑Ⅰ"；灸天枢（双），温和灸各 15分钟。

　　第二次，针手三里（右）、上巨虚（左），"抑Ⅰ"；灸建里、气海，温和灸各 15分钟。

　　第三次，针风池（右）、脾俞（双），"抑Ⅰ"；灸肾俞（双），温和灸各 10 分钟。

　　第四次，针风池（左）、胃俞（双），"抑Ⅰ"；灸命门、百会，温和灸各 10 分钟。

　　第五次，针足三里（双）、神庭，"抑Ⅰ"；灸梁门（双），温和灸各 15 分钟。

　　第六次，针肝俞（双）、阳陵泉（右），"抑Ⅰ"；灸脾俞（双），温和灸各 10 分钟。

第七次，针胆俞（双）、阳陵泉（左），"抑Ⅰ"；灸脾俞（双），温和灸各 10 分钟。

第八次，针合谷（左）、公孙（右），"抑Ⅰ"；灸上脘、关元，温和灸各 15 分钟。

第九次，针合谷（右）、公孙（左），"抑Ⅰ"；灸中脘、神阙，温和灸各 15 分钟。

第十次，针天柱（双）、上星，"抑Ⅰ"；灸大杼（双），温和灸各 10 分钟。

以上 10 次为 1 个疗程，一疗程结束后，休诊 3～4 天，第二疗程视病情后再定。如无特殊情况，也可重复使用 1～2 次。

经过上述 2 个疗程的针灸治疗后，段 ×× 同志的病情已有较大改善。随后的针灸治疗，有时隔天针灸治疗一次。前后经过五六个疗程的针灸治疗后，段 ×× 同志的病情已有了很大好转，头晕，脑鸣，步态不稳，上腹部胀满、隐痛，时而便溏、腹泻，时而便秘等症状已经大大减轻。有时已有成形条便解出，食欲亦有所增加，面色和精神状况也大为改观，体重也较原来增加了。

急性肠炎医案

焦 ××，1969 年 5 月 15 日出差，坐飞机往返宁明和南宁，20 时回到南宁宿舍，连续拉稀烂黏液便 3 次，白天在宁明时已拉了 2 次，伴见低热、疲乏，脉象浮速无力等症状。

化验血象：白细胞总数 8550 个 /mm^3（5 月 13 日测是 6650 个 /mm^3），中性粒细胞百分比 76%（5 月 13 日测是 57%），淋巴细胞百分比 24%（5 月 13 日测是 41%），显然是炎症初期。

针灸治疗：既要提高免疫力、抗炎，也要兼顾心脏、注意心率的调整，同时配合药物治疗本病。

当时的取穴及手法等内容抄录如下：

第一次（1969-05-15 夜），针足三里（右），"抑Ⅰ"；曲池透少海（左），"抑Ⅱ"，要求感觉放散；灸神阙、天枢（双），温和灸各 20 分钟。

第二次（1969-05-16 下午），针足三里（左），"抑Ⅰ"；曲池透少海（右）、新设（右），"抑Ⅱ"，要求感觉放散；四肢点穴按摩。

当日上午已腹泻 6 次，针后回去仍腹泻 5 次。

第三次（1969-05-16 夜），先灸神阙、天枢（双），温和灸各 30 分钟；针天枢（双），"抑Ⅰ"，留针 2 个小时；灸神阙、足三里（双），温和灸各 30 分钟。

第四次（1969-05-17 夜），针外陵（双），"抑Ⅰ"；曲池透少海（左），"抑Ⅱ"，要求感觉放散；灸神阙，温和灸 50 分钟；灸水分，温和灸 30 分钟。

白天仍腹泻 4 次。

第五次（1969-05-18 夜），针上巨虚（双），"抑Ⅰ"；曲池透少海（右），"抑Ⅱ"，要求感觉放散；灸中极，温和灸 20 分钟；灸大肠俞（双），温和灸各 15 分钟。

白天腹泻 2 次。

第六次（1969-05-19），针条口（双），"抑Ⅰ"，要求感觉放散；灸关元，温和灸 15 分钟。

白天仍便 2 次，质软。

第七次（1969-05-20），针足三里（双）、手三里（双），"抑Ⅰ"，左右交叉分两次针，要求感觉放散；分别配合以下灸法，这样患者不紧张：灸三阴交（双），温和灸各 15 分钟；灸中脘，温和灸 20 分钟。

白天软烂便 1 次，质软，但胃肠胀气剧烈，满腹肠鸣音，排尿量少，予停用小檗碱、酵母等药物。

第八次（1969-05-21），针肾俞（双），"抑Ⅰ"；指针前顶、百会、后顶、白环俞（双）、长强，各 3 分钟；三阴交（右），"抑Ⅱ"，要求感觉放散。

白天软烂便 1 次，质软，但胃肠不适、尿量少、尿频数情况仍存在。针前患者因胃体下垂胃部振水音明显，坐着左右摇动躯体都可听到胃内水声，可能是因为腹压降低之故，而且甚觉不适。起针后，患者立即大量排气，小便通畅，胃肠症状消失。

第九次（1969-05-22），针环跳（右），"抑Ⅰ"；三阴交（左），"抑Ⅱ"，要求感觉放散；灸地机（双）、大肠俞（双），温和灸各 10 分钟。

白天软烂便 1 次，质软，已无胃肠不适。

第十次（1969-05-23），针环跳（左），"抑Ⅰ"，要求感觉放散；灸气海俞（双），温和灸各 10 分钟。

大便已正常。

第十一次（1969-05-24），针足三里（双），"抑Ⅰ"，要求感觉放散；灸关元、曲池（双），温和灸各 10 分钟。

继续巩固。本日下午，患者自觉无任何不适，又因公出差去了。

膝关节炎医案

一、医案 1

1962 年在给甘××同志针灸治疗期间，甘××同志的夫人田×同志，因战争年代行军走路多，患上膝关节病，也要请朱琏老师为其做针灸治疗。

朱琏老师为其检查后，运用抑制法二型手法针其足三里穴，由我艾灸膝眼穴。随后，再针灸梁丘、血海、阳陵泉、阴陵泉、曲泉、阴市、鹤顶、犊鼻、上巨虚、内膝眼等穴。针灸几次后，田×同志的膝关节病已大为好转，行走及上下台阶亦方便自如了。

二、医案 2

罐头厂职工，沈××，女，40 岁，上海人。因工作环境多为流水作业，潮湿、炎热，加之经常为了赶任务而加班加点，从而患上膝关节炎，局部肿胀疼痛。回到家，上海人的好习惯是讲卫生、爱干净，屋内的木地板每天都要抹得一尘不染。有时擦地板要跪在地上干活，这让她的关节炎痛上加痛。服药、外擦效果欠佳。

正值我受朱琏老师委派进驻该厂医务室，便运用抑制法二型手法，选用足三里穴、梁丘、血海、阳陵泉、阴陵泉、鹤顶、犊鼻、上巨虚、内膝眼等穴为其进行针灸治疗。经针灸治疗几次后，其膝关节痛已大为减轻。

急性淋巴结炎医案

患者焦××，于 1969 年 10 月 23 日，左脚踇趾与第二足趾之间被磨伤后感染，导致淋巴结炎。当时的症状是足趾间破溃流清稀样脓液，左脚背到内踝以上 5 寸出现明显的红肿疼痛，脚跟痛，左侧腹股沟淋巴结肿大如鸭蛋，疼痛向大腿放散。因患者合并高血压心脏病，白天及夜间时有发作性的心前区闷痛，5～6 次 / 天，每次痛时服用硝酸甘油才缓解。

患者心电图检查正常，体温正常，血化验：白细胞总数 10900 个 /mm^3，中性粒细胞百分比 75%，淋巴细胞百分比 25%。患者有高血压心脏病，测血压 140/100 mmHg。

治疗方案：肌注青霉素，针灸，局部外涂药物综合治疗。

以下是我抄录的针灸治疗记录：

第一次（1969-10-23 夜），针梁丘（左）、阳陵泉（左）、环跳（左），"抑Ⅰ"，要求感觉放散到脚部。

当天症状已有减轻。

第二次（1969-10-24），针曲池透少海（左）、足三里（左）、三阴交（右），"抑Ⅰ"，要求感觉放散。

第三次（1969-10-25），针曲池透少海（右）、三阴交（左），"抑Ⅰ"，要求感觉放散。

淋巴结炎症已全消，足趾间流脓创口已收敛，改敷黄碘。

第四次（1969-10-26），针上巨虚（双）、支沟透间使（左），"抑Ⅰ"，要求感觉放散。

第五次（1969-10-27），针条口（双）、支沟透间使（右），"抑Ⅰ"，要求感觉放散。

治疗后心律失常情况已基本改善。

本病虽来势较凶猛，但在第一次针灸后，淋巴结肿痛已有明显减轻。当时是以环跳为主穴，梁丘和阳陵泉为配穴。

血栓闭塞性脉管炎医案

患者李×，女，37岁。1974年9月13日初诊。

主诉：右足红肿疼痛已3个多月。

现病史：患者于6月间发现右足红肿疼痛、行走困难，需要走走停停，夜间痛甚，可见足背有瘀肿，于4天前住进医院。

检查：神清，表情痛苦，右足踝关节以下红肿压痛，尤以足背前外侧显著。

诊断：血栓闭塞性脉管炎。

治疗：

第一次，针足三里（右），"抑Ⅰ"；灸丘墟（右），温和灸10分钟。

第二次，针阳陵泉（右），"抑Ⅰ"；灸三阴交（右），温和灸10分钟。

主诉：昨日针灸后足痛减轻些，半夜无大痛。

第三次，针环跳（右）、太冲（右），"抑Ⅰ"；灸解溪（右），温和灸10分钟。

主诉：今天行走较轻松，足痛减轻了许多。

第四次，针丰隆（右）、血海（右），"抑Ⅰ"；灸地五会（右），温和灸10分钟。

主诉：右足背瘀痛已大为减轻，重压仍有些痛，夜间无剧痛出现。

第五次，针三阴交（右）、足临泣（右），"抑Ⅰ"；灸陷谷（右）、公孙（右），温和灸各10分钟。

连续5天治疗后，患者右足红肿已消，疼痛大为减轻，已可步行外出。后至宣武医院请石晶华大夫开了几服中药，准备出院带回家用。

慢性胃炎兼失眠医案

一、医案1

1962年冬，黄×同志从桂林来南宁参加工作会议。一天晚上专程到朱琏老师家拜访，并请朱琏老师为其诊治胃病和睡眠不佳等病症。朱琏老师经详细了解病情，并进行必要的检查后，诊断其患了慢性胃炎，久病后又因工作紧张、劳累而引起睡眠不佳，神经失调。可以用针灸慢慢地将高级中枢神经系统功能调整至正常。

于是，朱琏老师立即为黄 × 同志制订了几天的针灸治疗计划：

第一次，针足三里（双）、印堂，"抑Ⅱ"；灸中脘，温和灸 15 分钟。

第二次，针手三里（左）、上巨虚（右），"抑Ⅱ"；灸建里，温和灸 10 分钟。

第三次，针手三里（右）、上巨虚（左），"抑Ⅱ"；灸上脘，温和灸 10 分钟。

第四次，针脾俞（双）、陷谷（右），"抑Ⅱ"；灸肾俞（双），温和灸各 10 分钟。

第五次，针胃俞（双）、陷谷（左），"抑Ⅱ"；灸气海俞（双），温和灸各 10 分钟。

第二日，此计划交至南宁市针灸门诊部，由我去具体执行。我接到朱琏老师为黄 × 同志制订的针灸治疗计划，当天晚上即刻骑自行车前往黄 × 同志住处为其进行针灸治疗。在与黄 × 同志交谈中得知，1961 年冬，朱琏老师曾被邀至桂林举办过两期针灸训练班。那时，黄 × 同志曾请朱琏老师为其做过针灸治疗，当时便体会过朱琏老师独特的针灸手法，且效果很好。所以这次有机会出差来南宁，也不能失去机会，来开会几天，就争取能多针灸几次，并说："这也是一种有益的享受呀！"

经针灸治疗后，黄 × 同志的胃病有很大的好转，嗳气、泛酸的现象减轻，上腹部疼痛亦大为减轻，食欲有所增加，睡眠亦好转多了。但是，朱琏老师还是要他尽可能劳逸结合，适当增加营养，配合针灸治疗，继续增强与提升体内神经系统，尤其是高级中枢神经系统的调节机能和抵抗力，这样病就能彻底好起来。

二、医案 2

罐头厂职工黄 ××，女，24 岁。因工作繁忙，经常加班赶任务，而不能按时进餐，后来患上慢性胃炎，经常出现上腹部不适、嗳气、泛酸等现象，甚至影响睡眠，服药未能控制。

第一次接受针灸治疗，运用抑制法一型手法针足三里（双）；灸中脘，温和灸 15 分钟后，当即感到上腹部很舒服。此后，每天来针灸治疗 1 次，3 ～ 4 次后，胃部疼痛不适已基本消失，嗳气、泛酸现象亦基本消失。

神经性头痛医案

1963 年 3 月下旬，范 ×× 同志，患神经性头痛已 3 天，经医院医生给服止痛药后，效果欠佳，遂请朱琏老师诊治。3 月 23 日晚饭后，朱琏老师带上我和王登旗到范 ×× 同志家为其诊治。朱琏老师详细了解病情，并查看医院医生书写的病历、各种化验检查结果及处方等情况后，进行手诊，指按其太阳、风池等穴有明显压痛，于是初步诊断为神经性头痛。

朱琏老师当即给范 ×× 同志运用抑制法一型手法针风池（右）、外关（左），缓慢捻进法进针。当风池穴的针感向枕、头顶、额、颞、颈项扩散后，范 ×× 同志的头痛已开始减轻了。留针中，朱琏老师嘱咐我给范 ×× 同志用艾条温和灸足三里（右）10 分钟，且每隔 10 分钟行针 1 次。30 分钟后，范 ×× 同志的头痛已基本消失。起针后，范 ×× 同志很高兴，情绪高涨，连连夸道："针灸很神奇，朱大姐的手法了不得啊！"

第二天，朱琏老师继续给范 ×× 同志运用抑制法一型手法针风池（左）、外关（右）、神庭，嘱咐我给范 ×× 同志用艾卷温和灸悬钟（左）10 分钟。针灸后头痛已基本消失。

第三天，为了巩固疗效，提高范 ×× 同志身体的抵抗力，增加一些"补体"，即血清抵抗病菌的能力，给范 ×× 同志针足三里（双），用缓慢捻进法进针。进针后分"天""地""人"三层出现针感，即浅层出现皮肤感觉，针刺穴位局部或附近出现丝状、不规则的细条，网状隐约地向远端扩散，这是"天"部；稍候 1～2 分钟，将针深入至中层，当针尖接触到腓浅神经，出现线条样感觉向踝部（外踝）扩散时，针至"人"部；这时医者的手不离针，继续虚捻、拨针，让针感持续出现 20～30 秒钟，再将针向下深入至"地"部，即出现刺激至腓深神经的感觉，足背、足趾，甚至小腿也出现酸胀感觉。留针 20 分钟，起针时，还可再现这"三层"针感，这有助于他体内"补体"增加，提高他的抵抗力，即免疫能力。此后，每遇到体质虚弱的患者或久病体弱的人，我们有机会亦采用朱琏老师的"天""地""人"三层针法，都收到了较好的效果。

失眠伴心律失常医案

1963 年 5 月中旬，陈 × 同志，因长期工作紧张、劳累出现睡眠不佳，偶尔伴有心律失常，遂请朱琏老师诊治。某一天晚饭后，朱琏老师带上我直奔陈 × 同志家，陈 × 同志热情接待说："朱大姐，您很忙，白天开会、办公，晚上休息时间还劳烦您上门为我诊治，不好意思。"朱琏老师答："看病、治病是我们的分内事，能为您服务，也是我们的光荣呀！"随即翻阅了陈 × 同志在大医院诊治检查的病历记录和用药情况后，又给陈 × 同志听了心肺，切了脉，看了舌苔后说："您的病与您长期紧张的工作状态有关，过度劳累致中枢神经系统调节功能欠协调而失眠，伴有心悸、早搏，可以用针灸治疗慢慢调整至正常，但要坚持一段时间的啊，能做到吗？"陈 × 同志表示："有信心，有决心，尽量照办！"

于是，朱琏老师给陈 × 同志运用抑制法一型手法针足三里（右）、针曲池透少海（左），用缓慢捻进法进针。进针后分"天""地""人"三层出现针感，即桡神经、正中神经和尺神经分别出现针感于前臂的桡侧、正中线和尺侧。此法对于治疗心悸、心律不齐和心脏病有效。留针中，朱琏老师嘱咐我为陈 × 同志灸三阴交（双），温和灸各 10 分钟。起针后，陈 × 同志感觉很舒服，早搏也很少出现了。

从陈 × 同志家做完针灸治疗回到家后，朱琏老师连夜为陈 × 同志的病写好针灸治疗计划，自第二天开始，交由我利用每晚业余时间为陈 × 同志做针灸治疗。

第一次，针曲池透少海（右）、足三里（左），"抑Ⅰ"；灸神阙，温和灸 10 分钟。

第二次，针外关（左）、太冲（右）、印堂，"抑Ⅰ"；灸关元，温和灸 10 分钟。

第三次，针外关（右）、太冲（左）、神庭，"抑Ⅰ"；灸气海，温和灸 10 分钟。

第四次，针大杼（双）、百会，"抑Ⅰ"；灸附分（双），温和灸各 10 分钟。

第五次，针风池（双），"抑Ⅰ"；灸风门，温和灸 10 分钟。

经上述治疗后，陈 × 同志的睡眠已大有改善，入睡较前快些了，醒后亦较易入睡，心慌、心悸、早搏现象已较少出现。有时一两天内偶有一两次早搏出现。按朱琏老师的指示，在针灸治疗中，可参照上述计划，适当加取肩井、天柱、新设、悬钟、支沟、神门、通里、阳陵泉、环跳、膏肓、中脘、气海、肾俞、命门等穴。经针灸治疗约半个月，病症基本好了。

腰痛医案

一、急性腰扭伤医案

1965 年年初的一天，郑 ×× 同志弯腰搬重物时，不慎闪伤腰部，引起腰腿牵扯样疼痛，行走困难。于是电话请求朱琏老师帮助治疗其腰腿痛。因当时朱琏老师忙于处理其他事务，不能立即前往，只好让我先前往郑 ×× 同志家为其诊治。

我到达后先为郑 ×× 同志做了必要的检查，发现其腰部第 4 椎、第 5 椎及其右侧椎旁有明显压痛，右侧委中、承山等穴处亦有轻压痛，其右腿直腿抬高试验（+），初步诊断：①急性腰扭伤；②腰椎间盘突出症（待排）。

于是我即刻给郑 ×× 同志运用抑制法一型手法针环跳（右），用缓慢捻进法进针。当针深入至 3 寸时，郑 ×× 同志出现触电样针感沿着股后外侧向右脚踝、足趾上扩散时，可见其右腿抽动了一下。这时，我抓紧时机，将针柄在原地拨动，使其针感维持时间稍长一些，当触电样针感反复出现 3 次后，留针并给予艾条灸大肠俞（双），温和灸各 10 分钟。灸后又行针 2 次，均可出现先前的针感。前后约半小时才起针。这时，郑 ×× 同志已可自行缓慢起床下地行走，说腰腿痛已减轻了很多。为了巩固和提高已取得的疗效，我遵照朱琏老师的教导，第二天又给郑 ×× 同志运用抑制法一型手法针秩边（右），下针后，亦有触电样针感向右足跟、足底扩散；灸关元俞（双），温和灸各 10 分钟。经上述 2 次针灸治疗后，郑 ×× 同志的右侧腰腿痛已基本消失了。为巩固疗效，第三次给郑 ×× 同志运用抑制法一型手法针大肠俞（双）、委中（右）；灸气海俞（双），温和灸各 10 分钟。

经上述 3 次针灸治疗后，郑 ×× 同志的急性腰扭伤已告痊愈。

二、腰椎间盘突出症医案

1965 年 6 月间，梁 ×× 同志，因腰腿痛已 3 年多，行动艰难，电话约请朱琏老师设法为其诊治。因当时朱琏老师要参加重要会议，无法脱身前往，特指派我前往。在梁 ×× 同志的病情介绍中获知：梁 ×× 同志在 10 多年前的行军打仗中，曾有腰部外伤史，近三四年来，因弯腰搬重物出现过反复扭伤、闪伤腰部的情况，引起右侧腰腿痛并逐日加重。经大医院 X 射线片检查后，诊断为腰椎间盘突出症、腰椎骨质增生。治疗上，只内服些临时止痛药，外擦云香精、正骨水或外贴黑药膏，效果不理想，所以才想请朱琏老师来诊治。来诊时已发展至行走艰难，外出散步行走不了几步（最多十来步路），就要蹲下来，或带上一个小板凳坐下来停留一两分钟，再站起来行走几步，极其痛苦。

我听完梁 ×× 同志的病情介绍，又看了梁 ×× 同志在医院拍的腰骶部 X 射线片，可见梁 ×× 同志的脊柱已呈 S 形侧弯，L2 至 L5 椎体边缘骨质增生变尖，L3/4、L4/5、L5/S1 椎间盘变窄且向右后突出。检查指压时 L2 至 L5 棘突及其右侧椎旁有明显压痛，右侧坐骨神经路径上也有明显压痛，右侧直腿抬高试验阳性。于是对梁 ×× 同志说："同意医院专家、教授们的诊断，腰椎间盘脱出压迫了脊神经根引起的腰腿痛，加之局部无菌性炎症、水肿的刺激，所以您的腰腿牵扯样疼痛越来越厉害，您在大医院已用了多种药物治疗，疗效欠满意，我们今天用中医针灸给您试试，看疗效如何，怎么样？"梁 ×× 同志表示同意。

我当即给梁 ×× 同志运用抑制法一型手法针环跳（右），用缓慢捻进针法进针。很快线条样、触电样针感就由梁 ×× 同志的右臀部沿股外后侧向足跟、足趾上扩散，呈一阵一阵波浪式地向下扩散，很舒服。接着，我又给梁 ×× 同志用艾条温和灸肾俞（双）各 10 分钟。在留针中，每隔 10 分钟行针一次。起针后，梁 ×× 同志感到腰腿痛已减轻，全身顿觉轻松了很多。

回到单位后，我及时写好梁 ×× 同志的病历，给朱琏老师审阅修改。朱琏老师听了我的汇报并看完梁 ×× 同志的病历后，对我说："我们不少老干部都是从战争年代艰苦走过来的，至今仍带病坚持工作，实在是不容易呀！我们要千方百计为他们解除疾病的痛苦，让他们能够健康高效地为社会主义建设多做贡献。现在，我先拟一个针灸治疗计划，给你为梁 ×× 同志做针灸治疗时做参考，临时有病情变化，你可灵活运用。"

朱琏老师为梁 ×× 同志制订的针灸治疗计划：

第一次，针秩边（右），"抑Ⅰ"；灸气海俞（双），温和灸各 10 分钟。

第二次，针肾俞（双）、委中（右），"抑Ⅰ"；灸腰阳关，温和灸 10 分钟。

第三次，针气海俞（双）、合阳（右），"抑Ⅰ"；灸大肠俞（双），温和灸各 10

分钟。

第四次，针大肠俞（双）、承山（右），"抑Ⅰ"；灸命门，温和灸10分钟。

第五次，针关元俞（双）、环跳（右），"抑Ⅰ"；灸气海俞（双），温和灸各10分钟。

第六次，针肾俞（双）、昆仑（右），"抑Ⅰ"；灸腰阳关，温和灸10分钟。

休诊3天。

以上治疗计划，可以轮番使用1～2遍，如病情变化，可随机灵活增减使用。

我遵照朱琏老师所制订的上述针灸治疗计划，为梁××同志反复治疗2个多月后，梁××同志的腰腿痛已大为减轻，外出行走已不需要带小板凳走走停停，行走方便多了。

三、产后劳损腰痛

1965年7月15日，朱琏老师为桂林的蓝××同志诊治产后劳损腰痛。针灸治疗方案详见下方所附书信。

蓝××同志：

冯××同志在南宁开会返去的前一天，曾亲自到我处，把你回去后经医院检查的结果，详细叙述了，要我为你制订针灸治疗计划。这还是十天前的事了，我未能及时办理，歉甚！

根据我曾为你诊治所得的情况和冯××同志此次所谈的检查结果分析，目前我认为你的腰痛属于腰肌痛。其原因可能还是由于初产时产后劳损所致的后遗症，不是什么慢性肾疾患和妇科疾患所表现出来的症状。而此种后遗的腰痛，之后又与神经症相互牵引起来，故每当工作疲劳、睡眠欠佳、发生头痛时，又易诱发腰痛。

我为你制订的针灸治疗计划分为两组：一组的目的放在针对上述病症及其日常的预防保健上；另一组是针对疼痛发作时的对症治疗。请你转给中医院陈德麟医生参考，请他结合按摩、药熨等疗法进行治疗。

1. 针对病症的日常保健

第一次（第一天），针足三里（右）、曲池（左），"抑Ⅱ"，患者取仰卧位；灸大杼（双），温和灸各10分钟。灸完起针。

第二次（第二天），针足三里（左）、曲池（右），"抑Ⅱ"，患者取仰卧位；灸大肠俞（双），温和灸各 10 分钟。灸完起针。

第三次（休诊 3 天，第六天），针上巨虚（双），"抑Ⅱ"，患者取侧卧位；灸气海俞（双），温和灸各 10 分钟。灸完起针。

第四次（休诊 3 天，第十天），针大杼（双），"抑Ⅱ"，患者取俯卧位或坐位；灸风门（双），温和灸各 10 分钟。灸完起针。

第五次（休诊 1 天，第十二天），灸三焦俞（双）、腰阳关、命门，温和灸各 10 分钟。

第六次（休诊 3 天，第十六天），针阳陵泉（左）、四渎（右），"抑Ⅱ"，患者取仰卧位；灸三阴交（双），温和灸各 10 分钟。灸完起针。

第七次（第十七天），针阳陵泉（右）、四渎（左），"抑Ⅱ"，患者取仰卧位；灸阴陵泉（双），温和灸各 10 分钟。灸完起针。

第八次（休诊 2 天，第二十天），针肩井（双），"抑Ⅱ"，患者取仰卧位；灸水泉（双），温和灸各 10 分钟。灸完起针。

第九次（休诊 5 天，第二十六天），针梁丘（双），"抑Ⅱ"，患者取仰卧位；灸鹤顶（双）、天井（双），温和灸各 10 分钟。灸完起针。

第十次（休诊 3 天，第三十天），针附分（双），"抑Ⅱ"，患者取俯卧位；灸小肠俞（双），温和灸各 10 分钟。灸完起针。

说明：

① 此为 1 个月所用穴位，1 个月治疗结束后，休息半个月左右，再轮番用 1 个月，或者根据劳逸结合，旧病无明显复发时，1 个月内针灸 4 次就可以了。即月初 2 次，按上述第一天、第二天计划进行；月中 2 次，按上述第十六、第十七天计划进行。

② 针法采用抑制法二型手法，均用缓慢捻进法进针，感觉由轻微渐达舒松放散。

③ 起针均用平稳拔出法，均在无压重感时起针。

④ 灸法，均用艾卷灸的温和灸法，每次每穴灸 10 分钟左右。

2. 针对疼痛发作时的对症治疗

① 头痛、腰痛同时出现时，无论针或者灸均以抑制法一型手法，甚至可以用

安全留针法。

　　主穴：新建、太阳、上髎、环跳、委中。

　　配穴：神门、合谷、大肠俞、中髎、秩边、行间。

　　② 头痛超过腰痛或单独头痛时，以新建、太阳、印堂为主穴。或可先针一侧的足三里或一侧的合谷，以抑制法一型手法，如能止痛，则其他穴可分几天用于巩固疗效。

　　③ 如腰痛超过头痛或单纯腰痛时，以环跳、大肠俞（或其他特效穴）为主穴。

　　以上所写的计划，不知写得清楚否？如写得不清楚，或目前不需用针灸治疗以及若用此计划治疗后情况如何，均请（你或陈医生）有暇来信见告。即此

敬礼！

朱琏

1975 年 7 月 15 日

偏头痛医案

　　1969 年 6 月 2 日至 7 月 12 日，朱琏老师应空七军领导的邀请，委派我到南宁吴圩机场飞行员场站基地，为飞行员举办针灸学习班，同时还要为飞行员和场站内其他地勤干部、职工防病治病。中途由朱琏老师定期抽空前去指导。在这期间，她也为军区官兵和群众诊治疾病。

　　高 ×× 同志就是其中一员，他因长期高强度及紧张的工作状态，患有严重的偏头痛。据他诉说："有时候在高速飞行中会突发偏头痛，那真是要命得很呀！既要准确操纵飞机做复杂的飞行机动，又要集中注意力收听地面指挥人员的命令，还要注意观察空中的敌情，而偏偏此时脑袋又有一边痛得不可开交，像要炸裂开来一般，真恨不得对着疼痛的这边脑袋狠狠地揍几拳！"我听了高 ×× 同志对其病情的诉说，凭经验针灸治疗偏头痛的确是有效的，但对其在空中突发偏头痛的处理，只有运用朱琏老师首创的安全留针法进行处理，可彻底预防和治疗。也就是说我要

在高 ×× 同志的太阳穴处做安全留针，这样在飞机飞入高空时也不会出现偏头痛。当时旁边的马 ×× 同志和陈 ×× 同志一听，吓得连忙摇手说："不行！不行！太阳穴带着一根针飞行怎么可以呢？一旦失控，到时候想拔出来都来不及，不连人带针跟着飞机一同栽倒下来才怪呢！更何况我们的飞行员是用金子堆起来的，很重要，在空中如遇到不测，宁可丢掉飞机也要保住人！身上带一根针，会不会对他开飞机有妨碍也不好说，还是不做留针为好。"我感到自己一时说服不了他们，只好将此事向朱琏老师汇报。朱琏老师听后很肯定地说："所谓安全留针，就是很安全的嘛，请他们放心好了！1955 年，我在北京医院就是用安全留针方法治好了林 ×× 同志术后导致的顽固性膈肌痉挛。"

我将朱琏老师的意见向飞行大队的领导和航医做了详细说明，并征得他们同意后，先给高 ×× 同志在太阳穴留针一夜，以试其是否适应。这一夜，高 ×× 同志倒是睡得十分的沉稳，似乎连梦也没有做过，比平时安稳得多。我于是决定对他实施留针飞行。早上由我给高 ×× 同志在右侧太阳穴做好严格消毒后，再将一长度为 1 cm 的图钉形安全留针刺入穴位内。产生应有的针感后，用消毒的纱布、胶布仔细封粘好，外表看不出任何不便，高 ×× 同志也感觉不出任何不便。

随即大家乘车前往机场指挥塔，高 ×× 同志就这样，右侧太阳穴带着一枚安全留针，驾驶战斗机连续做了 3 次起飞降落、大幅度回旋、翻滚及高低冲击，精神状态一直很好，偏头痛没有发作过。整个训练飞行过程为 2 个多小时，高 ×× 同志共完成了五六个科目。一切均顺利良好，大家都为之高兴。

左侧枕骨神经痛医案

患者焦 ××，主要症状为左侧枕骨下缘阵发性剧烈疼痛，疼痛向耳后及头顶部放散，有时感到有一条手指粗的血管向上冲抽，伴有恶心、畏光、心悸、胸闷等症状。患者还有航空气压性泪囊炎、鼻炎、咽炎、中耳炎，均以左侧为重，可能是本病发生的诱因，有时血压升至 160/110 mmHg。

本病发生于 1970 年 7 月 22 日，患者由桂林乘小型飞机返回南宁，因为天气不好，中途遇到气流，飞行时间延长了 1 倍多，花了 3 个多小时才抵达南宁。在桂林的那几天中，脑力及体力均透支，加上气候不佳，常感觉周身不适、头痛、头重。7 月 21 日清晨 5 时，曾发生恶心呕吐，吐出清水约 200 mL，自行休息后好转，自己估计是夜间出虚汗后受凉所致。下午 4 时左右出现轻微胸闷不适，会后请桂林空军医院的医生针刺足三里、内关后好转。

朱琏老师诊察患者后认为，此次针灸治疗的目标，重点应放在降低血压和控制枕神经痛。治疗的标准：枕神经痛完全停止，鼻、咽及中耳炎症消失，泪囊恢复正常。

以下是病历记载的抄录：

1970-07-22，中午，针肩井（双），"抑Ⅰ"，入针近 1 寸半，感觉放散到肩胛部及枕后，出现感觉后疼痛减轻到消失；灸大杼（双）各 15 分钟。

主诉：当日晚饭后枕神经痛剧烈发作一次。

1970-07-23，主诉：晚上 8 时左右，在开会中剧烈发作，来治。

针新设（左），"抑Ⅰ"，入针 1 寸半，感觉达耳后并上下放散。留针 15 分钟左右疼痛止住了，出针，另用 2 分长的针做安全留针，计划留 24 小时。

患者又匆匆去开会了。晚上 11 时左右，散会了又过来，因咽喉痛，擤鼻时左眼流泪，左耳内有胀痛感。

针对以上情况，又针合谷（右），"抑Ⅰ"，入针 1 寸，感觉放散到手掌和手指；针四白（左），"抑Ⅱ"，入针 5 分，感觉达到颊部与鼻侧。

1970-07-24，晚上 7 时左右来诊，主诉：上午开会至 10 时 30 分时，疼痛发作一次，下午 2 时开会又痛一次，晚饭后 6 时左右痛第三次。今天疼痛不算剧烈，痛的时间仅几分钟，一次比一次轻。安全留针很舒服，胸口不适感已没有，左眼已不流泪，左耳内仍有发胀感。

针足三里（右），"抑Ⅰ"，入针 1 寸半，感觉先后放散到大腿、踝关节、脚背、后跟及足趾；新设穴安全留针予起针。

针后测血压为 132/90 mmHg，鼻黏膜红肿消退，中耳部充血基本消退，泪囊红肿消退。

1970-07-25，晚饭后针灸前后测血压均为 132/94 mmHg，主诉：今日枕部未见疼痛，左颞部有轻微疼痛，精神舒畅。

针足三里（左），"抑Ⅰ"，入针同前；针印堂，"抑Ⅱ"，向下斜刺入针半寸，感觉放散到鼻腔。

1970-07-26，晚上 8 时左右，与军医同来。针灸前患者脸色稍白，眼圈稍发青，心率缓慢不整，58 次 / 分，频发早搏 2 ～ 4 次 / 分，之前有 2 次恶心、头晕目眩，自行指针点按足三里，症状已减轻，血压 124/90 mmHg，左侧枕神经痛，晚上 7 时左右开始发作，来时更为频繁和加重，甚为剧烈。当即针刺新设穴，下针出现感觉时，左枕部疼痛立止，其他症状亦随之消失。具体为：

针新设（左），"抑Ⅰ"，入针 1 寸半，感觉放散到肩、枕、耳后颞部，留针 50 分钟；针环跳（左），"抑Ⅰ"，入针 3 寸，感觉放散到脚趾，留针 30 分钟。

针后测血压为 132/92 mmHg。

1970-07-27，晚上 7 时，主诉：今日情况良好，左枕部仅轻微疼痛 3 次，每次大概持续几秒钟。

针环跳（右），"抑Ⅰ"，入针 4 寸，感觉放散到足趾，留针 30 分钟；针肩中俞（左），"抑Ⅰ"，入针 1 寸半，向中内斜刺，感觉放散到肩、颈部外下方，留针 30 分钟。

1970-07-28，下午 5 时左右，主诉：今日上午、下午均开会，左枕部未见疼痛发作，精神好。

针上巨虚（双），"抑Ⅰ"，入针 1 寸半，感觉放散到脚面；灸中极，温和灸 15 分钟。

针前血压 140/100 mmHg，针后血压 130/90 mmHg。

1970-07-29，晚上 8 时，主诉：上下午均比较忙，左枕部未见疼痛。

针条口（双），"抑Ⅰ"，入针 1 寸许，感觉放散到脚部，留针 30 分钟。

1970-07-30，晚饭后，做了耳、鼻、咽部的检查，左侧中耳部前下房处仍稍有充血，血压 130/100 mmHg。主诉：今日疼痛未见发作。

针大杼（双），"抑Ⅰ"，入针 1 寸半，感觉向上下及肩部放散，留针 30 分钟。

自此，总共经过 9 天的针灸治疗，基本达到了原定的治疗要求。

梅尼埃病医案

1964 年 6 月，朱琏老师为远在北京的患者江 ×× 做针灸治疗计划。

患者江 ××，男，12 岁。主诉：反复眩晕发作 1 个月，时有加重，伴见恶心欲吐，无四肢抽搐、无意识障碍。

印象诊断：梅尼埃病。

具体针灸治疗计划（针为毫针，灸为艾卷灸）：

1. 发病时及发病后，10 天内的针灸治疗

第一次（即发病时），针足三里（双），"抑Ⅱ"，患者取仰卧位；灸中脘，温和灸 10 分钟；灸神门（双），温和灸各 3 分钟。灸完起针。

第二次（发病后 4 小时或第二天），针新设（左），"抑Ⅱ"，患者右侧卧位；灸大椎，温和灸 5 分钟；灸命门，温和灸 10 分钟。灸完起针。

第三次（一般为第三天），针新设（右），"抑Ⅱ"，患者左侧卧位；灸大肠俞（双），温和灸各 10 分钟。灸完起针。

第四次，针曲池（左），"抑Ⅱ"，患者仰卧或坐位均可；针听宫（双），"兴Ⅱ"，要求入针后要有感觉、并向周边扩散。时间为 5 ～ 6 分钟，先针完听宫再起曲池的针。

第五次，针曲池（右），"抑Ⅱ"，患者仰卧或坐位均可；针耳门（双），"兴Ⅱ"，要求入针后要有感觉、并向周边扩散。时间为 5 ～ 6 分钟，先针完耳门再起曲池的针。

第六次，针悬钟（双），"抑Ⅱ"，患者取仰卧位；灸神阙，温和灸 10 分钟。灸完起针。

第七次（第五日后可隔天针 1 次），针间使（双），"抑Ⅱ"，患者取坐位；灸命门，雀啄灸 20 下；灸行间（双），温和灸各 5 分钟。灸完起针。

2. 发病先兆时的治疗

第一次（即第一天），针足三里（右）、曲池（左），"抑Ⅱ"，患者取仰卧位；灸中脘，温和灸 10 分钟。灸完起针。

第二次，针足三里（左）、曲池（右），"抑Ⅱ"，患者取仰卧位；灸神阙，温和灸 10 分钟。灸完起针。

第三次，针新设（双），"抑Ⅱ"，患者取俯卧位；灸大杼（双），温和灸各 10 分

钟。灸完起针。

3. 平时的针灸治疗

第一次（第一天），针阳陵泉（左）、曲池（右），"抑Ⅱ"，患者取仰卧位；灸劳宫（双），温和灸各 10 分钟。灸完起针。

第二次（第二天），针阳陵泉（右）、曲池（左），"抑Ⅱ"，患者取仰卧位；灸涌泉（双），温和灸各 10 分钟。灸完起针。

休诊 2 天。

第三次（第五天），灸三阴交（双），温和灸各 7 分钟，可先仰卧，后坐位；灸大杼（双），温和灸各 10 分钟。

第四次（第六天），灸足三里（双）、神阙，温和灸各 10 分钟，患者取仰卧位；灸内关（双），温和灸各 3 分钟。

休诊 3 天。

第五次（第十天），针外关（左），"抑Ⅱ"，患者取右侧卧位；灸大肠俞（双），温和灸各 10 分钟。灸完起针。

休诊 1 天。

第六次（第十二天），针外关（右），"抑Ⅱ"，患者取左侧卧位；灸气海俞（双），温和灸各 10 分钟。灸完起针。

休诊 1 天。

第七次（第十四天），灸合谷（双），温和灸各 5 分钟，取坐位或侧卧位；灸肝俞（双），温和灸各 10 分钟。

休诊 1 天。

第八次（第十六天），灸合谷（双），温和灸各 5 分钟；灸脾俞（双），温和灸各 10 分钟。

休诊 1 天。

第九次（第十八天），灸合谷（双），温和灸各 5 分钟；灸胆俞（双），温和灸各 10 分钟。

休诊 1 天。

第十次（第二十天），针足三里（双），"抑Ⅱ"，患者取仰卧位；灸曲池（双），温和灸各 7 分钟。灸完起针。

注意：20 天内总共治疗 10 次后，可休息 10 天左右，再轮番应用。

脊神经根炎医案

1965 年 2 月 13 日星期六，朱琏老师为患者黄 ×× 同志制订的针灸治疗计划。

朱琏老师说，患者是因为右肩臂反复疼痛 1 个月过来的，并为此先做了以下几点说明：

①患者右肩背及上肢疼痛，疑为脊神经根发炎所致，针灸治疗有一定的好处。

②目前着重止痛、消炎，控制炎症的发展。此次制订的 1 周左右的治疗计划仅供参考使用，具体情况，灵活掌握。

③针前建议做血常规及测量血压等检查 1 次。计划结束后视病情如何再调整下一步治疗。

以下是具体方案：

第一次，针肩井（双）、肩贞（双）、合谷（右），"抑Ⅰ"，先针左侧，后针右侧，感觉要求放散到肩胛部、手臂、手心或桡侧部；取平坐位，灸秉风、附分（均右），温和灸各 15 分钟。

第二次，针天宗、风门、外关（均右），"抑Ⅰ"，感觉要求放散到肩胛部、手臂、上肢或肘部；取平坐位，灸膏肓、曲垣（均右），温和灸各 15 分钟。

第三次，针大杼（双），"抑Ⅰ"；针足三里（双），"抑Ⅱ"，感觉要求放散到颈项、肩背部及下肢部；取平坐位，灸膏肓、曲垣（均右），温和灸各 15 分钟。

第四次，针曲池、新设、曲垣（均右），"抑Ⅰ"，感觉要求放散到肩胛部、手臂、上肢或肘；取平坐位，灸附分、天宗（均右），温和灸各 15 分钟。

第五次，针膏肓、秉风、四渎（均右），"抑Ⅰ"，感觉要求放散到肩胛部、手臂、上肢或肘；取平坐位，灸臑俞、臂臑（均右），温和灸各 15 分钟。

第六次，针肩贞、魄户、手三里（均右），"抑Ⅰ"，感觉要求放散到肩胛部、手臂、上肢或肘部；取平坐位，灸巨骨、曲垣（均右），温和灸各 15 分钟。

休诊 2 天。

三叉神经痛并面肌痉挛医案

1966 年 2 月下旬，患者刘 × 同志（朱琏老师的老战友）来就诊。刘 × 同志原患左侧三叉神经痛伴面肌痉挛已近 10 年，经多家中西医大医院诊治过，做过多次酒精封闭治疗，效果欠佳，故请朱琏老师为其做针灸治疗。朱琏老师很乐意为其诊治。

刘 × 同志的病主要表现在左侧三叉神经第二支痛，呈针刺样、电击样疼痛，向上下扩散，扳机点多在左侧鼻翼旁及上犬齿根处。三叉神经痛多在炎热气候下频繁发作，有时一天内痛 2 ～ 3 次，触碰其鼻旁扳机点时，疼痛随即发作，尤其以吃硬性食物时更甚。左侧面肌痉挛多见于面部眶下肌及眼轮匝肌处，时而扩展至左侧面颊肌。面肌痉挛发作有大抽、中抽、小抽 3 种情况：大抽时可见眼角、口角抽动，眼裂变细如线，以手揉按不能止；小抽则见口角不自主牵动、眼睑稍微眨动几下，以手揉按 1 ～ 2 分钟可渐停止；中抽介于大抽与小抽动之间，一天抽动次数不等，时密时稀，以情绪激动或受冷热等刺激时抽动尤为频繁。由于其病程较长，外观其左眼裂已略为变细，左鼻唇沟亦稍深于右，口角略高于右。但做闭目、眨眼及示齿动作时左右仍基本相等，无明显偏歪。因此，朱琏老师诊断其为三叉神经（第二支）痛合并面肌痉挛。这在临床上是不多见的。既往病史：曾患有慢性肠炎和妇科病。

朱琏老师给刘 × 同志制订的第一疗程针灸治疗计划如下：

治疗原则：控制面肌痉挛，触动扳机点（迎香穴），打通神经传导通路，恢复正常的感觉。

第一次，针外关（左），"抑Ⅰ"；针四白（左），"抑Ⅰ"（安全留针）；晚上灸天枢（双）、足三里（双），温和灸各 15 分钟。

朱琏老师亲自下针，由于其多次应用酒精封闭，引起结缔组织增生，下针后针感放射比较凌乱。艾灸由我操作。

第二次，针外关（右）、颊车（左），"抑Ⅰ"，先针外关穴，感觉好再下颊车的针；针四白穴，行针；晚上灸地机（双）、气海，温和灸各15分钟。

第三次，针新设（双），先右后左，"抑Ⅰ"；针四白（左），行安全留针；晚上灸归来（双）、三阴交，温和灸各15分钟。

第四次，针阳陵泉（双）、下关（左），"抑Ⅰ"；晚上灸关元、手三里（双），温和灸各15分钟。

第五次，针支沟（右）、耳门（左），"抑Ⅰ"；起四白针；针太阳（左），安全留针3天；晚上灸合谷（双）、中极，温和灸各10分钟。

以上作为第一疗程的治疗，有时朱琏老师亲自下针，有时朱琏老师让我下针。进针时，先下远端穴位的针，要求出现良好的针感，产生一定的镇静、镇痛作用后，再下局部或近端穴位的针。因为该患者比较敏感，为此，针刺穴位不宜太多，而是选用主要穴位，但是针感要好，抑制手法要施用到位，才能达到很好的抑制作用。又因患者原来患有慢性肠炎、妇科病等，所以晚上为其进行灸疗，促进安眠和内分泌功能的调节。

第二疗程针灸治疗计划如下：

第一疗程结束后，休诊3天。再进行下一疗程的治疗。

第二疗程，治疗原则同上。

第一次，针天柱（左），"抑Ⅰ"，直接安全留针5天；晚上灸足三里（双）、神阙，温和灸各15分钟。

第二次，针养老（双）、太阳（左），"抑Ⅰ"；天柱（左），行针；晚上灸阴陵泉（双）、气海，温和灸各15分钟。

第三次，针天柱（右）、下关（左），"抑Ⅰ"；天柱（左），行针；晚上灸地机（双）、归来（左），温和灸各15分钟。

第四次，针太冲（双）、新会（左），"抑Ⅰ"；天柱（左），行针；晚上灸天枢（双）、关元，温和灸各15分钟。

第五次，针新设（双），"抑Ⅰ"；针迎香（左），安全留针5天；起天柱的针；晚上灸三阴交（双）、中极，温和灸各15分钟。

第六次，针风池、四白（左），"抑Ⅰ"；晚上灸大杼、关元俞（双）、关元，温和灸各 15 分钟。

第二疗程，面部穴和四肢穴（即近距离和远距离穴位）分别使用，或配合使用，用穴不多，但效果更好。触摸扳机点时，抽动减少，无大抽，中、小抽仍常出现，而三叉神经痛稍增多，一天可有 1 ～ 2 次爆炸样发作，这是有意识触动其扳机点而发作的。

第三疗程针灸治疗计划如下：

治疗原则：以镇痛止痉并进。

第一次，针新会（左），"抑Ⅰ"；针太阳（左），做安全留针 1 周；晚上灸交信（双）、通里（双），温和灸各 10 分钟。

第二次，先针支沟（右），后针颊车（左），"抑Ⅰ"；晚上灸内庭（双）、养老（双），温和灸各 10 分钟。

第三次，先针支沟（左），后针翳风（左），"抑Ⅰ"；晚上灸风门（双）、肾俞（双），温和灸各 15 分钟。

第四次，先针足三里（右），后针巨髎（左），"抑Ⅰ"；晚上灸外关（双）、气海，温和灸各 10 分钟

第五次，先针足三里（左），后针颧髎（右），"抑Ⅰ"；晚上灸归来（双）、太溪（双），温和灸各 10 分钟。

第六次，针曲池透少海（右）、迎香（左），"抑Ⅰ"；晚上灸阴陵泉（双）、大杼（双），温和灸各 15 分钟。

第七次，针曲池透少海（左）、下关（左），"抑Ⅰ"；晚上灸神门（双）、水泉（双），温和灸各 10 分钟。

第八次，针支沟（双），"抑Ⅰ"；针四白（左），做安全留针 10 天，取出太阳穴处安全留针；晚上灸水道（双）、命门，温和灸各 15 分钟。

经过上述 3 个疗程的针灸治疗后，刘 × 同志的面肌痉挛情况已明显改善，大抽未出现，中抽已不多，小抽出现频率也大为减少。三叉神经痛的次数和频率也大为减少。

第四疗程即按第三疗程的计划重复使用 1 次。病情进一步好转。针灸治疗的

次数也可相对增加或减少。晚上的灸疗对四肢和腹部穴位的温和灸，已教会其本人，可自行艾灸了。其本人也很乐意自己操作，并风趣地说："自己已成半个医生了。"大家都为之感到高兴。

中风病医案

一、医案 1

1966 年 4 月，应谢 × × 同志（以下称谢老）邀请，朱琏老师带上我前往北京为其诊治中风后遗症。当时，谢老已 82 岁高龄，但头脑还很清醒，记忆力很好。

主诉：右侧半身不遂已 3 年。

现病史：患者于 1963 年 5 月 9 日由上海返京，发现走路时身体向前倾，乏力，手放下紧，依靠别人搀扶，腰以下沉重，脚似拖不动。到医院诊查，疑为工作紧张、劳累所致，告知其不必住院，予按摩、服药、打针。5 月 26 日午餐时，右手突然不能持筷，即返家午睡，并休息观察。下午 2 时起床上厕所，不慎跌倒，手麻木不能持物；3 时说话舌头发硬；5 时住进北京医院；7 时，出现面斜体瘫，不能说话，不能吞咽。北京医院诊断为脑血管栓塞性中风。经抢救治疗，3 天后病情好转，但未完全康复，仍遗留右半边身瘫痪。随后除进行针灸治疗外，还服用中药黄芪汤、养血丸、补阳还五汤、活络丹等，均长期服用。到 9 月、10 月后又找卢大夫做按摩治疗，1 周 3 次，并配合自身锻炼。至今已 2 年多，右侧上肢仍呈轻度痉挛性瘫痪，右侧下肢略呈强直性瘫痪，肢端腕踝关节以下肿胀，右手不能持筷、写字。肢体发僵、动作不灵，可持杖行走。

既往史：原有糖尿病、高血压病、习惯性便秘，常服脾约麻仁丸、萝芙木，咳嗽时服些秋梨膏。

查体：神清，表情自如，吐词清楚，连贯性稍迟缓，伸舌稍右偏，右侧肢体肌张力增高，腱反射亢进，肌力下降，下肢肌力约 3 级，上肢肌力约 2 级，指端肿胀，屈伸不利，压之有凹陷痕。

诊断：中风后遗症。

当时测血压为 160/96 mmHg。朱琏老师立即在谢老的足三里（右）用拇指指针点按 3～5 分钟后，谢老的血压开始降至 144/90 mmHg，说明谢老对针灸的敏感性和适应性较高。

于是，朱琏老师亲自给谢老针足三里（双），左抑制法一型手法，右抑制法二型手法，先针左侧，出现针感往足跗、足趾上扩散后，再针右侧，针感同样可放散至右足跗、足趾上，接着再针新义（右）、合谷（右），用抑制法二型手法，兴奋法起针。留针期间，要求我给谢老灸三阴交（双），温和灸各 10 分钟。留针 15 分钟，起针时，朱琏老师先起右侧肢体上的针，以迅速抖出法起针，后起左侧肢体上足三里的针。起针后，谢老感到痉挛和强直的肢体有所舒松。他说："朱琏同志，你的针法有些特别，针针都有明显的线条样针感向下传至手指、足趾上，效果好，与众不同，很好！"朱琏老师说："谢老，您对针灸很适应，回去后我给您制订一个针灸治疗计划，明天开始由我的学生韦立富医生来给您做针灸治疗，好吗？"谢老连声说："好呀！"

回来后，朱琏老师经深思熟虑，给谢老制订了一个详细的针灸治疗计划。具体如下：

第一次，针阳陵泉（双）、太冲、伏兔、曲池、外关、颊车（右），"抑Ⅱ"，右侧兴起[①]；灸地机（双），温和灸各 7 分钟。

第二次，针风池、新会、肩髃、手三里、阳池、环跳、解溪（右），"抑Ⅱ"，兴起；灸肾俞（双），温和灸各 10 分钟。

第三次，针天柱、巨骨、新主、支沟、下关、秩边、丰隆、行间（右），"抑Ⅱ"，兴起；灸大肠俞（双），温和灸各 10 分钟。

第四次，针新设、新会、新社、新义、新建、合谷、梁丘、丘墟（右），"抑Ⅱ"，兴起；灸陶道、腰阳关，温和灸各 7 分钟。

第五次，针居髎（双）、血海、条口、行间、曲池、支沟、大迎（右），"抑Ⅱ"，

---

① 即兴奋法起针，后同。

先针左侧，起针先起右侧，兴起；灸气海，温和灸 10 分钟。

第六次，针阴陵泉（双）、手三里（双）、阴市、后溪、解溪、颊车（右），"抑Ⅱ"，同上；灸关元，温和灸 10 分钟。

以上计划，一般情况下，可轮番使用 1 ～ 2 次，如病情有变化，可灵活加减使用。

从 6 月 19 日开始，我按朱琏老师的上述计划每天前去为谢老做针灸治疗。经过 1 个多月的针灸治疗后，谢老的右侧肢体功能有所恢复，下肢行走动作步态有改善，步子稍大些，动作灵活些了。右上肢肩、肘关节抬举活动弧度均有所提高，肢端肿胀有所消退。加上谢老的性格刚强、开朗，坚持配合锻炼，所以疗效较好。

二、医案 2

1974 年 5 月间，张 ×× 同志（以下称张老）因患中风，住进了解放军总医院。当张老和其夫人韩 × 同志获知朱琏老师和我正在医院为刘 ×× 同志做针灸治疗，而且我当时就住在解放军总医院内，于是就向张老的主管医生、主任提出："在不影响刘 ×× 同志治疗的前提下，能否请韦医生抽空也给张老做些针灸治疗？"因为张老原在广西工作过，从 1963 年至 1966 年，几乎每年冬天都携家人回广西南宁住上一段时间，以前偶有不适，经常得到朱琏老师及我的针灸治疗，所以，大家也可以说是"老相识"了。我非常清楚张老身体的情况，这次在此相遇，机会难得。经科主任同意，并与治疗组沟通，我将张老近来的病情向朱琏老师汇报后，朱琏老师为张老制订了针灸治疗计划，交与我执行。

主诉：右半身不遂已 4 个多月。

现病史：患者于 1974 年元月 29 日因感冒、咳嗽，并发肺炎住进解放军总医院。2 月 3 日突发左大脑半球血栓形成，导致右侧肢体瘫痪，伴言语障碍、呛咳，口向左侧偏歪。虽经内服、输液等处理，上症至今无明显改善。现要求配合针灸治疗。

既往史：有高血压病史多年。

查体：神清，表情欠自如，右鼻唇沟变浅，伸舌向右偏，吐词不清，连贯性差。右侧上下肢肌张力增高，肌力 0 级，右侧霍夫曼征阳性，巴氏征阳性。

诊断：中风后遗症（右侧偏瘫＋语障）。

其具体计划如下：

1974-05-15，针足三里（双），左"抑Ⅰ"，右"抑Ⅱ"；针支沟（右），"兴Ⅱ"；灸大肠俞（双），温和灸各 10 分钟。

1974-05-16，针上巨虚（双），左"抑Ⅰ"，右"抑Ⅱ"；针新义（右），"兴Ⅱ"；灸肾俞（双），温和灸各 10 分钟。

1974-05-17，针支沟（左），"抑Ⅰ"；针阳陵泉（右），"抑Ⅱ"；针外关（右），"兴Ⅱ"。

主诉：右腿已可以向上抬高一些了。

1974-05-18，针新义（左），"抑Ⅱ"；针条口（右）、手三里（右）、颊车（右），"兴Ⅱ"。

1974-05-19，针阳陵泉（左），"抑Ⅱ"；针上巨虚、下关、曲池、支沟（右），"兴Ⅱ"。

1974-05-20，针曲池、足三里（左），"抑Ⅱ"；针新义、合谷、新会（右），"兴Ⅱ"。

主诉：喝水时呛咳已减轻。

1974-05-21，休诊 1 天。

1974-05-22，针环跳、四渎、四白（右），"兴Ⅱ"。

1974-05-23，针足三里、太冲、偏历、三间（右），"兴Ⅱ"。

1974-05-24，针环跳、风池（左），"抑Ⅱ"；针支沟、阳陵泉（右），"兴Ⅱ"。

1974-05-25，针足三里（左），"抑Ⅱ"；针外关、阳陵泉、颊车（右），"兴Ⅱ"。

1974-05-26，针新义（左），"抑Ⅱ"；针足三里、养老、列缺（右），"兴Ⅱ"。

今日清晨当护士叫张老起床时，能清晰地对答"不起"二字，这是自 2 月 3 日患中风以来的第一次。白天喝了 4 杯茶，无呛咳，精神好，右腿可以连续 4 次抬起 1 寸高。

1974-05-27，针丰隆（双），左"抑Ⅱ"，右"兴Ⅱ"；针支沟、下关（右），"兴Ⅱ"。

晨起血压 150/80 mmHg，下午 2 时 180/84 mmHg，体温 36.8 ℃，右下肢抬

举及迈步较前有力。警卫员说："扶其行走时，亦觉得用力少些，没那么沉重了。"

1974-06-02，针曲池（双），"抑Ⅱ"，兴起。

前几天因强迫取其耳血化验而发脾气，不愿服药，不愿针灸。今晨发烧，体温 37.7 ℃，血压 200/90 mmHg。

1974-06-04，针足三里、伏兔（右）、新义、颊车（右），"兴Ⅱ"。

2 天来烧已退，体温正常。

1974-06-05，针上巨虚、梁丘、曲池、阳池（右），"兴Ⅱ"。

体温 36.5 ℃，清晨血压 170/80 mmHg，右口角已无漏水，饭量仍不多，除早餐较正常外，中、晚餐吃得不多。

1974-06-07，针风市、解溪、新义、合谷（右），"兴Ⅱ"。

上午有同志来探望，很高兴，谈话较开心。

1974-06-09，针环跳、风池（左），"抑Ⅱ"；针曲池、三阴交（右），"兴Ⅱ"。

早上血压 180/84 mmHg，体温 36.7 ℃。

1974-06-10，针环跳、陷谷、肩中俞、秉风、支沟（右），"兴Ⅱ"。

上午多位同志来看望，精神很好。

1974-06-11，针足三里（左），"抑Ⅱ"；针臂臑、支沟、足三里（右），"兴Ⅱ"。

准备出院，并商谈后续针灸治疗的问题。

1974-06-13，针四渎（左），"抑Ⅱ"；针髀关、阳陵泉、颊车、合谷、四渎（右），"兴Ⅱ"。

口已正，口角无漏水漏气，鼻唇沟左右相等，伸舌较正，步行时右腿迈步较小，但无足尖拖地现象。

1974-06-15，针环跳、新设（右），"抑Ⅱ"，兴起；灸角孙，温和灸 10 分钟；灸哑门，雀啄灸 30 下。

因 5 天未解大便，今来医院灌肠。

1974-06-16，针合谷（双），左"抑Ⅱ"，右"兴Ⅱ"；针伏兔、太冲（右），"兴Ⅱ"；灸百会，温和灸 10 分钟。

早上血压 130/70 mmHg，精神稍差，腿迈步无力。

1974-06-18，针上巨虚（双），左"抑Ⅱ"，右"兴Ⅱ"；针支沟、肩髃（右），"兴

Ⅱ"；灸角孙，温和灸 10 分钟。

回家后饭量增加一些，行走锻炼仍坚持，右腿渐有力，上肢亦可抬肩曲肘了。

1974-06-20，针曲池（双）、新建、丰隆（右），"兴Ⅱ"。

这两天下雨，受凉感冒了，低烧，体温 37.6 ℃。

1974-06-22，针足三里、新义（左），"抑Ⅱ"；针足三里、新义、三间（右），"兴Ⅱ"；灸角孙、百会，温和灸各 10 分钟；灸曲池、合谷、三阴交（右），雀啄灸各 30 下。

感冒已好。

1974-06-23，针曲池（左）、足三里（右），"兴Ⅱ"。

今早血压较高，为 210/90 mmHg，上午昏睡，吃饭时亦睡，吞咽不配合，吃后呕吐。针后血压 160/80 mmHg，可起来活动。

1974-06-24，针足三里（左），"抑Ⅱ"；曲池、合谷、上巨虚、伏兔（右），"兴Ⅱ"。

昨天下午仍嗜睡，请李、黄医生会诊后，考虑为服止咳药后的副作用。

1974-06-25，针养老（左），"抑Ⅱ"；针手三里、鹤顶、三阴交（右），"兴Ⅱ"；起针后四肢点按 2～3 遍。

停药后已无嗜睡现象。

1974-06-26，针丰隆（双），左"抑Ⅱ"，右"兴Ⅱ"；针臂臑、合谷、伏兔（右），"兴Ⅱ"；针后继续肢体指针点按。

精神好，针后右上肢可屈肘抬肩 90°，右下肢抬起 60°。

1974-06-27，针四渎、下关、阳陵泉（右），"兴Ⅱ"；针后四肢点按。

精神较好，迈步有劲。

1974-06-28，针外关（双），左"抑Ⅱ"，右"兴Ⅱ"；针肩髃、后溪、阴市、三阴交（右），"兴Ⅱ"。

现在右腿走路有力，仅挽扶手部可在走廊走两三个来回。

1974-06-29，针合谷（双），左"抑Ⅱ"，右"兴Ⅱ"；针新社、曲池、血海（右），"兴Ⅱ"。

精神好，问答自如，针灸配合。

1974-06-30，针巨骨、手三里、腕骨、风市、阳陵泉（右）、哑门，"兴Ⅱ"。

1974-07-01，针环跳、天柱、四渎、行间（右），"兴Ⅱ"。

1974-07-02，针新建、足三里、支沟、三间（右），"兴Ⅱ"。

1974-07-03，针秩边、行间、臑俞、阳池（右），"兴Ⅱ"。

走路较前进步。

1974-07-04，针伏兔（双），左"抑Ⅱ"，右"兴Ⅱ"；针肩髃、新义、合谷（右），"兴Ⅱ"。

精神好，可说出"针""不针"等简单字句，吐词较清晰。

1974-07-05，针肩髃、曲池、居髎、丘墟（右）、哑门，"兴Ⅱ"；针后肢体点按。

1974-07-07，针足三里（双），左"抑Ⅱ"，右"兴Ⅱ"；针曲池、三间（右），"兴Ⅱ"。

精神好，活动较前改善，针后回家，要我帮问候朱琏老师。

1974-07-08，针养老（双），左"抑Ⅱ"，右"兴Ⅱ"；针伏兔、地机、新社（右）、承浆，"兴Ⅱ"；针后指针点按。

见到1970年与2个孙子的合照时乐得笑出声，还第一次对厨师说出"王师傅"来，全家很高兴。

1974-07-09，针肩髃、曲池、阳池、髀关、足三里、解溪（右），"兴Ⅱ"；后指针。

1974-07-10，针合谷（左），"抑Ⅱ"；针四渎、合谷、梁丘、条口（右），"兴Ⅱ"；灸角孙，温和灸10分钟；灸哑门，雀啄灸50下；针后指针点按肢体几遍。

1974-07-11，针环跳、臑俞、新义（右）、哑门，"兴Ⅱ"。

1974-07-13，针足三里（双），左"抑Ⅱ"，右"兴Ⅱ"；针阴市、支沟、新社（右），"兴Ⅱ"。

昨天发生呕吐，今天不吐了。

1974-07-15，针合谷、丰隆（右），"兴Ⅱ"；针后指针点按。

昨天大便时出现虚脱现象，面色苍白，唇紫，后嗜睡。便稀有黏液。可能与饮食有关，又来住院。

1974-07-16，针环跳、巨骨、新义（右）、哑门，"兴Ⅱ"；针后指针点按。

1974-07-17，针合谷（双），左"抑Ⅱ"，右"兴Ⅱ"；针曲池、梁丘（右），"兴Ⅱ"；灸鹤顶、阳陵泉、三阴交、臂臑、外关（右），雀啄灸各30下；针后指针点按肢体。

肘、腕、指关节均可活动，下肢可抬起搭于左膝关节上（跷二郎腿）。

1974-07-18，针新建、足三里、新义、三间（右）、廉泉，"兴Ⅱ"。

1974-07-19，针足三里（双），左"抑Ⅱ"，右"兴Ⅱ"；针新主、外关、后溪（右），"兴Ⅱ"。

1974-07-20，针环跳、解溪、秉风、臂臑（右）、哑门，"兴Ⅱ"。

1974-07-22，针伏兔、丰隆、新社、养老（右），"兴Ⅱ"。

肢体屈伸及说话较前好，吐字清晰。

1974-07-23，针髀关、阳陵泉、陷谷、新社、曲池、阳池（右），"兴Ⅱ"。

1974-07-26，针养老（双），左"抑Ⅱ"，右"兴Ⅱ"；针足三里、血海、肩髃（右），"兴Ⅱ"；针后指针点按。

1974-08-03，针足三里、太冲、新义、合谷（右），"兴Ⅱ"；针后指针点按。

这几天食欲增加些。

1974-08-04，针合谷（双），左"抑Ⅱ"，右"兴Ⅱ"；针曲池、伏兔、解溪（右），"兴Ⅱ"；灸大肠俞（双），温和灸各10分钟；针后指针点按。

经过2个多月的针灸治疗后，张老偏瘫的右侧肢体已可以活动，可以自行在走廊里练习步行。张老全家人为之高兴不已，朱琏老师和我亦感到很欣慰。

三、医案3

1975年元旦清晨，在北京出差的陶希晋同志（以下称陶老），晨起后在万寿路中央组织部招待所院内锻炼身体，忽然发现右侧肢体乏力，感觉情况不妙，立即回到屋内。这时朱琏老师尚未睡觉，她有晚上工作的习惯，夜间清净，精神高度集中，工作效率高。一般是晚上办公，上午休息睡觉，下午接着工作。这时听陶老说右侧肢体乏力，预感到是中风先兆。于是叫家人立即在客厅摆上一张床当作临时诊床，方便陶老躺下，不必上二楼房间，并给他做神经系统的检查，见其伸舌向右侧偏歪，右手不能执笔，右脚尖拖地，右侧肢体肌力大约3级，病理征未引出。于是立即进行针灸治疗。针足三里（双），左侧用抑制法二型手法，右侧用兴奋法二型手法，还用兴奋法二型手法针曲池（右）、合谷（右）。起针后，立即给我打电话，询问我今日治疗工作结束后能否和治疗组请假一次，前来协助陶老的诊治。我遵照朱琏老师的指示，治疗工作结束即请假。到达时已是上午9点多，听完朱琏老师及陶老的讲述，再次检查其右侧肢体，肌力为0级，肌张力稍低，腱反射活跃。同意朱琏老师的诊断：脑血管意外。遵照朱琏老师的指示再行针灸一次。然后我又给陶老针风池、新义、合谷、阳陵泉、太冲，右侧用兴奋法二型手法；灸三阴交（双），温和灸各10分钟；起床后又行颈肩部、肢体及腰背部指针点按各一次。上午10:30左右，请北京医院神经科主任前来会诊，在当时家中没有影像辅助检查，又不敢搬动到医院去做相关检查的情况下，该主任凭借丰富的阅历及其临床经验，肯定地说："陶老患的病是脑血管意外，能及时给予针灸治疗是对的，争分夺秒抢时间，对控制病情发展、早口康复，有很大的好处。"

事实果真如此，当天下午我遵照朱琏老师的口头医嘱，又给陶老针天柱、曲池、阳池、还跳、解溪、颊车，用兴奋法二型手法，针感均达到肢体末端。起针后，又行肢体及肩背部指针点按一次。这时，陶老仰卧于床上，让其试抬右腿观察，其右侧肢体竟然可以抬高约15°，在场的家人和陶老都为针灸的疗效感到神奇，大家都不约而同地笑了，朱琏老师也笑了。

从那天开始，每天完成诊疗工作后，我便前往协助朱琏老师为陶老做计划性的针灸治疗和指针点按治疗。在朱琏老师和我的精心、全力治疗下，1个月后，陶老已能下地拖步行走了。同时也得益于陶老一贯的乐观主义态度，坚韧不拔的精神以及与疾病做斗争的顽强毅力，经过3个月的综合治疗后，陶老右侧肢体偏瘫的功能已基本得到恢复，乘坐飞机返回南宁时，已能自己走上飞机。

因我要继续留在北京执行针灸治疗任务，回邕后的针灸治疗，由朱琏老师亲自操作，坚持不断。陶老回邕后，自己对右侧上、下肢的功能锻炼也在日夜不停地进行着，写字练书法、雕刻图章练指力，有规律地做操，散步练腿力。大约半年时间，边针灸边锻炼，陶老的右侧手脚活动已恢复灵敏，基本上能正常写字，用筷子夹菜已灵活自如，步态平稳如常了。后来陶老还专门为我雕刻了一枚印章，以作留念。

急性肝炎医案 ①

一、医案 1

患者焦××，患急性无黄疸型肝炎，住 ×× 医院已 10 多天，也用过几天快速针刺，现在仍发烧，体温 38.5 ℃，肝大肋下三横指，肝功能不正常，转氨酶 1180 U/L，白细胞总数 14000 个 /mm³，都比较高。1969 年 3 月 3 日，请我们去配合针灸治疗。

我带上韦立富医生和陶爱今前往 ×× 医院焦 ×× 同志病房，听完病情介绍后，我想到针灸治疗急性肝炎，别人相信不相信呢？患者相信不相信？治一个病不是孤立的，需要周围的人相互配合，这也是毛主席教导我们的走群众路线的问题。

于是，我就问医院的负责同志："你们医院目前检测确诊肝炎最先进的仪器手段是什么？"他们说："我们部队医院对肝炎的检测手段，除抽血检验肝功能外，就是做超声检查，仪器可以放在病床前，可以当面即时操作。"我请他们把超声波仪器拿来放在病床前即刻给焦 ×× 同志做肝脏超声检查。当时可见超声波仪器的屏幕上出现密集的炎症型小波、中波，也有高波、少量的微波。这时，我用右拇指在患者的足三里（右）用力，指针点按下去，该患者有感觉（针感）放散达足背、足趾上。而超声波的波形立即有改变，旁边观看的人也说波形改变了，炎症波形小波、中波减少了。于是，我说："指针下去，超声波有改变说明针灸可以治疗急性肝炎。"

我给焦 ×× 同志用抑制法一型手法针足三里（右），缓慢捻进法进针，留针 35 分钟。留针过程中，让韦立富医生给焦 ×× 同志灸三阴交（双），温和灸各 10 分钟。同时，留针过程中不断地观察超声波的变化。下针后，高波很少出现，中波不密集，小波也少出现。在场的人见此变化，都为之惊奇！取针后，继续用超声波观察 8 小时，每隔 20 分钟检测 1 次，8 小时内炎症波形小波有所出现，但较针灸前变少。

---

① 此节医案为朱琏老师亲自总结。

后续针灸治疗计划：

第二天，针足三里（左），"抑Ⅰ"，缓慢捻进法进针；针曲池（双），"兴Ⅱ"，快速无痛进针；晚上灸三阴交、肾俞（双），温和灸各10分钟，促进睡眠。

当日，白细胞已降至11000个/mm³，体温已正常。针后白细胞已经降至9000个/mm³，转氨酶降至800 U/L。原来睡眠不太好，夜间小便量少，次数多。

第三天，针环跳（右），"抑Ⅰ"；灸气海俞（双），温和灸各10分钟；晚上灸地机（双），温和灸各10分钟。

由韦立富医生操作。

第四天，针环跳穴（左），"抑Ⅰ"；灸大肠俞（双），温和灸各10分钟；晚上灸太溪（双），温和灸各10分钟。

第五天，针阳陵泉（双），"抑Ⅰ"；灸阴陵泉（双），温和灸各10分钟；晚上灸关元俞（双），温和灸各10分钟。

第六天，针上巨虚（右），针支沟透间使（左），"抑Ⅰ"；灸三阴交（双），温和灸各10分钟；晚上灸天枢穴（双），温和灸各10分钟。这天晚餐稍凉，肚子不太舒服。

第七天，针上巨虚（左），针支沟透间使（右），"抑Ⅰ"；灸天枢（双），温和灸各15分钟。灸后腹部已无不适感。

以上治疗就是集中优势兵力打歼灭战，以尽快缩短炎症期。

第二周，针足三里（双），针曲池透少海（左），"抑Ⅰ"；灸大杼（双），温和灸各10分钟。

这里重复用了足三里，因患者合并有心血管病，时有心前区不适感，故不完全针对肝区治疗。

第二周几乎是将第一周的穴位轮番使用，其中增加大杼、曲池透少海（左），出院的前两天，针了环跳（两）。

3月15日出院时肝已不大，右肋弓下摸不到，超声波炎症波形已较少，以后就是要防止肝硬化了。休息一段时间，焦××同志出差北京。1969年5月接着治疗，目的是防止肝硬化的保健性治疗。

针灸配穴：曲池透少海配足三里，四渎配上巨虚，支沟透间使配条口、环跳穴，每隔10～15分钟针1次，环跳（右）一穴三用，向前、向上、直刺，对肝区不适效果很好，直刺环跳（左）。外关用得很少，感冒时才用，扁桃体红肿时，用合谷穴。背部、肩颈部的穴位：肩井单侧配下巨虚单侧，用侧卧位；针肩中俞双侧配大椎灸或命门灸。

针大杼（双），"抑丨"；灸风门（双），温和灸各10分钟；针附分（双），"抑丨"；灸膏肓（双），温和灸各10～15分钟；腰部的穴位，如肝俞、胆俞、脾俞、胃俞、三焦俞、肾俞、气海俞、大肠俞等，用灸法，温和灸各10分钟，不是一次用完，而是每次用其中一对穴即可。偶有感冒，其牙齿有物理性敏感，用过天容、合谷等穴。

用于保健方面的穴位大多是大关节周围各穴，有肩井、天井、鹤顶、解溪等穴，隔上几天配合上一个使用，每次针灸最多用4个穴，如针双穴，灸双穴。我们不要教条性地学习，在计划性的治疗原则上，还要按具体情况灵活运用。

二、医案 2

患者周××，医院诊断其为迁延性无黄疸型肝炎，住院8个月，消化不好，大便拉稀，未成条过，睡眠不好，转氨酶高，血压偏高，用药很多，维生素、酵母片吃得很多，但作用不大，出院后，要求针灸治疗。来针灸时，血压偏高，肝区隐痛，不能久坐，医院意见是出院后，不要全天工作，需半休。开始针灸治疗前做简单检查，看舌苔，让他大便成条是我们的主攻方向。看他舌尖稍红，舌苔厚满舌面，根部黄厚，并在病历上画了图。检查：腹部听到肠鸣音较多，肝大不明显，仅在肋弓下摸到一点点，叩诊时，胃的大弯处和横结肠的左侧到降结肠部分，还有回盲部鼓音较多明显，在图上用红笔画出（以后你们也可以用不同颜色绘图在病历上，作为针灸治疗前后的观察对照，方法虽然简单，但实用，有一定参考价值）。

针灸治疗计划：

第一天，针足三里（双），"抑丨"，灸天枢（双），温和灸各15分钟，灸完就起针，治腹泻效果好。肾俞、大肠俞治便秘效果很好。

第二天，大便已成条、黄色（原来是青绿色，或带黑色稀便），后来每天到来必问大便如何，看舌苔改变。舌面除中间有一条条白色和边际根部仍有白色外，其余部分已为红色。叩诊：腹部鼓音亦有改变，胃大弯处的鼓音很少，回盲部的鼓音亦减少。

针上巨虚（右），支沟透间使（左），"抑Ⅰ"，灸天枢（双），温和灸各15分钟。

第三天，针上巨虚（左），针支沟透间使（右），"抑Ⅰ"，灸神阙、外陵（双），温和灸各15分钟，连续几天解成条便，舌苔仅在根部有薄苔，腹部鼓音已很少。

第四天，主诉大便稍干。

针合阳（双），"抑Ⅱ"，灸大肠俞（双），温和灸各10分钟。

第五天，针手三里（左）、足三里（右），"抑Ⅱ"，灸天枢（双），温和灸各10分钟。

第六天，针手三里（右）、足三里（左），"抑Ⅱ"，灸神阙，温和灸10分钟。

第七天，休诊。

第八天，针环跳（右），"抑Ⅰ"，灸肝俞（双），温和灸各10分钟。

第九天，针环跳（左），"抑Ⅰ"，灸脾俞（双），温和灸各10分钟。

以后轮番使用上述穴位和手法，针灸20天后化验肝功能，抽2份血，分别送××医院与卫生所同时化验，转氨酶均在100 U/L以下，在正常范围，睡眠好，仅血压偏高。治疗期间没有休养，一直是带病坚持工作。

第一个月的针灸治疗，几乎是每天治疗一次，以后是每隔一到两天针灸治疗一次，因患者经常出门办公务，有时有事外出，休诊几天。我们主攻的方向是让患者大便成条，并已基本实现。现在偶尔出现便烂或便干，灸一灸就好了。为了巩固已取得的疗效，防止肝脏的变化，每月仍需化验肝功能，针灸所用的穴位、手法与前面大致相同。

此处附上朱琏老师在某一次医案总结会上讲话：

在这里，顺便提醒大家注意，针右侧环跳穴，可一穴三用，直刺针感自臀部沿下肢后外侧线即坐骨神经走向，向外踝、足跗、足趾上放散，治疗高血压有效，针尖向上刺达臀下神经，可治肝区痛；对于全身的保健有很大作用，针尖向前，针感达闭孔神经，可治泌尿生殖系统疾病。一穴四用，是上述三用，再加针尖向下刺达臀上神经，针感可达肛门附近，可治痔疮。我们每次为患者针灸，没有超过4个穴位的，取穴少而精。针感和手法也重要，一定要细心、耐心，注意观察，灵活运用。

肝硬化医案

患者李 ××，男，39 岁。1969 年 3 月 13 日，因多年肝病，专程从湖南长沙乘飞机前来南宁就诊。

患者于 1961 年体检时发现肝功能转氨酶在 400 U/L 左右，当时没有自觉症状，诊断为无黄疸型肝炎。住院治疗一个月后继续坚持工作。1965 年在北京开会期间，由于肝硬化导致食道静脉曲张发生大出血，立即住院行门腔静脉吻合术，患者因输血引起血清性肝炎，肝脏又一次受损害。1966 年住院按一般性肝炎进行治疗，手术后自觉症状较少，肝功能有多次不正常，曾发生肝昏迷，同时出现黄疸，巩膜发黄，脸色灰褐色。由于肝萎缩，解毒功能差，还出现一系列其他症状，如眼球、头及上肢震颤，脸部及下肢浮肿，肝性口臭等。从表面上看并不严重，但实际体质却很差，因此要严防发生肝昏迷。手术时，医生估计生命只能维持 3 ～ 4 年。来诊时，其已接近于手术后第 4 年。平时仅服酵母片和 B 族维生素、维生素 C 之类的药物。肝功能检验，黄疸指数一直在 20 单位上下，白蛋白与球蛋白数倒置，其他项目大多数不正常。自觉经常头晕目眩、脑鸣，胃纳一般，喜吃带酸味素菜，胃胀气，常有胃痛，大便秘结，常发生肛裂，尿意频数，每晚 7 ～ 8 次，睡眠欠佳，多梦，下肢及颜面浮肿，下肢较重，情绪易激动。

检查：巩膜黄色，目内外眦充血，脸灰褐色，眼球呈水平震颤，头部亦轻微地震颤，两手震颤频繁、无力，执笔写字及进餐持筷困难，视力模糊，视物出现不适或变形。耳内广泛性充血，鼻黏膜肥厚，血压 180/130 mmHg，心动过速，心率约为 104 次 / 分，心律不齐，脉象浮沉洪细不定。

诊断：肝硬化。

针灸治疗计划（朱琏老师亲自下针，由我施灸）：

第一次，针足三里（双），"抑Ⅰ"；灸三阴交（双），温和灸各 10 分钟。

第二次，针新义（双），"抑Ⅰ"；针四白（双），"抑Ⅱ"；灸陶道，温和灸 7 分钟。意在增加补体，促进血液循环，促进造血功能。

第三次，针曲池透少海（左）、阳陵泉（右）、印堂，"抑Ⅰ"；灸大肠俞（双），温和灸各 10 分钟。

　　第四次，针曲池透少海（右）、阳陵泉（左），"抑Ⅰ"；针攒竹（双），"抑Ⅱ"；灸悬钟（双），温和灸各10分钟。

　　第五次，针环跳、天柱（右），"抑Ⅰ"；灸气海俞（双），温和灸各10分钟。

　　第六次，针环跳、天柱（左），"抑Ⅰ"；灸肾俞（双），温和灸各10分钟。

　　第七次，针足三里（右）、养老（左），"抑Ⅰ"；灸三焦俞（双），温和灸各10分钟。

　　第八次，针足三里（左）、养老（右），"抑Ⅰ"；灸胃俞（双），温和灸各10分钟。

　　第九次，针肩中俞（双）、阳陵泉（右），"抑Ⅰ"；灸脾俞（双），温和灸各10分钟。

　　第十次，针大杼（双）、阳陵泉（左），"抑Ⅰ"；灸胆俞（双），温和灸各10分钟。

　　经过以上针灸治疗后，患者的睡眠、大小便及精神状态都有好转，尤以眩晕已明显减轻，两手震颤也有所好转。

　　随后的治疗常用穴位：外关、养老、支正、新义、四渎、曲池透少海、支沟透间使、足三里、光明、三阴交、地机、阴陵泉、阳陵泉、悬钟、环跳、上巨虚、条口、下巨虚、梁丘、太冲、涌泉、鹤顶、大杼、肩中俞、陶道、风门、身柱、大椎、天柱、风池、肝俞、胆俞、脾俞、胃俞、三焦俞、肾俞、命门、气海俞、大肠俞、腰阳关、肺俞、附分、肩井、新设、关元、中极、归来等。

　　每次取1～3个穴，用"抑Ⅰ"手法操作，灸法用温和灸10分钟左右，有计划地针对肝病及全身状况进行调整。如心悸、情绪烦躁时，针曲池透少海或足三里（可选单侧或双侧）；大便干结时，针大肠俞（双），灸命门或肾俞（双）；或针支沟、手三里，配合大肠俞温和灸；腹泻时，针天枢（双），"抑Ⅱ"，灸神阙；血压偏高时，针足三里，"抑Ⅰ"；血压偏低时，针阳陵泉（双），"抑Ⅱ"，灸命门或百会15分钟；体温高时，针大椎、曲池透少海，"兴Ⅱ"；下肢浮肿时，针三阴交、肾俞、地机、三焦俞、阴陵泉、气海俞，腰部用"抑Ⅱ"手法，下肢用"兴Ⅱ"手法；视觉障碍、眼球震颤，以风池、天柱、四白、印堂为主穴，养老、光明、悬钟、外关为辅穴，用"抑Ⅱ"手法；手颤抖，以新义、支沟、肩井、环跳、足三里为主穴，合谷、外关、阳池为辅穴，用"抑Ⅰ"手法；疲劳时，针足三里。

　　在这期间共针灸了38天，许多症状及体征均有明显的改善。如过去长期大便干结，发生肛裂，小便频数、量少，睡眠不佳、多梦、易醒，血压不稳、偏高，肝区隐痛，肝性口臭，面色灰褐色，腿肿，眼球巩膜黄染，视物模糊、复视，眼球震颤，两手颤抖，脑鸣等症状，有的已经消失，有的偶尔出现，亦较前轻微。化验检查：有些项目也向好的方向发展，蛋白倒置恢复，转氨酶降低，血红蛋白较前增加。此外原有的耳、鼻、喉疾患也已好转。这段时间里曾因过度疲劳和精神因素影响，出现过 2 次病情反复，心悸亢进，脉搏约为 130 次 / 分，低烧及精神恍惚等症状，经针灸及药物综合治疗后可以很快平复。

第二阶段自 1969 年 4 月 24 日至 5 月 11 日。患者先后去湖南、广州，由随从医生不间断地运用针灸治疗，上述的不少症状均可以控制及好转。患者对旅途劳累和气候变化适应性增强，没有发病，只是前额稍肿，两小腿浮肿（患者过去经常在热天出现小腿浮肿的情况）。

第三阶段自 1969 年 5 月 14 日至 7 月 7 日。主要是巩固和提高疗效。同时对小腿虚肿及左膝疼痛进行对症治疗。在这段时间内，患者饮食、睡眠、大便都保持正常，许多症状都有进一步改善，面色变为红润，眼球巩膜黄色变浅，眼球震颤极少出现，两手颤抖明显好转。特别是参加体力活动较三四月份增多，有时在院内小跑步、骑自行车、打乒乓球等，体力较前明显增加。有时因过度疲劳或情绪烦躁，也会出现异常。有一次因坐车外出，黄昏至午夜赶着往返，回来后出现脸色苍白，呼吸急促，血压与脉搏低于平日，即由护士在其曲池穴用抑制法进行针灸，及时控制了病情。

综观以上病情变化，在适当的疗养中，患者经过针灸治疗，可能已促进了大脑的调节功能，激发了肝脏解毒功能的恢复，控制了病情的发展。

阵发性心动过速医案

患者蒙 ×，男，4 岁 1 个月，因反复出现阵发性心动过速已 2 年多，于 1969 年 10 月 15 日晚前来诊治，病史由其母代诉。

1966 年 4 月，患儿 1 岁半时，低烧 3 天，发现咽部有白膜，经医院体检，白膜已覆盖左侧扁桃体，并向外延伸至悬雍垂，心率整齐，约为 140 次 / 分，无杂音，肝在右肋下 1 cm 扪及，诊断为咽白喉、中毒性心肌炎。当日肌注白喉抗毒素 4000 单位，口服泼尼松 1 周，并用青霉素、红霉素等治疗，咽白喉脱落，好转出院。但抵抗力较弱，心率快，一般为 140～160 次 / 分，进食少，兼有扁桃体炎，用抗生素数天即愈。1969 年 4 月 25 日患麻疹，发热数天，服中药 1 周逐渐好转。此后，患儿常有上呼吸道感染症状，易疲乏，不爱活动，欲吐，食欲不振。近半年来。患儿心前区逐渐隆起，左胸变形，心尖搏动明显，无猫喘，心界向左扩大至锁骨中线外 2 cm，心率如前。7 月 15 日心电图检查：心率 153 次 / 分，P-R0.13 秒，QRS 0.08 秒，结论：①窦性心律过速；②左心室肥厚 + 损害。X 射线胸部透视：整个心脏增大，经 ×× 医院会诊，认为无特殊治疗，因无心衰不做处理。7 月 27 日因发热咳嗽，诊断为气管炎住院。第四天（即 8 月 1 日）出现呼吸短促，心率加快，熟睡时 140 次 / 分，肝大 2 横指等心力衰竭症状，给服地高辛治疗，2 天内给 0.6 mg/ 天，饱和后用 0.1 mg/ 天，作维持量。同时用泼尼松 15 mg/ 天，大量维生素、氯化钾等治疗。4 天后心衰改善，心率在熟睡时减慢至 87～100 次 / 分，心衰改善后加用卤碱 3g/ 天。用地高辛治疗 10 天后停药，泼尼松逐渐减停。8 月 18 日出现阵发性心动过速，心率 200 次 / 分以上，面色苍白，呕吐，精神差，食欲锐减，再用地高辛 0.1 mg/ 天，治疗 2 天无效，转 ×× 医院治疗。心电图检查结论：①窦性 + 异位心率；②窦性心动过速（160 次 / 分）；③室上性心动过速（200 次 / 分）；④心肌损害。

　　入院检查：一般情况好，体温正常，无发绀，心界向左扩大同前，心音规则，有力无杂音，两肺清晰，肝脏右肋下 1 cm，质软，脾未触及。入院后用地高辛 0.6 mg，2 天后饱和，用 0.15 mg/ 天，作维持量。持续 26 天后，出现传导阻滞，地高辛中毒停药。停药后，传导阻滞逐渐消失，加大激素量用泼尼松 20 mg/ 天，心率维持在 100～120 次 / 分（熟睡时），一般情况稳定。住院 1 个月出院，未再用洋地黄类药物。出院后，仍用泼尼松治疗，逐渐减量，用地塞米松 1 mg/ 天，分 4 次服。熟睡时心率仍在 100～120 次 / 分。2 周后，10 月 10 日起，心率又逐渐加快，11 日又出现阵发性心动过速症状，与上次发作一样。10 月 12 日住院治疗，用新斯的明，上午 0.2 mg 肌内注射 1 次，下午 0.3 mg 肌内注射 1 次。次日清晨又肌内注射 1 次，无效。13 日下午又开始服地高辛 0.55 mg，2 天内饱和，后用 0.125 mg 维持量。随后又服中药、针灸治疗，第三天阵发性心动过速减少。

针灸前检查：患儿发育正常，眼、鼻、耳、口腔各器官无异常，颈动脉波动明显，左胸较右侧隆起，心界向左扩大，心率130次/分，做轻微的两臂伸屈运动20秒钟后，心率增至180次/分，心律齐，无杂音，两肺无特殊，肝在肋下约1 cm，脾未触及，皮肤划痕试验阳性，四肢及脊柱正常，腹壁反射敏锐，膝腱及跖反射正常，左侧较敏感。

针前出现频繁的心动过速，间隔5分钟即可出现3分钟，小孩心情急躁，睡眠差，食欲明显减退。

针灸治疗计划具体如下：

1. 第一疗程

第一次，针足三里（右），"抑Ⅱ"；灸合谷，温和灸5分钟。

针灸后心率由180次/分减至136次/分。

第二次，针足三里（左）、曲池透少海（左），"抑Ⅱ"。

针灸后心率由154次/分减至132次/分。

第三次，针足三里（双）、曲池透少海（右），"抑Ⅱ"。

针灸后心率由152次/分减至136次/分。

第四次，针上巨虚（双），"抑Ⅱ"。

针灸后心率由154次/分减至130次/分。

第五次，针四渎（双）、光明（右），"抑Ⅱ"。

针灸后心率由164次/分减至150次/分。

第六次，针支沟（双）、光明（左），"抑Ⅱ"。

针灸后心率由148次/分减至140次/分。

第七次，针大杼（双），"抑Ⅱ"。

针灸后心率由152次/分减至132次/分。

第八次，针风门（双），"抑Ⅱ"。

针灸后心率由152次/分减至130次/分。

第九次，针肺俞（双），"抑Ⅱ"。

针灸后心率由152次/分减至130次/分。

第十次，针厥阴俞（双），"抑Ⅱ"。

针灸后心率由 136 次 / 分减至 124 次 / 分。

第十一次，针心俞（双），"抑Ⅱ"。

针灸后心率由 132 次 / 分减至 124 次 / 分。

第十二次，针膈俞（双），"抑Ⅱ"。

针灸后心率由 144 次 / 分减至 132 次 / 分。

经以上第一疗程针灸治疗后，心率显著好转，阵发性心动过速出现次数减少，精神较前好转，食欲及睡眠均有改善。

2. 第二疗程

第一次，针足三里（右）、曲池透少海（左），"抑Ⅱ"。

针灸后心率由 144 次 / 分减至 132 次 / 分。

第二次，针足三里（左）、曲池透少海（右），"抑Ⅱ"。

针灸后心率由 132 次 / 分减至 112 次 / 分。

第三次，针大杼（双）、外关透内关（左），"抑Ⅱ"。

针灸后心率由 134 次 / 分减至 124 次 / 分。

第四次，针阳陵泉（双）、外关透内关（右），"抑Ⅱ"。

针灸后心率由 130 次 / 分减至 116 次 / 分。

第五次，针风门（双），"抑Ⅱ"，灸胃俞（双），温和灸各 10 分钟。

针灸后心率由 136 次 / 分减至 120 次 / 分。

第六次，针肺俞（双）、合谷（右），"抑Ⅱ"。

针灸后心率由 128 次 / 分减至 106 次 / 分。

第七次，针厥阴俞（双）、合谷（左），"抑Ⅱ"。

针灸后心率由 124 次 / 分减至 108 次 / 分。

第八次，针心俞（双）、上巨虚（右），"抑Ⅱ"。

针灸后心率基本同前。

随后，又针膈俞（双）、灸脾俞（双）各 5 分钟；针阳陵泉（双）、外关透内关（左）……

经过针灸后已无阵发性心动过速，心率明显减慢至 98 ～ 100 次 / 分，睡眠好转，面色较前红润，精神饱满。随后又继续针灸治疗 1 个疗程。

按：此例显然是由白喉杆菌的外毒素造成的心肌损害，已演变成慢性心肌炎，是比较难治的。治疗上常用肾上腺皮质激素、辅酶 A 与三磷酸腺苷，但不一定有效。患儿曾用此类药物，但无持续效力，经针灸治疗，表明针灸有优于或至少等同于这类药物的作用，且无副作用。针灸治疗的作用是在神经系统的主导下达到的。此病例表明，针灸不仅能治疗机能性疾病，对于器质性疾病，也能有良好作用。

再生障碍性贫血医案

患者黄 ××，女，32 岁，因腹泻反复使用金霉素，导致再生障碍性贫血近 6 年，于 1976 年 3 月 3 日到朱琏老师家中就诊。

患者原是运动员，身体健壮，平素月经正常。1964 年 5 ～ 7 月，反复腹泻，每次均服用金霉素，7 月下旬来月经，血量很多，8 月 18 日来月经后，脸色变黄，全身出现小块紫斑，稍活动就头晕眼花，全身无力。经 2 个医院抽血及抽骨髓检查，诊断为再生障碍性贫血，先后住院四五次，最短为一两个星期，最长达 15 个月。除服用中西药外，还经常靠输血来维持。刚住院时，1 星期输 2 次，每次输 200 ～ 300 mL，半年后 1 星期或 10 天输 1 次，病后 15 个月时，20 天左右输 1 次，不输血就维持不了。出院后，2 ～ 4 个月输 1 次血，前来针灸时已有 7 个月未输血。有时头晕、头痛、眼花、易心慌，全身出现紫斑，尤以小腿部常见，全身疲乏，四肢无力，食欲不振，睡眠不佳，易醒，尿频数，尤以夜间为甚。

14 岁月经初潮，约每月 1 次，每次两三天，最近月经每月 1 次，每次两三天，呈粉红色。婚后妊娠 3 次，1 次剖宫产、1 次人工流产、1 次顺产。1966 年以前，每年患 1 次疟疾，连续数年。此外，既往无其他病症。

检查：全身皮肤发黄，巩膜稍黄，结膜及嘴唇、齿龈均苍白，指甲黄白，在下肢踝以上双侧均有稀疏而明显的小块紫斑。心脏听诊，心率 104 次 / 分，轻度不规则，偶尔有期前收缩。脉象：浮数而无力。腹软，无压痛，肝脾未触及。皮肤划痕试验阴性。

针灸治疗记录：

1. 第一疗程

按先后次序运用。

针足三里（右），"抑Ⅱ"；灸足三里（左），温和灸7分钟。

针肩井（双），"抑Ⅱ"；灸大椎，温和灸10分钟。

针足三里（左）、支沟（左），"抑Ⅱ"；灸足三里（右），温和灸10分钟。

针新设（双），"抑Ⅱ"；灸大椎，温和灸10分钟。

针大杼（双），"抑Ⅱ"；灸身柱，温和灸10分钟。

针合谷（双），"抑Ⅱ"；灸大椎，温和灸10分钟。

针新设（双），"抑Ⅱ"；灸大椎，温和灸10分钟。

针新设（双），"抑Ⅱ"；灸崇骨，温和灸10分钟。

针太阳（双），"抑Ⅱ"；灸大椎，温和灸10分钟。

针大杼（双），"抑Ⅱ"；灸大椎，温和灸10分钟。

针脾俞（双），"抑Ⅱ"，灸悬枢，温和灸10分钟。

针手三里（双），"抑Ⅱ"；灸大椎，温和灸10分钟。

针外关（双），"抑Ⅱ"；灸大椎，温和灸10分钟。

针肩中俞（双），"抑Ⅱ"；灸陶道，温和灸10分钟。

经上述第一疗程治疗后，睡眠较前好转，头晕头痛较前减轻，食欲增加，紫癜部分消失，但又有新的出现。针灸6次后，3月15日红细胞 144×10^4 个 /mm^3，血红蛋白 4.5g/（100 mL），白细胞 2550 个 /mm^3，淋巴细胞百分比 21%，分叶核 78%，血小板 6×10^4 个 /mm^3。第一疗程针灸完，红细胞 164×10^4 个 /mm^3，血红蛋白 5.5g/（100 mL），白细胞 3450 个 /mm^3，淋巴细胞百分比 62%，分叶核 37%，血小板 9×10^4 个 /mm^3。

2. 第二疗程

针法用抑制法二型手法，灸法用温和灸10分钟。

针肾俞（双）；灸命门。

针足三里（双）；灸身柱。

针上巨虚（双）；灸身柱。

针肩中俞（双）；灸大椎。

针太阳（双）；灸身柱。

针新设（双）；灸陶道。

针风门（双）；灸崇骨。

针肾俞（双）；灸脊中。

针大杼（双）；灸大椎和命门。

第二疗程后，头痛头胀情况已很少，且程度很轻，心慌减轻，食欲增加，身体较前有力，疲乏感减轻，睡眠好转，大便正常，尿次数减少，精神较前舒畅，可做轻微劳动。月经颜色鲜红，血量均匀。体检：脸色较前好转，嘴唇、结膜较前稍红，巩膜已无黄染，脉搏82次/分，小腿紫斑消失。

3. 第三疗程

着重调理胃肠功能，针法同前。

针肝俞（双）；灸胆俞（双）。

针胆俞（双）；灸脾俞（双）。

针脾俞（双）；灸胃俞（双）。

针胃俞（双）；灸三焦俞（双）。

针三焦俞（双）；灸肾俞（双）。

针肾俞（双）；灸气海俞（双）。

针气海俞（双）；灸大肠俞（双）。

随后轮流使用上述穴位，共治疗3个月，病情及全身症状均有显著好转。

按：此例显然是化学因素所致的造血功能障碍，是比较难治的病症，又是一种慢性病。所以，朱琏老师以保健与调整胃肠机能为基础，取穴配方以固本着手，用了胃俞、脾俞与大肠俞等穴。同时为激发骨髓的造血机能而用了崇骨、大椎与身柱等穴，并达到了效果。此例又一次表明针灸可以治疗器质性疾患，无论是细菌性的中毒或化学性的中毒所造成的机体损害，也不论损害在哪一个系统，针灸治疗都可以有效果。这个效果绝不是针灸直接作用于受损部位就能达到的，而是在高级中枢神经系统的统一调整下，才能获得的结果。

胸锁乳突肌炎医案

　　患者张××，男，9岁，于1970年8月28日在其母亲带领下来到朱琏老师家中就诊。其母代诉：患孩右侧颈部肿胀、发痒、疼痛已1个多月，吃饭、吞咽无妨碍。

　　检查：右侧颈静脉无异常，胸锁乳突肌发硬，中部肿胀如半个鸡蛋大，与左侧比较明显肿大，肿处有压痛，甲状腺无异常。

　　诊断：右侧胸锁乳突肌炎。

　　针灸治疗记录：

　　第一阶段，"抑Ⅱ"。针肩井（右），针后患部压痛消失；随后针完骨（右）、肩中俞（右）；针翳风（右）、肩井（右）；针足三里（双）、极泉（右）。

　　针4次后，右颈前区肿胀较前缩小，两头缩短，压痛已大减。

　　第二阶段，手法同上。针天牖、天容，配商丘或合谷；针新社、新设（右），配外关、肩中俞；灸璇玑、崇骨。

　　针灸7次后复查，患部在长度上缩减1.5 cm，在宽度上缩减1 cm，质较前软。

　　第三阶段，按以上治疗，轮流取穴。

　　针9次后检查，吹口哨时只微微隆起，比原先几乎小了一半。

　　随后又治疗了11次，都是采用局部和远距离相结合的取穴方法，针肩井（右）配鹤顶；针大杼、缺盆配鹤顶；针天柱配曲池。有时也单纯局部取穴，针肩井配新设，针翳风配巨骨、灸肺俞（双）；或单纯取远端穴位，针合谷配手三里，针足三里配手三里。

　　经过24次针灸治疗，肿胀疼痛消失告愈。

乳腺囊性增生医案

　　患者谭××，女，37岁，因两侧乳腺肿大1个月，于1969年10月3日到朱琏老师家要求给予诊治。

患者自述 1969 年 9 月 4 日和 24 日先后各来 1 次月经，血量少，天数亦少。这两次月经前后，两乳发现肿胀。9 月上旬右乳先肿，自觉有下坠感，发展很快。21 日发现左乳也肿大，不痛，只觉得局部有些发热，骑自行车时有震动痛，举臂时觉得腋下及两臂内侧不适。

患者既往身体不胖，健康。已生育一女孩，产后发生输卵管囊肿，1964 年行手术摘除。大便稍干，经常两三天 1 次。

检查：两乳皮肤不红，右乳肿胀较明显，比左乳大而下垂，左乳扁平，两侧乳晕深黑色，均无压痛。

针灸治疗记录：

1969-10-03，针肩井（双），"抑Ⅱ"；针大肠俞（双），"兴Ⅱ"。

两种手法结合运用，目的是既要抗炎，也要促进机能，以消肿通便、疏通乳腺。

1969-10-04，针秉风（双），"抑Ⅱ"，针气海俞（双），"兴Ⅱ"。

乳房肿块大为消退，骑自行车时已觉轻松，大便正常。检查见乳腺肿胀范围缩小，下垂情况减轻。

1969-10-05，针肩中俞（双），"抑Ⅱ"，针肾俞（双），"兴Ⅱ"。

1969-10-06，针大杼（双），"抑Ⅱ"，针三焦俞（双），"兴Ⅱ"。

1969-10-07，针足三里（右）、极泉（双）、膻中，"抑Ⅱ"。

以上穴位后续轮流使用。

12 月后按以下方案治疗：

针肩井（双）、曲池（双），"抑Ⅱ"；针秉风（双）、新义（双），"抑Ⅱ"；针条口（双）、极泉（双），"抑Ⅱ"；针秉风（双）、支沟透间使（左），"抑Ⅱ"；针膻中、外关透内关（双），"抑Ⅱ"；针足三里（双）、肾俞（双），"抑Ⅱ"。

以上治疗以 10 天为 1 个疗程，第一疗程连续治疗 8 天休息 2 天，第二、第三疗程每 2 天针灸 1 次。

经过 3 个疗程的针灸治疗，两乳的肿块完全消失。

按：此例运用抑制法二型手法，取局部和临近穴位，以直接消炎止痛，因考虑患者大便秘结对乳部炎症的影响，采用兴奋法以促进肠道机能通便。这种情况表明远距离取穴，通过高级中枢神经系统和自主神经的调整作用，也可以达到相同的治疗效果。

先天性巨结肠医案

患者张××，男，4岁，出生后5个月时出现大便异常。于1969年10月8日在其父亲带领下来到朱琏老师家，请求朱琏老师给予诊治。病史由其父代诉：

患者出生5个月时，腹泻4天，出现脱水昏迷，住进××医院治疗。后又因不吃不拉，经医生检查怀疑为肠梗阻，即行手术，但未发现任何疾病。此后肚子胀大，大便秘结，多数是隔一两天大便1次，有时每天1次，但仅拉1粒如白果大小的青黑色硬便。有时拉稀，1天三四次，色黄，量比硬便多十几倍，便后肚子痛，立即有肠鸣和呕吐症状。1967年，每1个多月灌肠1次。1968年8月开始，无大便时常出现呕吐、腹痛等症状，每两天就需灌肠，拉出稀便，色黄。1969年6月以后很少灌肠，不消化时吃些西药，能吃饭，不吐，能放屁，每天有一点大便，但每次大便时很费力。6月5日从早晨5:00到傍晚，拉了3次，黄昏带去医院诊治。服药后呕吐。6日早上又吐了2次，呕吐物有少量饭菜。每次出现拉多量黄色稀便、腹痛、呕吐之前，均先出现口臭。最近已不灌肠，如有腹痛不适，即吃些药，每天拉一点，都是青黑色颗粒状的硬便，最大的有拇指头粗，约3 cm长。

检查：营养不良，较瘦，左侧扁桃体肥大，如蚕豆大，体温37.8 ℃，心率134次/分，心律齐，无杂音，肺呼吸音正常，肝脾未扪及，腹部反射左侧迟钝，左侧提睾反射较敏感。钡餐灌肠检查：钡剂容易灌入，直肠大小正常，乙状结肠段呈局限性狭窄，肠腔最大仅能扩展至小指头大，无蠕动波，结肠各段均扩大，直径6～7 cm，蠕动波强，符合先天性巨结肠。

针灸治疗记录：

1969-10-08，体温37.8 ℃，脉搏134次/分，便秘，针前先在腹部揉按。

针足三里（左），"抑Ⅱ"；灸大肠俞（双），温和灸各7分钟。

1969-10-09，体温 36.5 ℃，脉搏 116 次 / 分，昨日针灸后已大便 1 次。

针环跳（双），"抑Ⅱ"；温和灸腰阳关 8 分钟；针后仰卧，在腹部顺时针揉按 3 次。

1969-10-10，其母代述：昨天针后，大便两次，便量与大便粗细均大于前。

针秩边（双），"抑Ⅱ"；灸大肠俞（双），温和灸各 8 分钟；针后按摩。

1969-10-13，针前大便 1 次，青灰色便，心率 124 次 / 分，过去吃西瓜即患病，昨天吃未见患病。

针大肠俞（双），"抑Ⅱ"；灸腰阳关，温和灸 8 分钟；针后按摩。

1969-10-14，这两天每天大便 1 次，量多，有 2 节。

针环跳（双），"抑Ⅱ"，灸腰阳关，温和灸 8 分钟；针后按摩。

1969-10-15，大便 2 节，带青灰色，不硬。

针足三里（左）、支沟（右），"抑Ⅱ"。

1969-10-16，大便 2 节，带青灰色，不硬。

针足三里（右）、支沟（左），"抑Ⅱ"。

1969-10-17，大便量已较多，转为黄色。

针上巨虚（双）、曲池（右），"抑Ⅱ"。

1969-10-18，大便 3 次，量多色黄。

针条口（双）、曲池（左），"抑Ⅱ"。

1969-10-19，大便 2 次，量多色黄条便。

1969-10-20，针四渎（双），"抑Ⅱ"。

1969-10-21，大便较多，色黄条便，量与粗细大小比过去大几倍。

针腹结（左），"抑Ⅱ"。

1969-10-22，针足三里（双）、支沟（右），"抑Ⅱ"；灸大肠俞（双），温和灸各 7 分钟。

1969-10-24，早晨大便 1 次，青黄色软便，呈条状。

针上巨虚（左），"抑Ⅱ"；针曲池（右），"兴Ⅱ"，灸气海俞（双），温和灸各 10 分钟。

1969-10-25，针条口（双），"抑Ⅱ"；手三里（双），"兴Ⅱ"。

随后按以上穴位及手法，每日针灸治疗 1 次，10 天为一疗程，作有计划治疗。疗程结束后休息 3～5 天。一直治疗至 1970 年 4 月下旬，患儿的大便正常，食欲增加，精神良好，腹胀已减轻，放屁多。

按：小儿先天性巨结肠是难治之症，有人认为是乙状结肠与直肠相交处肠壁肌层内的 Auerbach 氏神经丛的神经节细胞减少或缺失之故，由于这种先天性的发育缺陷，致肠管功能发生障碍，肠的正常蠕动运动至此部分时，粪便不能通过这一部分肠腔而聚集于其上端，便出现便秘与结肠扩张，形成巨结肠。

以往治疗依靠手术，但死亡率高、术后并发症较多。为寻找能改善此段肠管功能使粪便通过顺畅的治疗方法，医学界一直在努力着。朱琏老师运用针灸良性刺激，结合腰骶部、腹部、四肢有关调节肠道功能的神经结构所处的穴位和手法操作，并配合在腹部循结肠的走向进行按摩，使患儿大便通畅、食欲增加、腹胀减轻、腹围缩小、精神好转。经过半年的针灸治疗，终于使全部症状消失，达到治疗此病的目的。

风湿热医案

患者李 ××，男，18 岁，大学生。因风湿热伴肛门附近脓肿，于 1962 年 1 月 19 日请朱琏老师带上我和刘显奇前往 ×× 医院会诊。

患者于 1961 年突发高烧，伴有鼻塞、流涕，诊断为感冒，经服阿司匹林后症状减轻，但未消除，体温反复出现在 37.5 ℃左右，后入院用青霉素和阿司匹林仍未能控制，曾拟诊上颌窦炎而进行穿刺抽液检查，期间又出现两侧小腿僵硬、疼痛，左小腿、右手掌心发现有 1 cm×1 cm 小紫色斑块，轻度压痛，两小腿内侧有米粒大的皮下小结节，触动痛。确诊为风湿热。经服大剂量阿司匹林，同时应用青霉素、泼尼松，症状及体征迅速消失。减少泼尼松治疗后，病情曾一度反复，血沉 36～38 mm/h，后又增至 78 mm/h，伴心前区闷胀，轻微隐痛。更改治疗方案后，血沉降至 19 mm/h。于当年 10 月 26 日，因感胸闷、食欲不振入院，医生检查发现：两肘、膝关节部皮肤有红色结节，心脏有轻度杂音，X 射线检查发现左心室丰满，主动脉弓延长。心电图提示：左心室高电压。血沉 26 mm/h，白细胞增高。仍诊断为风湿热，继续服水杨酸钠配合青霉素治疗。住院期间肛门附近发现一圆形肿块，压痛明显，给予局部热敷、坐浴，处理后结节穿破，流出脓液。治疗上停用激素、水杨酸钠，改服阿司匹林，肛门溃破处按外科一般脓肿处理。1961 年 5 月患过牙痛。

会诊检查：患者发育正常，营养中等，瞳孔左右对称，对光反射灵敏，两侧相等，但瞳孔较常人稍大，阴暗处更明显，心脏听诊有收缩期杂音，运动后心律轻度不齐，脉缓细而浮。神经系统检查未发现病理反射。两侧腓肠肌有压痛。肛门附近有一脓肿已穿孔，脓液不多。X 射线片显示主动脉增宽，左心缘丰满，左心室增大。同意该医院诊断为风湿热，肛门附近是一般脓疡。在治疗上，朱琏老师认为主要问题在内科，应内服中药治疗，溃疡处可用艾灸，每次温和灸 15～20 分钟，1天 2 次。局部用灸法可促进组织增生，治疗脓疡效果很好。从 1 月 25 日停用激素、水杨酸钠、核黄素等西药，以内服中药配合针灸治疗。

针灸治疗记录：

1. 第一疗程

用"抑Ⅱ"，每日 1 次。

针足三里（双），"抑Ⅱ"；灸少海（双），温和灸各 7 分钟。

针曲池透少海（左），"抑Ⅱ"；灸命门，温和灸 10 分钟。

针曲池（右），"抑Ⅱ"；灸地机（双），温和灸各 7 分钟。

经过 3 天针灸治疗，体温在 37 ℃以下，脉搏 60 次 / 分，心尖仍有收缩期杂音。心电图提示窦性心律不齐，左室高电压。血沉 12 mm/h，2 小时 30 mm。血常规：血红蛋白 12.2g/（100 mL），红细胞 403×10^4 个 /mm^3，白细胞 5050～5400 个 /mm^3，中性粒细胞百分比 32%～36%，淋巴细胞百分比 39%～42%，嗜酸性粒细胞百分比 22%。X 射线检查见主动脉弓延长，肺部未发现异常。肛门部位脓疡用灸法。

针解溪（双），"抑Ⅱ"；灸中极，温和灸 10 分钟。

针外关透内关（双），"抑Ⅱ"；灸风门（双），温和灸各 10 分钟。

针通里（双），"抑Ⅱ"；灸大赫（双），温和灸各 10 分钟。

复查各项结果：心律不齐消失，左室仍高电压，血沉 9 mm/h，白细胞正常，体温 36.6 ℃。

2. 第二疗程

手法同前。

针足三里（双），"抑Ⅱ"；灸少海（双），温和灸各 7 分钟。

针曲池透少海（左），"抑Ⅱ"；灸命门，温和灸 10 分钟。

针曲池（右），"抑Ⅱ"；灸地机（双），温和灸各 7 分钟。

针解溪（双），"抑Ⅱ"；灸中极，温和灸 10 分钟。

针外关透内关（双），"抑Ⅱ"；灸风门（双），温和灸各 10 分钟。

针通里（双），"抑Ⅱ"；灸大赫（双），温和灸各 10 分钟。

针足三里（双），"抑Ⅱ"；灸内关（双），温和灸各 7 分钟。

针肩井（双），"抑Ⅱ"；灸大椎，温和灸 7 分钟。

复查各项结果：心电图心律齐，窦性心律过缓，左心室高电压，血常规：白细胞 5600 个 /mm³，中性粒细胞百分比 45%，淋巴细胞百分比 30%，嗜酸性粒细胞百分比 24%，单核细胞百分比 1%。体温 37 ℃，血压 107/70 mmHg，脉搏 54 次 / 分。

3. 第三疗程

手法同前。

针足三里（双），"抑Ⅱ"；灸中极，温和灸 10 分钟。

针足三里（双），"抑Ⅱ"；灸关元，温和灸 10 分钟。

针通里（双），"抑Ⅱ"；灸阳陵泉（双），温和灸各 10 分钟。

针大杼（双），"抑Ⅱ"；灸风门（双），温和灸各 10 分钟。

针外关（双）"抑Ⅱ"；灸三阴交（双），温和灸各 10 分钟。

针肩井（左）、合谷（右），"抑Ⅱ"。

针曲池（双），"抑Ⅱ"；灸命门，温和灸 10 分钟。

针通里（双），"抑Ⅱ"；灸三阴交（双），温和灸各 10 分钟。

复查各项结果：心电图心律不齐，左心室稍高电压，血沉 12 mm/h，血常规：红细胞比容 37%，白细胞 6800 个 /mm³，中性粒细胞百分比 39%，淋巴细胞百分比

39%，嗜酸性粒细胞百分比 22%。大便镜检：钩虫卵（+）。

继续以上述手法及取穴进行第四疗程。

治疗后，心电图检查：心律正常，心尖部杂音消失，心率 74 次 / 分。

随后继续进行针灸巩固治疗，灸大椎、陶道、身柱，针胃俞、脾俞、足三里、中脘等穴，增强全身免疫力、改善胃肠功能，同时还配合治疗局部症状。前后共针灸治疗半年之久后，心电图检查：心律恢复正常，血沉正常，血常规正常，风湿热及肛门脓肿均告痊愈。

按：朱琏老师治疗风湿病，一般取用足三里、阳陵泉、曲池透少海、肩中俞、风门、大椎等穴。此例是风湿活动期，治疗上既重视风湿的病因，又着重心脏功能的调理，加用内关、外关、通里、神门等穴，标本兼顾，疗效确切。配合局部施灸，不仅对慢性脓肿有良好效果，而且有助于肉芽组织生长，促进溃疡及瘘管愈合。

月经过多医案

宋 ×× 同志，因长期革命工作繁忙劳累，患上月经过多症，每月经期逾期不止，量多，严重影响工作和生活，希望朱琏老师给予诊治。朱琏老师经详细问诊了解到宋 ×× 同志每个月的经期不是正常的 3 ～ 5 天，而是 7 ～ 8 天，甚至断断续续延至 10 多天才干净。于是，分析说："这可能是因工作紧张，精神负担重，体内中枢神经系统，尤其是内分泌和自主神经系统出现功能失调导致，我们可以用针灸来调整它。"

之后，朱琏老师专门给宋 ×× 同志制订了一个针灸治疗计划，并交给我来执行。

针灸治疗记录：

第一次（在宋 ×× 同志月经来潮的第五天开始），针足三里（双），"抑Ⅱ"；灸关元，雀啄灸 30 下。

第二次，针三阴交（双），"抑Ⅱ"；灸中极，雀啄灸 30 下。

第三次，针地机（双）、合谷（双），"抑Ⅱ"；灸曲骨，雀啄灸 30 下。

第四次，针阴陵泉（双），"抑Ⅱ"；针关元，"兴Ⅱ"。

第五次，针太冲（双），"抑Ⅱ"；针中极，"兴Ⅱ"。

经针灸 5 次后，宋××同志的经水干净。下个月，如法炮制，针灸 3 次后经水即干净。

不孕症医案

患者李××，女，28 岁，已婚。1965 年 2 月 10 日首诊。

主诉：结婚已 8 年，从未怀孕。

现病史：患者 15 岁月经初潮，随后每月月经不规则，周期 10 多天，有时 20 多天，有时 2 个月或半年不等，经期一般 7～10 天，量多，色黑。于 1958 年结婚，1959 年开始在桂林××医院治疗，曾用过当归片、氯化钙、百宁血、甲状腺素及求偶素与孕酮（按周治疗 3 个月）等，停用内分泌制剂治疗则月经不规则，宫颈黏液检查可见典型结晶，显示无排卵月经。医生认为与子宫内淤积有关，予行刮宫术治疗，术后 70 天有来过 1 次月经，后又不来而开始用孕酮。1961 年开始时有腰部胀痛出现，严重时腰痛如折状。1962 年开始，若不用孕酮则月经不来潮，且发现两侧卵巢较大，呈现重度男性化体征，医生诊断为多囊卵巢综合征。于 1963 年 7 月 1 日行两侧卵巢楔形切除。术后曾有月经数次，但周期不规则。至 1964 年初，依然是不用孕酮则月经不来潮。曾予肾上腺皮质激素治疗，亦不见效。1964 年 6 月到上海市××医学院就诊，经按该院建议治疗，效果亦如前。

附上海市××医学院疾病诊断书：

李××同志，因多囊卵巢楔形切除后，迄今月经尚未正常，而来上海本院检查，检查结果如下：

①阴道检查，子宫颈光，子宫体中位大小正常活动，无明显块物，正常盆腔。

②基础体温单相型，无排卵现象。

③阴道脱落细胞，伊红细在 14%～59%，中度雌激素水平。

诊断：功能性子宫出血病，无排卵。

建议：

①雌激素及黄体酮（孕酮）周期疗法 3 次。

②支持疗法加甲状腺素。

医生意见供作参考。

上海市 ×× 医学院妇产科医院

1964 年 6 月 20 日

朱琏老师详细了解李 ×× 同志的病情并做了检查后，专门为其制订针灸治疗方案，请她到南宁市北宁街 7 号南宁市针灸门诊部找我给予针灸治疗。该治疗方案如下：

第一次，针足三里（双），"抑Ⅱ"；灸曲池（双），温和灸各 10 分钟。

第二次，针三阴交（双），"抑Ⅱ"；灸关元穴，温和灸 10 分钟。

第三次，针地机（双），"抑Ⅱ"；灸中极穴，温和灸 10 分钟。

第四次，针阴陵泉（双），"抑Ⅱ"；灸曲骨穴，温和灸 10 分钟。

第五次：针太冲（右）、合谷（左），"抑Ⅱ"；灸水道穴（双），温和灸各 10 分钟。

第六次，针太冲（左）、合谷（右），"抑Ⅱ"；灸归来穴（双），温和灸各 10 分钟。

第七次，针肾俞（双）、阳陵泉（右），"抑Ⅱ"；灸腰阳关穴，温和灸 10 分钟。

第八次，针上髎（双）、阳陵泉（左），"抑Ⅱ"；灸命门穴，温和灸 10 分钟。

第九次，针气海俞（双）、交信（右），"抑Ⅱ"；灸次髎穴（双），温和灸各 10 分钟。

第十次，针关元俞（双）、交信（左），"抑Ⅱ"；灸三焦俞（双），温和灸各 10 分钟。

我按照朱琏老师的针灸治疗计划实施治疗，反复进行 1 个多月后，患者月经逐步趋向正常，3 个月后回原单位工作。

1968 年 2 月 15 日，我出差到柳州，遇见李 ×× 同志的姐姐，问及李 ×× 同志的近况，其姐告知："经你针灸治疗回去，连续几个月月经都是正常的，过后不久她就怀孕并生下一男孩，现已 1 岁多了。实在要感谢你们了。"我听后，感到很高兴。回邕后，向朱琏老师谈及此事，老师亦非常欣慰。

前列腺炎医案

一、医案1

霍××同志，男，26岁。因患前列腺炎，经服药、打针、外用等多种治疗后效果欠佳，要求我给予针灸治疗。我详细了解病情并做了必要的检查后，对霍××同志说："您这泌尿生殖系统的病，既然药物治疗效果欠理想，我们可以用针灸治疗试试，大家共同努力吧！"

霍××同志的针灸治疗计划如下：

第一次，针三阴交（双），"抑Ⅱ"；灸关元，温和灸10分钟。

第二次，针阴陵泉（双），"抑Ⅱ"；灸中极，温和灸10分钟。

第三次，针地机（双）、归来（双），"抑Ⅱ"；灸曲骨，温和灸10分钟。起针时以迅速抖出法起针。

经针灸2次后其下腹部坠胀感有所减轻，解小便亦稍顺畅。

第四次，针气海俞（双）、太溪（左），"抑Ⅱ"；灸关元俞（双），温和灸10分钟。

第五次，针上髎（双）、太溪（右），"抑Ⅱ"；灸阳关，温和灸10分钟。

第六次，针次髎（双），"抑Ⅱ"；中极，"兴Ⅱ"；灸肾俞（双），温和灸10分钟。

经上述连续6天的针灸治疗后，霍××同志的前列腺炎有了很大的好转。因工作关系，后来的针灸治疗虽然不是连续性，也能隔1～2天或几天进行针灸治疗巩固一下效果。几年后，我已回朱琏老师身边学习和工作了，该同志亦已结婚，先后生育了2个男孩，身体健康，家庭幸福。这是后来其同单位工人师傅代为转告的佳音，本人为他感到高兴。

二、医案2

1965年7月，王××同志，因患前列腺炎，尿急、尿痛、小便后有余滴，小腹部及会阴部胀痛不适，曾经中西药多方治疗，效果不理想，而转请朱琏老师给予针灸治疗。朱琏老师详细地了解王××同志的病情及医院所做的检查和用药情况后，专门为王××同志制订了一个针灸治疗计划，并交给我去执行。

王××同志的针灸治疗计划如下：

第一次，针足三里（双），"抑Ⅱ"；灸关元，温和灸10分钟。

第二次，针三阴交（双），"抑Ⅱ"；灸中极，温和灸10分钟。

第三次，针阴陵泉（双），"抑Ⅱ"；灸曲骨，温和灸10分钟。

第四次，针地机（双）、归来（双），"抑Ⅱ"；灸气海，温和灸10分钟。

第五次，针肾俞（双）、太冲（右），"抑Ⅱ"；灸上髎（双），温和灸各10分钟。

第六次，针次髎（双）、太冲（左），"抑Ⅱ"；灸腰阳关，温和灸10分钟。

第七次，针中髎（双）、太溪（左），"抑Ⅱ"；灸命门，温和灸10分钟。

第八次，针膀胱俞（双）、太溪（右），"抑Ⅱ"；灸关元俞（双），温和灸各10分钟。

第九次，针阴陵泉（双）、曲池（双），"抑Ⅱ"；灸中极，温和灸10分钟。

第十次，针曲骨、关元，"抑Ⅱ"；灸归来（双），温和灸各10分钟。

以上10次为1个疗程，疗程结束后，可休诊3～4天，然后，视病情再行下一疗程的治疗。若无特殊情况，上述计划亦可轮番使用1～2次。

经上述治疗3个月后，病情已明显好转，下腹部胀痛及尿频、尿痛症状均已减轻。

三、医案3

于××同志，经朱琏老师介绍于1970年11月25日前来初诊。患者于1961年发生前列腺炎，右胯部痛引起下腹部痛、会阴部胀，反复发作。针前予前列腺分泌液化验：碱性，脓球++，白细胞++。

朱琏老师的治疗计划如下：

第一次，针足三里（双），"抑Ⅰ"，初诊考虑先予增加补体。

第二次，针曲池透少海（双），"抑Ⅰ"。

第三次，针三阴交（右）、支沟（左），"抑Ⅰ"。

第四次，针三阴交（左）、支沟（右），"抑Ⅰ"。

第五次，针新设（双），"抑Ⅱ"；灸命门，温和灸10分钟。

休诊1天。针灸5次后，睡眠改善，尿频数、量少淋漓现象没有了。

第六次，针足三里（双），"抑Ⅰ"（增强白细胞吞噬能力）；针关元，"兴Ⅱ"；灸三阴交（双），温和灸各 7 分钟。

第七次，针阴陵泉（双），"抑Ⅱ"；针中极，"兴Ⅱ"。

第八次，针地机（双），"抑Ⅱ"；针归来（双），"兴Ⅱ"。

第九次，针三阴交（双），"抑Ⅱ"；灸阴陵泉（双），温和灸各 7 分钟。

第十次，针曲池透少海（右）、悬钟（左），"抑Ⅰ"（继续增强白细胞吞噬能力、提高免疫力）；针关元，"兴Ⅱ"。

第十一次，针曲池透少海（左）、悬钟（右），"抑Ⅰ"；针中极，"兴Ⅱ"。

休诊 1 天。

第十二次，针环跳（右），"抑Ⅰ"；针三焦俞（双），"抑Ⅱ"。

第十三次，针环跳（左），"抑Ⅰ"；针肾俞（双），"抑Ⅱ"。

经针灸治疗 13 次，病情已大有改善。

第十四次，针足三里（双），"抑Ⅱ"；灸中极，温和灸 10 分钟。

第十五次，针上巨虚（双），"抑Ⅱ"；灸归来（双），温和灸各 10 分钟。

第十六次，针新设（双），"抑Ⅰ"；灸大椎，温和灸 7 分钟。

第十七次，针肩中俞（双），"抑Ⅰ"；灸陶道，温和灸 7 分钟。

自此，患者的临床症状已基本消除。再次复查前列腺分泌液化验正常。

神经症综合调治医案

一、医案 1

患者李××，女，33 岁，依据广西桂林 ×× 医院病历的诊断：两眼近视、散光，调节衰弱。冯 ×× 同志代其与朱琏老师面谈，反映具体情况。

1964 年 11 月 8 日，朱琏老师为李 ×× 同志制订的针灸治疗计划如下：

第一天，针新设（左），"抑Ⅰ"，感觉由局部渐渐放散到肩部、耳后、枕部，争取到达前额；取右侧卧位，灸光明（双），温和灸各 10 分钟。

第二天，针新设（右），"抑Ⅰ"，感觉由局部渐渐放散到肩部、耳后、枕部，争取到达前额；取左侧卧位，灸光明（右），温和灸 10 分钟。

第三天，针曲池透少海（双），"抑Ⅰ"，感觉由局部渐渐放散到前臂桡侧手指以及尺侧无名指与小指，甚至可达腋下。取仰卧位。

第四天，针四白（双），"兴Ⅱ"，感觉由局部渐渐放散到颊部、鼻部（争取入眼内）时，即持续轻捻 2～3 分钟，随即起针；取侧卧位或坐位，灸大杼（双），温和灸各 10 分钟。

第五天，针足三里（双），"抑Ⅰ"，感觉由局部渐渐放散到小腿达脚趾；取仰卧位，轻捻慢提法出针。

第六天，针鱼腰（双），"兴Ⅱ"，感觉达眉弓周围，争取到达眼内，而后轻捻 1～2 分钟即起针；取仰卧位，灸神门（双），雀啄灸各 15 下。

休诊 2 天。

第九天，针风池（双），"抑Ⅰ"，感觉由枕部渐渐放散到耳内，争取到达眼内；取俯卧位或坐位，灸小海（双），温和灸各 10 分钟。

第十天，针光明（双），"抑Ⅰ"，感觉由小腿到达脚趾；取仰卧位，灸印堂，雀啄灸 10 下。

第十一天，针睛明、瞳子髎（双），"兴Ⅰ"，感觉出现后随即轻捻 1～2 分钟，起针以迅速抖出法；取仰卧位，灸光明（双），温和灸各 10 分钟。

第十二天，针列缺（双），"抑Ⅰ"，感觉由局部渐渐放散到手臂及手指；取仰卧位，灸光明（双），温和灸各 10 分钟。

第十三天，针大杼（双），"抑Ⅰ"，感觉由局部渐渐放散到后颈及上背部；取俯卧位或坐位，灸大椎，温和灸 10 分钟，灸完起针。

休诊 1 天。

在计划治疗期间，如有头痛或感冒，可酌情加外关、悬钟等穴，针刺印堂穴可用横刺留针法。

1964 年 11 月 28 日，朱琏老师再次为李 ×× 同志调整针灸治疗计划：

第一天，针阳陵泉（右），"抑Ⅰ"，感觉由局部渐渐沿小腿外侧放散到小指，甚至到达膝以上大腿外侧；取左侧卧位，灸肝俞（双），温和灸各 10 分钟。

第二天，针阳陵泉（左），"抑Ⅰ"，感觉同前；取右侧卧位，灸胆俞（双），温和灸 10 分钟。

第四天，针列缺（右），"抑Ⅰ"，感觉争取达到肘上下及手指；取仰卧位，灸三阴交（双），温和灸各 10 分钟。

第五天，针列缺（左），"抑Ⅰ"，感觉同前；灸阴陵泉（双），温和灸各 10 分钟。

第七天，针新设（双），"抑Ⅰ"，感觉由局部渐渐放散到肩部、耳后、枕部，争取到达前额；取坐位或侧卧位，灸大杼（双），温和灸各 15 分钟。

第九天，针足三里（双），"抑Ⅰ"，感觉由局部渐渐放散到小腿达脚趾；取仰卧位，轻捻慢提法出针；灸肾俞（双），温和灸各 15 分钟。

第十一天，针曲池透少海（双），"抑Ⅰ"，感觉由局部渐渐放散到前臂桡侧手指以及尺侧无名指与小指，甚至可达腋下。取仰卧位。

第十三天，针太阳（双），"抑Ⅰ"，感觉达到颞部或眼内。取仰卧位，灸印堂，雀啄灸 10 下。

第十四天，针四白（双），"兴Ⅱ"；感觉由局部渐渐放散到颊部、鼻部（争取入眼内）时，即持续轻捻 2～3 分钟，随即起针；取仰卧位，起针后灸胆俞（双），温和灸各 15 分钟。

说明：第三、第六、第八、第十、第十二天休诊。

以上治疗计划交由桂林中医院陈德麟医生具体执行。他是 1961 年朱琏老师在桂林举办针灸训练班时的学员。

以下分别是 2 位同志关于李 ×× 同志病情的来信反馈：

朱琏大姐：

您好！我未能把第一批社教搞完，甚感遗憾，您身体好吧？

……

现今李 ×× 同志过去，又麻烦大姐了，她按照您的处方治疗了 3 个疗程，有效果、比以前好，但仍不够稳定。从现在情况来看，针灸是最好的一条出路，她很久就想去找您了，现在也不想再拖了，请百忙之中给她开个处方回来继续进行治疗，就此感谢了！

……

此致

敬礼!

冯××

1965 年 2 月 9 日

敬爱的朱琏老师：

首先让我在这里向您拜年，祝您身体健康。别后瞬间 3 年有余了。自从榕湖搬回中医院来，在院党支部的指示和领导下，工作开展得很顺利，除完成门诊工作外，我也经常出诊，每个月平均有 500 人次左右，多属慢性风湿症，其次是肠胃病和神经衰弱症，感觉对慢性病的疗效率很低，特别是对风湿之类的疾病，多数病久才治的，针灸开始多有明显的好转，甚至有一星期症状就消除的，但过后不久，病又复发，有的复发之后，病情较前严重，继续治之效果尚好，但要全部消除症状尚有困难。我们计划今后着重长期临床观察，但在手法方面，还得朱琏老师您多多指导。

关于李 ×× 同志的病情，通过 3 个疗程的治疗，已有所好转，据主诉：

（1）过去不能对近物久看，看久一些则心里难过、欲吐，现在不戴老花镜亦可久看一些无上症反应了。

（2）原看远一些的事物则模糊不清，现较前清楚。

（3）过去钉 5 个纽扣和剪 10 个指甲都不能坚持，现在可以得心应手。

除以上好转情况外，现尚存在看字久些就接连出现下列情况：

①眼始花；②眉头胀；③眼睛发胀；④再持续看下去则头部太阳穴两侧作病。

自发病以来，眼花症状始终未减，余情况尚好。请朱琏老师有空时予拟治疗计划指导进行为盼。

……

此致

敬礼!

您的学生陈德麟敬上

1965 年 2 月 3 日

1965 年 2 月 10 日下午，李 ×× 同志面见朱琏老师，再重新详细介绍她的病

情如下:

（1）眼睛的症状比以前好多了，平时特别畏光。过去5个纽扣钉不完，现在不仅能钉完，还可以再剪完双手指甲。但看东西不能太久，否则两眼球发胀，同时头顶部发麻，而后两太阳穴开始痛，逐渐可以牵扯到整个后脑痛，剧烈时左侧偏头痛，同时发生呕吐。

（2）月经情况良好，每月均按时来，每次行经5天，第一天较多。因为肾下垂到腹腔（患者肾下垂，已用了3年肾托），每次经期两腿发胀痛甚剧，尤以右腿为甚，似乎整个血液都集中到右腿似的。平时脚不发胀，多走多久坐时会有发胀感。月经来时头痛并不明显（可能腿胀痛之故，压倒了头部痛）。

（3）平时饮食、睡眠还可以，尤其是针灸2个疗程后更好些了，大小便正常。

（4）头晕还是经常的，老觉得头脑不清。

（5）眼睛不适是从去年8月18日开始，头两天因传达一文件熬夜到第二天，发现看不清楚了，两行并一行读，第三天即头痛，开始眼不能视物，头痛时呕吐甚剧。

当时，上海一眼科专家意见：视力降低，左眼斜视，建议最好用针灸治疗，配三棱镜戴，除此之外别无他法。

广西医学院一位教授认为：散光、近视，配镜即可，当时说是调节失衡，后再经检查，也说是斜视。

桂林工人医院一位眼科医生根据情况分析，疑为青光眼，可是桂林没有设备检查。

（6）生育：17岁结婚，第一胎顺产，第二胎（五六十天）流产，第三胎经过安胎后顺产，第四胎流产，第五胎虽安胎但流产（每次一怀孕就流血）；第六胎是葡萄胎，流血5个月，安胎5个月，后来刮宫才知道是良性葡萄胎；第七胎顺产；第八、第九胎都是五六十天就流产，现在进行避孕。

（7）妇科检查：无病，但腰经常痛（可能是肾下垂之故），喝水多点腰就痛。

当天朱琏老师要求李××同志先到南宁市××医院五官科和内科做复查，于1965年2月12日到眼科及神经内科复查结果如下：

李××同志，女，34岁。远视力左右均为1.5～3，近视力左右均为1.2～3（即第十三行还有3个看不见），佩戴眼镜无明显改进。两眼眼球运动正常，无偏位，两侧角膜光点均居瞳孔中央，一角与二角相等，暗室检查无复视，madas镜检查仅稍有偏移，眼底检查无异常，左眼眼压 23 mmHg（正常值）。

意见：①疑为眼结合力减低，轻度稳斜视。

②神经功能症。

③青光眼未排除，经测昼夜眼压差始可确定，但此病目前尚无根据，可能性少。

建议：①针灸治疗。

②做保健操康复。

③内服或注射维生素 B_1、B_{12}。

④神经内科会诊。

宋 ××

1965 年 2 月 12 日

神经内科会诊：

李 ×× 同志，女，34 岁。诉：反复头痛 10 多年，近 6 年来加剧，视力不好，曾多次检查眼科，头痛系阵发性，多在左侧，痛剧有呕吐，无抽搐及冷热感，无高血压病史，常感心跳心慌，睡眠尚好，屡做针灸、电疗等，眼底检查无异常。

体检：Bp100/70 mmHg，一般情况佳，眼外观无特殊，两瞳孔正常，无眼肌麻痹，甲状腺不大，未闻血管杂音，无震颤，心界不大，未闻杂音，心律整齐，心率 80 次 / 分，肺无异常，腹软，肝脾未扪及，无包块，两肾下极清楚，可扪及活动，轻压痛，肾区轻压痛，余无特殊。

诊断：①神经症。

②神经性头痛。

③两肾下垂（重度）。

建议：①继续针灸治疗。

②对症治疗。

③强壮疗法。

④作肾托或肾固定式。

滕 ××

1965 年 2 月 13 日

1965 年 2 月 16 日夜，朱琏老师根据前面 2 次针灸计划治疗的结果，并综合南宁市 ×× 医院眼科、内科检查诊断及目前患者的病情，调整针灸治疗计划如下：

1965-02-17，针新设（双），"抑Ⅰ"，感觉由局部渐渐放散到肩部、耳后、枕部，争取到达前额；取平坐位，灸足三里（双），温和灸各 10 分钟，针完再灸。

1965-02-18，针光明（双），"抑Ⅰ"，手法同上；取仰卧位，灸支沟（双），温和灸各 10 分钟。

1965-02-19，针风池（双），"抑Ⅰ"，感觉由局部渐渐放散到肩部、耳后、枕部，争取到达前额；取平坐位，灸风门（双），温和灸各 10 分钟。如天冷防受凉，可改灸风市穴。

1965-02-20，针肝俞（双），"抑Ⅰ"；取俯卧位，灸胆俞（双），温和灸各 10 分钟。

1965-02-21，针阳陵泉（双），"抑Ⅰ"；针四白（双），感觉由局部渐渐放散到鼻部、眼内；取平卧位，灸印堂，雀啄灸 15 下。

如有头痛，则对症取穴，用抑制法治之。

……

1968 年 2 月 15 日，我出差到柳州遇见李 ×× 同志，谈及其病情并了解近况，李 ×× 同志很高兴地说："1965 年经朱琏老大姐诊治并写了针灸治疗计划带回桂林，继续反复使用 1 年多后，头痛已基本消失了。眼睛视物也基本正常，不影响工作和生活了。真的很感谢！"

二、医案 2

患者张 ××，女，65 岁，河南人。1974 年 6 月 6 日初诊。

主诉：右后枕部跌伤肿痛已 1 个多月，睡眠不佳 40 年。

现病史：患者于 1974 年 4 月 26 日因擦窗时不慎跌下，右后枕部着地，当时即出现茶杯口大小的血肿，无昏迷、肢软及二便失禁现象，即送至 ×× 医院，已出现半昏迷状态。经予服药、输液、血肿外敷、止痛等对症处理，经 1 个多月治疗，至今仍常感头痛，右后枕部血肿已逐渐消退，但仍有麻胀痛同时存在或分散出现。

既往史：1930 年曾患过十二指肠溃疡，已治愈。1973 年 6 月发现右侧三叉神经痛，先见于眼眶、上颌、唇周，近来又见于鼻尖部，现服一种进口药止痛。在战争时期，由于地下工作紧张、危险导致的失眠，睡眠欠佳已有40多年了，近20年来较前加重，现常服数种进口安眠药才能入睡。

体检：表情时而痛苦，右后枕部血肿处还有轻微触痛。右瞳孔稍大，对光反射欠灵敏腹壁反射稍迟钝，皮肤划痕试验（+），跖反射亦迟钝。

诊断：神经症，枕部外伤皮肿恢复期。

针灸治疗记录如下：

1974-06-06，针足三里（右）、新设（右），"抑Ⅰ"。

1974-06-07，昨日针后，睡眠较好，如往常一样，午夜2时醒了1次，约40分钟后还能入睡，直至天亮后才醒。今天中午亦睡了2个小时。甚喜！上午去作脑血流图检查，走路较多后，右枕部仍痛，下午机关同志来探视，谈话多后，仍有疲乏之感。

针足三里（左）、印堂，"抑Ⅰ"。

1974-06-08，针天柱（右）、阳陵泉（右），"抑Ⅰ"。

昨夜睡得尚好，中间未全醒，翻身后又入睡，今天中午未能睡着，右偏头痛。

1974-06-09，针太阳（右）、阳陵泉（左），"抑Ⅰ"。

昨夜睡了5～6小时，今早4点多醒后则未能再入睡，今天中午睡了1个多小时。

1974-06-10，针风池（右）、养老（右），"抑Ⅰ"。

昨晚睡眠稍差，3点多即醒，醒后不能入睡，可能与谈话多、疲劳有关。今天中午睡了1个多小时，头仍痛。

1974-06-11，针攒竹（右）、上巨虚（左），"抑Ⅰ"。

昨夜睡眠尚可，今早5点多醒来，上午做了体育运动，今天中午睡了2个半小时。

1974-06-12，针攒竹（左）、上巨虚（右），"抑Ⅰ"。

昨夜睡得较差，难入睡，服药后头很清醒，后加服雪克那才睡了3个多小时。早上头不清醒，午餐时困，想睡，中午睡了3个多小时，下午较清醒，右枕部有些热感。

1974-06-13，针养老（左）、外关透内关（右），"抑Ⅰ"，温和灸涌泉（双）各10分钟。昨夜睡得尚好，但不太深，早上醒得早些，今天中午睡了2个多小时，头不太痛，有些热感。

1974-06-14，针外关透内关（左），"抑Ⅰ"；温和灸大肠俞（双）、涌泉（双）

各 10 分钟。

昨夜换了一种安眠药，入睡较快，但睡至午夜，被外面的水泥搅拌机响声吵醒，后不能入睡，5 点多解了五六粒硬结便，今天中午未能安睡。

1974-06-15，针环跳（右），"抑Ⅰ"；温和灸神门（双）各 10 分钟。

昨夜睡眠欠佳，醒后不能入睡，今天中午睡了 3 个多小时，有些头晕感，右枕部有些发热感。

1974-06-16，针环跳（左），"抑Ⅰ"；温和灸涌泉（双）各 10 分钟。

昨夜睡眠好些，今天中午睡了 2 个多小时，头晕感仍未消除。

1974-06-17，针合谷（右）、丰隆（左），"抑Ⅰ"；睡前温和灸涌泉（双）各 10 分钟。

昨夜睡眠差些，觉咽喉有痰鸣及痒感，今天中午迷迷糊糊睡了 1 个多小时。

1974-06-18，针合谷（左）、丰隆（右），"抑Ⅰ"；温和灸关元 10 分钟。

昨夜睡眠较好，今天中午亦能睡 2 小时左右，咽喉部已无痰鸣及痒感。

1974-06-19，针风池（右）、环跳（右），"抑Ⅰ"；温和灸三阴交（双）各 10 分钟。

昨夜入睡较快，但睡至午夜，因小便醒后不能入睡，今天上午作按摩时有睡意，中午迷糊睡了一会儿。

1974-06-20，针风池（左）、环跳（左），"抑Ⅰ"。

昨夜睡眠尚好，因蚊虫叮咬数处而醒，今天中午亦睡了 2 个多小时。头不痛，但有些晕。

休诊 3 天。

1974-06-24，针足三里（双），"抑Ⅰ"，温和灸涌泉（双）各 10 分钟。休诊这几天，睡眠尚可，昨夜睡得差些，今天中午睡得好。

1974-06-25，针养老（左）、照海（右），"抑Ⅰ"。

昨夜因右侧足后跟痛而不能入睡，彻夜未眠，今天中午睡了 2 个多小时，精神尚好，头不痛。足跟痛疑为劳损或骨刺。

1974-06-26，针养老（右）、照海（左），"抑Ⅰ"。

昨夜睡至 2 点多，因小便醒后不能入睡，今天中午睡了 2 个半小时，精神及说话较前好。

1974-06-27，针新设（左）、悬钟（左），"抑Ⅰ"；温和灸大肠俞（双）各 10 分钟。

昨夜睡得较好，早上发现左颈肩部肌肉僵硬痛，头颈部转动不了，疑似落枕。已 5 天未解大便，昨天做钡餐全胃肠检查，今天未见钡剂排出。

1974-06-28，针新设（右）、悬钟（右），"抑Ⅰ"；温和灸大肠俞（双）各 10 分钟。

昨夜睡眠较差，睡至午夜 2 点醒后想要排便，后未能入睡，清晨外出散步后解出少量结便，左颈肩部痛已大为减轻，已可转动。

1974-06-29，针印堂、曲池（左），"抑Ⅰ"。

昨夜及中午睡眠均较好，有鼾声。左侧颈肩部僵硬痛已基本痊愈了。

1974-06-30，针攒竹（右）、曲池（右），"抑Ⅰ"。

昨夜睡得不错，今天中午因吃得多些了，午睡时觉得腹胀不适，睡得稍差些。

1974-07-01，针攒竹（左）、阳陵泉（右），"抑Ⅰ"。

昨夜因吃西瓜多些，睡至午夜 3 点多时醒来小便后未能入睡。今天中午腹胀，散步后能睡 2 个小时。

1974-07-02，针养老（右）、阳陵泉（左），"抑Ⅰ"。

昨夜睡眠较好，今天中午亦睡了 2 个多小时，精神较好，说话声音洪亮，头已不痛了。

1974-07-03，针养老（左）、足三里（右），"抑Ⅰ"。

昨夜能较快入睡，睡至午夜因盖得少有些凉而反复未能熟睡，今天中午睡了 2 个多小时。

1974-07-04，针环跳（右），"抑Ⅰ"；温和灸大肠俞（双）各 10 分钟。

昨夜入睡较快，今天中午睡了 1 个多小时。

1974-07-05，针环跳（左），"抑Ⅰ"；温和灸气海俞（双）各 10 分钟。

近来入睡较快，但因尿急而易醒（估计可能与中药利尿消肿有关）。

休诊 2 天。

1974-07-08，针风池（右）、悬钟（右），"抑Ⅰ"。

今天与陈树森主任商定，暂停中药观察。昨夜入睡较快，亦未解小便，中午能睡 2 个小时左右。右枕及耳内痛。

1974-07-09，针风池（左）、悬钟（左），"抑Ⅰ"。

昨夜睡得好，直至凌晨5点多小便，今天中午入睡1个半小时。

1974-07-10，针印堂、足三里（右），"抑Ⅰ"。

停中药后下午大量喝水夜间小便亦不多，说明利尿消肿药对睡眠有影响。昨夜及中午睡得好。耳内及足跟痛。五官科姜泗长主任检查后未见异常。

1974-07-12，针听宫（左）、足三里（左），"抑Ⅰ"。

昨天出现两耳内及耳廓疼痛，呈阵发性，经医生检查后诊断为神经性痛，晚上睡眠尚好，今天中午能睡2个多小时。

1974-07-13，针环跳（左）、听会（左），"抑Ⅰ"。

左耳于突然坐起时疼痛，昨夜睡得较差，今天中午睡了2个小时50分钟。

1974-07-14，针环跳（右）、完骨（左），"抑Ⅰ"。

睡眠尚可，夜间仍易醒，醒后还可以入睡。左耳痛减轻，但说话大声或突然换体位仍疼痛。下完骨针后痛已大减。

1974-07-16，针风池（左）、足三里（左），"抑Ⅰ"。

左耳痛已大减，右后枕也不痛了。睡眠较好。

三、医案3

1974年冬，卓×同志因病住院，希望能采用针灸配合治疗失眠症。我应邀为其诊疗。

经主任和主管医生的详细介绍，并参阅其病历记录后，我初步了解了卓×同志的病情。卓×同志因长期劳累和精神负担较重，引起睡眠欠佳，属于神经症。于是第一次治疗时，我运用抑制法二型手法为卓×同志针足三里（双）、印堂，灸三阴交（双）各10分钟。

卓×同志与朱琏老师是朋友，故当天晚上，我将为卓×同志针灸之事向朱琏老师做了详细汇报，朱琏老师也很关心卓×同志，并为卓×同志写了一个针灸治疗计划，由我具体执行。

具体计划如下：

第一次，针风池、上巨虚（右），"抑Ⅱ"；灸肾俞（双）各10分钟。

第二次，针风池、上巨虚（左），"抑Ⅱ"；灸命门10分钟。

第三次，针三阴交、太阳（双），"抑Ⅱ"；灸神阙 10 分钟。

第四次，针太冲（双）、神庭，"抑Ⅱ"；灸气海 10 分钟。

第五次，针新设、阴陵泉（右），"抑Ⅱ"；灸气海俞（双）各 10 分钟。

第六次，针新设、阴陵泉（左），"抑Ⅱ"；灸腰阳关 10 分钟。

经以上针灸治疗后，卓 × 同志的病情已大有好转，夜间入睡快，醒后还能较快入睡。午休也可以睡上半个多小时。

失眠、皮疹及慢性肠炎综合调治医案

1963 年 8 月 11 日，朱琏老师应邀于晚饭后带上我前往韦 ×× 同志家，为韦 ×× 同志诊病治病。韦 ×× 同志由于近来工作繁忙，过度劳累而引起精神高度紧张，睡眠不好，越晚越睡不着，服用多种安眠药后，效果也不佳，反而出现皮疹和慢性腹泻。朱琏老师详细了解了韦 ×× 同志的病情，并做了必要的检查，摸了韦 ×× 同志的脉搏，看了舌象（稍浮数，舌质红，苔白厚）后说："韦 ×× 同志，您的这几种病症的出现，主要是因工作紧张、劳累，未能按时作息，加上药物的一些副作用，导致您的大脑皮层调节功能暂时失去了平衡，我们用针灸帮助您调整一下怎么样？"韦 ×× 同志马上说："这很好呀！劳您的大驾了！"于是，当晚朱琏老师灸运用抑制法二型手法、缓慢捻进法给韦 ×× 同志针足三里（双）。当针感呈线条状沿韦 ×× 同志的胫前外侧向脚踝、足背和足趾扩散时，朱琏老师还不失时机地将针柄指虚地向左右拨动，这时韦 ×× 同志说这感觉像波浪状从上向下波动，很舒服。留针期间，每隔 10～15 分钟，朱琏老师还要行针一次，以加强刺激，巩固疗效。同时要我为韦 ×× 同志用艾条温和灸三阴交（双），各 10 分钟。起针后，韦 ×× 同志觉得全身轻松舒服。朱琏老师随即建议韦 ×× 同志将安眠药逐渐减量。朱琏老师说："我们用针灸为您治疗观察一段时间如何？我回去后给您制订一个针灸治疗计划，由于您的工作繁忙，每天会议又多，可由韦立富医生利用您的中午或晚上业余休息时间前来为您进行针灸治疗，不至于影响您的工作和休息，时间的约定，请随时电话通知韦医生，您看行吗？"韦××同志当即表示同意。回到家后，朱琏老师立即给韦××同志制订一个针灸治疗计划，具体如下：

第一次，针上巨虚（双）、印堂，"抑Ⅰ"；灸神阙，温和灸15分钟。

第二次，针风池、新设（右）、曲池（左），"抑Ⅰ"；灸气海俞（双），温和灸各10分钟。

第三次，针风池、新建（左）、曲池（右），"抑Ⅰ"；灸神阙，温和灸10分钟。

第四次，针血海、外关（双），"抑Ⅰ"；灸天枢（双），温和灸各15分钟。

第五次，针合谷（左）、太冲（右）、神庭，"抑Ⅰ"；灸关元，温和灸10分钟。

第六次，针合谷（右）、太冲（左）、上星，"抑Ⅰ"；灸气海，温和灸10分钟。

我按照朱琏老师制订的上述治疗计划给韦××同志做了针灸治疗，每次治疗后韦××同志觉身体轻松、舒服，睡眠改善，腹泻已止，大便成形，偶有一日大便两次的，但非水样便，皮疹时有出现，但数量已减少，瘙痒程度亦已减轻，若不用手抓过几分钟，即自行消退。

朱琏老师听了我汇报的情况后，又于9月6日为韦××同志做了如下针灸治疗计划：

第一次，针血海（左）、风市，"抑Ⅰ"；灸上髎（双），温和灸各10分钟。

第二次，灸血海（双），温和灸10分钟；灸皮疹局部，回旋型熨热灸15分钟。

第三次针曲池（双）、环跳（双），"抑Ⅱ"，分两次进针，先针右侧，后针左侧；灸大椎－陶道，回旋型熨热灸10分钟。

第四次，针大杼（双），"抑Ⅱ"；灸大椎，雀啄灸7分钟。

第五次，针上巨虚（双），"抑Ⅱ"；灸手三里（双），温和灸各10分钟。

经过上述针灸治疗后，韦××同志的病情逐渐好转，皮疹在天气炎热时仅偶有出现，睡眠大为改善，腹泻已基本上控制住了。为了巩固和提高疗效，朱琏老师又为韦××同志制订了如下治疗计划：

第一次针养老（双），"抑Ⅱ"；灸液门（双），温和灸各7分钟。

第二次针三间（双），"抑Ⅱ"；灸阳池（双），温和灸各7分钟。

第三次针足三里（右）、外关（左），"抑Ⅱ"；灸中渚（右），温和灸7分钟。

第四次针足三里（左）、外关（右），"抑Ⅱ"；灸中渚（左），温和灸7分钟。

第五次针肩井（双），"抑Ⅱ"；灸曲池（双），温和灸各10分钟

第六次针支沟（双），"抑Ⅱ"；灸合谷（双），温和灸各7分钟。

休诊2天，视情况再进行后续治疗。

国庆节前后，工作繁忙，病情时有反复，又请朱琏老师制订了如下针灸治疗计划：

第一次，针外关（双），"抑Ⅱ"；灸阳池（双），温和灸各7分钟。

第二次，针四渎（双），"抑Ⅱ"；灸液门（双），温和灸各7分钟。

第三次，针合谷（双）、太冲（双），"抑Ⅱ"；灸神门－通里（双），回旋灸各7分钟。

第四次，针阳池（双）、鹤顶（左），"抑Ⅱ"；灸外关（双），温和灸各10分钟。

第五次，针曲池透少海（双），"抑Ⅱ"；灸中渚（双），温和灸各7分钟。

第六次，针外关（双）、犊鼻（左），"抑Ⅱ"；灸养老（双），温和灸各7分钟。

第七次，针合谷（双），"抑Ⅱ"；灸阳陵泉（双），温和灸各10分钟。

第八次，针肩中俞（双），"抑Ⅱ"；灸附分（双），温和灸各10分钟。

第九次，针养老（双）、鹤顶（左），"抑Ⅱ"；灸支沟（双），温和灸各10分钟。

第十次，针四渎（双），"抑Ⅱ"；灸神门－通里（双），回旋灸各7分钟。

休诊1天。

第十一次，针列缺（双）、足三里（左），"抑Ⅱ"；灸中渚（双），温和灸各7分钟。

第十二次，针支沟（双），"抑Ⅱ"；灸阳池（双），温和灸各7分钟。

第十三次，针养老（双），"抑Ⅱ"；灸液门（双），温和灸各7分钟。

第十四次，针三间（双）、梁丘（左），"抑Ⅱ"；灸阳池（双），温和灸各7分钟。

第十五次，针足三里（左）、外关（双），"抑Ⅱ"；灸曲池（双），温和灸各10分钟。

休诊2天后，朱琏老师又于11月3日制订下列针灸治疗计划：

第一次，针梁丘（左）、后溪（双），"抑Ⅱ"；灸神阙，温和灸15分钟。

第二次，针梁丘（右）、中渚（双），"抑Ⅰ"；灸天枢（双），温和灸各15分钟。

休诊1天。

第三次，针曲池透少海，"抑Ⅰ"；灸三间（双），温和灸各7分钟。

第四次，针阳陵泉（双），"抑Ⅰ"；灸神门－通里（双），回旋灸各7分钟。

休诊1天。

第五次，针肩井（双），"抑Ⅱ"；灸大杼（双），温和灸各10分钟。

第六次，针合阳（双），"抑Ⅱ"；针养老（双），"兴Ⅱ"；灸大肠俞（双），温和灸各10分钟。

休诊1天。

第七次，针环跳、四渎（右），"抑Ⅰ"；灸肾俞（双），温和灸各10分钟。

第八次，针环跳、四渎（左），"抑Ⅰ"；灸命门，温和灸10分钟。

经上述治疗后，韦××同志的睡眠已基本恢复正常，皮疹和慢性腹泻也得到了有效控制。

综合调理医案

一、医案1

1966年元旦刚过，朱琏老师前往广州为董××同志治疗其三叉神经痛。后来，朱琏老师在讲课中较详细地讲述了这次治疗的经过。董××同志的三叉神经痛，始发于1955年，1959年先后均出现过，开始不以为意，随后出现右下颌部闪电样、刀割样疼痛频繁发作，北京××医院诊断为三叉神经第三支痛，行无水酒精封闭治疗，专家判断，封闭后有效期可达4年。实际上仅过了3年，旧病又复发了。1965年7月间，董××同志的三叉神经第三支痛复发，症状稍轻些，行酒精封闭一次无效，9月间再行封闭才基本上抑制住疼痛。然而，仅过了几个月，1965年12月旧病复发，这次疼痛主要集中于右侧三叉神经第二支，呈电击样、针刺样闪痛，颜面皮肤、嘴唇都不能触摸，不能正常进食，只能用吸管从左边口角慢慢放入口中，进食流质食物。会诊商量对策时，专家有主张行手术切断神经的，有主张保守疗法服止痛药治疗的。但董××同志已80高龄，手术治疗风险太大，不适宜，且现在又无特效的三叉神经止痛药内服，故请朱琏老师来商议。

朱琏老师详细地了解了董××同志的病情，除三叉神经右侧第二支痛外还患有外感，腹中有积便（5 天未排大便）。所以，朱琏老师的针灸治疗方案如下：

清理外感（包括退热、祛痰、镇咳）、排除积便、调整肠胃、解除疲劳（包括排除三叉神经紧张）。

1966 年元月 5 日上午，针足三里（双），"抑Ⅰ"；灸曲池（双）、大肠俞（双），温和灸各 10 分钟。

午后已解出大便。

次日，针天容（右）、列缺（右），"抑Ⅰ"；灸合谷（右），温和灸 10 分钟。

董××同志的病痛暂时得以控制，后因工作，疼痛又有所加剧。最后，专家同意在董××同志的右侧半月神经节，行无水酒精注射（封闭）治疗。

元月 10 日，由神经外科专家实行酒精封闭。为慎重起见，在注射无水酒精时，朱琏老师在旁观察董××同志的呼吸及脉搏变化情况，并做好记录。专家注射无水酒精时，董××同志的血压高达 180/100 mmHg，脉搏 110 次/分，体温 38 ℃，但董××同志很坚强，一声不吭，注射完后，自己走下床。无水酒精封闭后的几天中，董××同志右侧三叉神经第二支痛是减轻了很多，但未完全消失，每次进餐前，仍需针灸留针在穴位内再进餐。

元月 16 日午餐时，董××同志的三叉神经痛发作更为剧烈，不能张口说话，只好在纸上写字："二支痛未止，三支痛又发。"专家原以为无水酒精封闭有效期可达 4 年。但此时，仅得几天，太失望了。正当大家茫然无措时，董××同志又写道："还是请朱琏同志用针灸治疗吧！"随后，朱琏老师运用针刺颊车和天容或新会穴轮流做安全留针，得以控制董××同志的三叉神经第二、第三支神经痛。专家原要在元月 17 日再行第二次封闭治疗的，因针灸已能控制其疼痛的发作，故安排延后。董××同志也说封闭治疗尽量往后推，直推到春节过后，再考虑，只让朱琏老师一行留下继续为其做针灸治疗。

朱琏老师运用抑制法一型手法，以天容，颊车，新会三穴轮流做安全留针，3～20 天不等，定时行针，配合远端四肢及颈后区的穴位——足三里、三阴、支沟、外关、曲池、合右、养老、阳陵泉、风池、天柱、新设、大杼、风门、肾俞、大肠俞等进行针灸治疗，控制了董××同志的右侧三叉神经（第二、第三支）痛。

1966年3月2日，董××同志一行从广州飞抵南宁，朱琏老师等人也随机回到南宁。次日，朱琏老师带上我前去为董××同志做针灸治疗。朱琏老师运用抑制法一型手法为董××同志针足三里（右）、外关（左），针新会（右）安全留针，并嘱咐我为董××同志灸大杼（双），温和灸各10分钟。

1966年3月5日，董××同志一行要前往湖北武汉，朱琏老师带上我一同前去。到达武汉后，为了解除疲劳，防止三叉神经痛的复发，当天下午朱琏老师运用抑制法二型手法为董××同志针足三里（双），并给颊车（右）已安全留针之针柄行针，随即嘱咐我为董××同志灸大杼（双），温和灸各10分钟。针灸后为董××同志的肢体及背部行指针点按1次。晚上睡前再为董××同志灸三阴交（双），温和灸各10分钟，四肢及腰背部穴位指针点按1次。

在武汉期间，董××同志工作较繁忙，活动也较多，但精神很好。三叉神经痛始终未曾大发作过。偶有二三次发作的先兆出现，立即进行针灸或在安全留针处行针指按几分钟，即可控制住疼痛发作的苗头。同时，针灸始终按朱琏老师的计划进行着，每天针灸2次，由朱琏老师亲自实施，我负责灸法和穴位指针点按的操作。下午针灸，晚上灸疗和点按，如有某些不适，则临时增加针灸或安全留针处的行针。

1966年4月12日，董××同志一行返回北京，朱琏老师和我陪同前往。回到北京后，董××同志的工作更加繁忙，但针灸治疗基本上还能按常规进行，每天2次。下午由朱琏老师亲自下针，灸法及晚上睡前的灸疗和肢体的指针点按仍由我负责操作。如遇特殊情况，则随时增加针灸的穴位、次数或做安全留针。由于董××同志注意劳逸结合，防止感冒，避免过度劳累，又能坚持针灸治疗，2个多月来，病情较稳定，三叉神经痛未出现较大的疼痛发作，精神舒畅。后因朱琏老师有事要回广西，董××同志的下一步针灸治疗任务及计划交给其大弟子——中国中医研究院针灸研究所[①]的许式谦大夫负责。

1966年夏秋时节，董××同志因工作繁忙，身心过劳，情绪失稳，8月中，三叉神经痛开始复发，许式谦大夫给予安全留针未能控制。于是，再次邀请朱琏老

---

　　① 现中国中医科学院针灸研究所。

师赴京为其治疗。

1966 年 9 月 5 日，在了解了董××同志这次三叉神经痛复发的详情及安全留针的穴位后，朱琏老师运用抑制法一型手法为董××同志针足三里（右）、外关（左），并让我给董××同志灸合谷（双），温和灸各 7 分钟。同时，朱琏老师将新会（右）穴的安全留针起出，重新在旁边约 2 mm 处理下一针，从而马上控制住董××同志的三叉神经痛。事后，朱琏老师明确指出，许大夫针灸的方法是对的，就是新会穴的安全留针下针处有些偏差，这次同样在该穴位进行安全留针处理，产生了止痛效果。安全留针针下去没有刺中应有的神经纤维或神经干，就达不到止痛的效果，这正好说明了"差之毫厘，失之千里"的古训，值得我们重视和牢记。

9 月 6 日开始，朱琏老师又为董××同志制订了新的针灸治疗计划。每天下午朱琏老师还是亲自给董××同志扎针，灸法和肢体指针点按以及晚上董××同志临睡前（晚 10 ～ 11 时）的灸法及指针点按均由我负责实施操作。后续由于职务变动，董××同志的工作更加繁重，精神压力也增大，负担加重，然而针灸治疗从未间断，所以三叉神经痛未曾大发作。为了从根本上治愈该病症，董××同志曾到医院请北京的专家教授们会诊过，有专家曾主张行齿槽神经切除术治疗，因考虑到董××同志已是 80 多岁高龄的老人及其承受能力的问题，始终未能实施。还是认为既然目前针灸配合内服的药物，保守治疗能控制住疼痛不发作，就暂时维持现状。

11 月中，董××同志先到南宁，后到广州过冬。朱琏老师一行 4 人也同行回到南宁。在南宁停留几天中，每天还是由朱琏老师带上我前去为其做针灸治疗。这段时间，董××同志的病情较为稳定。之后董××同志飞往广州，朱琏老师因工作繁忙，决定这次暂时不陪同前往，而让我单独陪同董××同志一行同机飞往广州。朱琏老师虽未同行，但为董××同志精心制订了一个针灸治疗计划，并由我带上具体去执行。

具体针灸治疗计划如下：

1. 日常情况下的针灸治疗

（1）目的：

①控制、转移三叉神经的病理性兴奋灶。

②促进新陈代谢（包括对痛风、轻度糖尿病等）。

③一般保健、提高抵抗力（增加补体）。

（2）具体针灸方案：

① 灸大杼（双）、悬钟（双），温和灸各10分钟。

② 灸地机（双）、支沟（双），温和灸各10分钟。

③ 针曲池透少海（右），"抑Ⅰ"；灸三阴交（双），温和灸各10分钟。

④ 针曲池透少海（左），"抑Ⅰ"；灸解溪（双），温和灸各10分钟。

⑤ 针天井（双），"抑Ⅰ"；灸鹤顶（双），温和灸各15分钟。

⑥ 针合阳（右），"抑Ⅰ"；灸气海俞（双），温和灸各15分钟。

⑦ 针合阳（左），"抑Ⅰ"；灸三焦俞（双），温和灸各15分钟。

⑧ 针膏肓（双），"抑Ⅰ"，灸15分钟；灸行间（双），温和灸各7分钟。

⑨ 针合谷或养老（右），"抑Ⅱ"；灸内庭（双），温和灸各7分钟。

⑩ 针合谷或养老（左），"抑Ⅱ"；灸内庭（双），温和灸各7分钟。

⑪ 针足三里（右），深刺，"抑Ⅰ"；灸阴陵泉（双），温和灸各15分钟。

⑫ 针足三里（左），"抑Ⅰ"；灸外关（双），温和灸各10分钟。

以上各穴一般在半月中应用，灸法可每日用，针法有时可隔日。

2. 非日常情况下的针灸治疗

（1）感冒时可针或多灸外关、合谷、大杼，亦可用兴奋法针曲池。

（2）如痛风发作，服药同时，可灸天枢和曲泉、极泉、地机，以防腹泻及促进代谢机能。

（3）灸大肠俞（双），可隔日1次，或连续两三日，每日灸1次。每次10～15分钟。

（4）如气管炎痰多难咳出，可针合谷、灸天突。合谷每日灸2～3次，每次7～10分钟。

（5）颊车的留针（安全留针），到达地点（广州）后第二日或第三日起针。待到其右颊有异常情况时再留针。

（6）必要时，针颊车、留新会，或针新会、留颊车。

到达广州后，我严格按照朱琏老师拟定的针灸治疗计划和口头医嘱执行，定期书信或电话向朱琏老师作汇报及请示。

董××同志在广州工作期间，针灸治疗一般安排在上午 10～11 时，或下午 4～5 时，晚上睡前的灸疗和指针点按，均在 11 时左右进行。如有特殊情况，随时通知我去进行治疗。董××同志右侧颊部的安全留针，视情况，几天要更换一次胶布。超过 10 天或半个月的，需要更换另一个穴位重新进行安全留针。同时也结合西医进行综合性治疗。3 个多月来，董××同志的病情始终很稳定，三叉神经痛再也没有大发作过。由于董××同志的病情已经比较稳定，我于 1967 年 3 月初，离开广州回南宁了。

直至 8 年后，董××同志病重在北京医院住院期间，恰逢我当时也在该医院，故先后 2 次为其进行针灸治疗。董××同志这次患上了上呼吸道感染，咳嗽得厉害。于是我给他运用抑制法二型手法针合谷（双），针感出现较快较明显，说明神经传导正常，反应快、疗效好，继续治疗应该可以很快控制症状。可是没几天，董××同志病情出现变化、加重，最终因病逝世。

二、医案 2

1974 年 2 月间，朱琏老师和陶老出差在京，适遇刘××同志患病住院。经刘××同志夫人邀请，朱琏老师每天下午都前往医院为刘××同志做针灸治疗。但后面朱琏老师因工作和身体方面原因不能长期在医院或前往针灸，就推荐了我前去协助其做针灸治疗方面的工作。

1974 年 3 月 20 日，刘××同志的病情有所变化，长时间情绪不能平静下来，用了多种镇静剂，见效甚微，有人提议让我进行针灸治疗试试看。我当时了解到，刘××同志 10 多个小时未能安静入睡了，话语较多，情绪兴奋，表情痛苦，当即运用抑制法一型手法、缓慢捻进法给刘××同志针足三里（右）。当针深入至约 2 寸时，出现线条样针感自刘××同志的右胫外侧向足踝、足背，直至足第二、三趾扩散约 2 分钟，刘××同志的情绪逐渐平静，说话渐渐减少、音量降低，15 分钟后刘××同志开始平静地入睡了。当时，在场的人都为之惊奇，认识到针灸治疗刘××同志的病是有效的。这也说明中西医综合治疗对刘××同志的病有利。后来通过多次运用针灸配合治疗，也治愈了刘××同志诸如感冒、发热、咳嗽、痰多、腹胀、长时间不排尿等病症。事实证明针灸配合治疗是有用的，而且安全，没有毒副作用。

经过一段时间的实践、探索和研究后，朱琏老师和我一起拟定了刘××同志后续的针灸治疗方案。

刘××同志当时的针灸治疗方案抄录如下：

刘××同志原来患有慢性病，加上药物的副作用，出现了复杂的情况，要及时防止继发对刘××同志威胁较大的其他内科和脑科系统疾患。为了配合各科的治疗，特拟如下针灸治疗方案。

根据临床实践和一些科学实验研究证明，针灸防治疾病，主要是激发和调整人体内部神经系统，尤其是高级中枢神经系统的调节机能和管制机能的作用。依据这一初步原理，从整体观念出发，结合具体病情，配合其他方面的治疗（中西医药物、理疗、按摩等）和护理，争取做到以下几个方面：

（1）调整神经系统（包括大脑皮层）的功能，尽可能加快药物副作用的消退。

（2）防治血压过高或过低，"循环"过快，减轻心脑血管负担。

（3）调整泌尿系统和胃肠的功能（调整大小便）。

（4）增强机体抵抗力，防治呼吸道及肺部感染（祛痰、止咳、退烧等）。

针对上述情况，针灸配合防治拟分两部分进行：

1. 作较有计划性的防治，进行按部取穴

（1）颈后区：风池、风府、天柱、哑门、新设、完骨。

（2）腰臀部：肾俞、气海俞、大肠俞、环跳等穴位。

（3）腹部：中极、关元、天枢、神阙等穴位。

（4）上肢部：外关、支沟、合谷、曲池、四渎、新义、养老、列缺等穴位。

（5）下肢部：足三里、上巨虚、条口、丰隆、阳陵泉、光明、悬钟、三阴交、阴陵泉等穴位。

以上穴位，做好计划，适当选用，每天针灸治疗1次（特殊情况例外），半个月为一疗程，疗程结束后休诊两三天，再进行下一疗程的治疗，以进一步摸索规律。

2. 针对以下情况，应进一步摸索一些较有效的穴位和手法进行治疗

（1）难入睡时，以抑制法一型手法，选用足三里、上巨虚、风池、三阴交、

印堂等穴进行观察。

（2）便秘、尿闭时，选用肾俞、大肠俞、支沟、三阴交、中极、阴陵泉等穴，或针或灸进行观察。

（3）血压偏高时，以抑制法一型手法，选用足三里、环跳、太冲、涌泉（用灸法）等穴；血压偏低时，以兴奋法二型手法，选用阳陵泉、悬钟、百会（用灸法）等穴进行观察。

此外，在临床实践中，还需要继续摸索其他有效的穴位来配合治疗。

按照上述方案和思路，前后进行了 2 年多的针灸配合治疗，刘 ×× 同志的病情得到了控制和好转，所用药物大为减少，药物所致的毒副作用也得到了控制和逐步消退，情况很乐观。

脑出血医案

朱琏老师身体素来较好，经常舞剑练拳，有时也和陶老吹笛、拉二胡演奏，生活快乐，很少患病。在延安时曾患过大叶性肺炎；行军时曾被马踢伤，引起胃溃疡；涉冷水过延河，曾患过坐骨神经痛，均是运用针灸治好了。1956 年，为了给苏联专家讲针灸课，熬了 40 多个通宵备课，学习结束后，朱琏老师病倒了，患上了高血压病、冠心病，随后每每遇上天气变化、劳累过度或情绪激动，高血压冠心病必发作。20 世纪 60 年代，在和陶老来到广西南宁工作后，也曾多次发作过心绞痛，血压升高到 200/110 mmHg。每次有发作先兆，她都指示我们学生或家人运用抑制法一型手法给她指针或者针足三里、曲池透少海（左），或温和灸悬钟 15 分钟，只要针感一出现，心绞痛就会停止，血压也会下降。

进入 1978 年，由于急于修改、补充第三版《新针灸学》一书，长时间的精神高度集中、紧张，不分白天黑夜地用脑劳神，工作过度劳累，朱琏老师于 1978 年元月 19 日中午 12:15 突发脑出血，神志昏迷，不省人事。因不能轻易搬动，决定就地抢救，即刻在民权路 104 号朱琏老师家中成立特别医疗护理小组。

朱琏老师刚发病时神志不清,经运用兴奋法二型手法针刺人中、合谷、太冲等穴治疗后,神志逐渐清醒。但"三偏"症状(偏瘫、偏盲、偏身感觉异常)明显,瞳孔左右不等,眼裂增大,左侧肢体瘫痪,肌力0级,肌张力降低,腱反射迟钝(随后逐渐活跃),深浅感觉迟钝。随即输液,口服降压药,减轻脑压、止血等治疗先后进行。针灸治疗方面,遵照朱琏老师本人的口头医嘱,由许式谦和我轮流负责实施,每天要进行三四次针灸,再进行肢体指针点按1次,取足三里、阳陵泉、三阴交、血海、梁丘、太冲、阴陵泉、伏兔、还跳、新建、风市、秩边、髀关、丰隆、条口、悬钟、解溪、光明、行间、丘墟、风池、天柱、新设、大杼、肩中俞、风门、肩髃、新设、新义、四渎、支沟、外关、合谷、养老、三间、阳池、中渚、液门、后溪等穴,健侧用抑制法二型手法,患侧用兴奋法二型手法操作。

经针灸结合输液治疗几天后,朱琏老师患侧肢体(左)的感觉逐渐恢复。最先体现于针刺时的酸胀感先出现,随后出现线条样感觉(在第四至第五天),再后来出现震颤感觉,音叉也可测试出,后来才出现了深浅感觉。2周后,朱琏老师的血压维持在(126~138)/(78~86)mmHg,其左下肢感觉恢复,并已可抬高10°左右。

1978年2月2日深夜,朱琏老师病情出现变化,出现酸中毒,紧急转到医院治疗。当时医院专门成立了特护小组。处理:①糜蛋白酶超声雾化吸入;②静脉用药:辅酶A50 mg,细胞色素C150 mg+肌苷100 mg,尼可刹米(可拉明)+氨茶碱+葡萄糖,青霉素(80万U)+链霉素,2次/日,口服激素(先用地塞米松,后改泼尼松),1次/日;③坚持每天3次针灸治疗,上午、下午和晚上各1次,针灸后再行指针点按(由我具体执行)。

1978年2月17日,医院请了多位国内知名专家、教授前来大会诊,意见如下:

1. 黄××教授意见

(1)诊断:右侧内囊少量出血,在动脉硬化的基础上发生。今后应预防再出血,争取功能早恢复,要戒烟。

(2)治疗上:H3是否可用?建议配合天津益康宁。针灸按摩属良性刺激,有好处。中药保健方面,亦可配合使用。

黄××教授补充建议：离子导入可稍晚些，因为易引起兴奋。患者身体脆弱，易兴奋、激动，与其本身动脉硬化有关。

2. 阮××教授意见

（1）诊断：急性脑循环障碍，右脑大脑半球出血。

（2）治疗上：疗程不到1个月，好转快，体征的恢复较快，针灸得及时，良性刺激传到大脑，对运动功能的恢复也较好。在治疗上，神经与内科配合，全身性的、心脏方面的都要结合。同意其本人意见，以针灸治疗结合锻炼和药物综合治疗。功能锻炼不能操之过急，在床上可做些被动运动，如点穴按摩，被动运动＋主动运动（意识指挥）相结合，还可以与叩击肘配合起来（反射性的叩击与随意的有意识的运动配合起来）。

药物加兰他敏，用于大脑中超限抑制。用它解除一些超限抑制，促进冲动传递，但肌张力高时不用，现可用2.5 mg，无反应时，再加大剂量，用后半小时配合被动运动。要注意心脏，防止受凉。

阮××教授强调：现诊断上动脉硬化＋急性脑出血，目前要加强锻炼，同时要注意内科急性感染。患者自己要求锻炼，但注意不要操之过急。药物支持治疗方面，已有维生素C、谷氨酸，无特别补充。中药可以配合，或以针灸为主，配合中药。注意防止感染、心脏、老慢支等问题。支持疗法还可以考虑用血浆。

陶老（家属）问：增强体力很重要，提高抵抗力有哪些好办法？

阮××教授答：我们在武汉用胎盘球蛋白提升免疫力，用中药调理增加食欲。

3. 周××教授意见

呼吸道的诊断是支气管炎，发展为阻塞性肺气肿，呼吸快，说话时气短，功能稍差，支持肺气肿，病中感染，二氧化碳潴留，有呼吸性酸中毒，收缩期肺炎。瞳孔忽大忽小说明有二氧化碳积蓄，痰黏稠用糜蛋白酶超声雾化吸入后好转。目前激素还用，地塞米松已改泼尼松。抗生素有主张长期用，度过冬天，防止急性发作。发作时服，加上每周服3～4天。房间要定期通风换气。

专家教授们会诊后，特护组采纳了意见。针灸治疗方面，朱琏老师要求我还是每天骑自行车来到医院为其做针灸和指针点按治疗1～2次。我谨遵师嘱，坚决照办。

　　1个月后，朱琏老师病情继续好转，精神活跃，肢体活动功能也逐渐恢复，转院疗养。后续因医院地处郊区，距离市区稍远，加上南宁市七·二一针灸大学第二期学员已开学到校，我正忙于给学员讲课、备课，经朱琏老师同意，针灸治疗就暂停一段时间。然而，不到半个月朱琏老师就要求出院回家了。因为凭她多年的临床实践经验，她知道自己得了中风，如果不及时坚持针灸治疗，仅仅依赖药物，那么偏瘫肢体的功能是不可能得到很快恢复的，所以她坚持要早一些出院回家。回到家立即给我打电话："立富吗？今天我已出院回到家了，我知道针灸大学第二期学员已开学上课了，你很忙，但下课后，你每天给我做两到三次针灸和指针点按治疗吧。"我听后很高兴，坚决照办。

　　朱琏老师回家后进行针灸治疗，见效很快，这与朱琏老师积极地加强患侧肢体的功能锻炼有关。每次我给朱琏老师做完针灸治疗，朱琏老师都要我扶住她的左手在房间内和阳台上迈步走动两三圈，举臂抓物也灵活多了，进步之快，真可谓日新月异来形容也不为过，家人们也为之高兴不已。为此，朱琏老师精神振奋、意气昂扬地又投入《新针灸学》第三版书稿的修改补充工作中去了。

国外践行之医案

一、非洲针灸治疗医案

　　1986年10月至1988年11月，我受组织委派参加广西援非医疗队，赴尼日尔首都尼亚美医院工作。工作期间曾为因车祸引起腰椎间盘突出已19年的患者诊治。该患者曾在法国巴黎、马赛先后住院行手术治疗过，未痊愈，至今右侧腰腿痛加剧，行走艰难，需带上小板凳，每走10～20步坐一会儿，这样走走停停才能上车，外出上下班，行动不便，极其痛苦。于是他决定采用中国传统的医疗方法针灸试一试。1987年4月的一天晚饭后，我们援非医疗队一行到阿玛图·孔切家为他会诊。患者详细介绍了病情后，白××副队长（骨科有名的医生）和莫××医生为其做了一般检查，最后意见：同意诊断为腰椎间盘突出，治疗方面，既然已做过手术治疗，那西医就没有更好的办法了，还是用中医针灸治疗，可能效果会好一些，决定由我给予针灸治疗。我同意大家的意见，诊断已明确，我决定用朱琏针灸治疗观察一下。于是，我和翻译白××同志随患者进卧室为其针灸治疗。

当天晚上，我在患者的右侧环跳穴，采用缓慢捻进针法进针治疗。当针进入穴位约 3 寸时，该患者突然右腿脚抽动了一下。为了让患者明白，这是怎么一回事，我让翻译白××同志转告他，这是针灸治疗中针中穴位时产生的一种针感，必须要有良好的针感出现，疗效才好。接着继续用抑制法一型手法操作，在留针期间，我还为患者用艾条温和灸大肠俞双侧各 10 分钟。半小时后起针，起针后，该患者能较快地起床走到客厅，还在客厅里走了一圈。

随后，我和翻译白××同志每天晚饭后前去为患者做针灸。治疗 1 个疗程（就是 10 次）后，患者的腰腿痛基本痊愈了。为了表达谢意，他给我们医疗队尼亚美点和中国驻尼日尔大使馆分 2 次送来了 4 只羊、50 只珍珠鸡和一大盆蜂蜜等当地的特产。

又如，有一位尼日尔交通旅游部部长患脊神经根炎已近 10 年，经西医治疗效果不佳，近来肩背部疼痛加剧，彻夜难眠。经邢大使介绍，于 1987 年 10 月 5 日前来，要求我给予针灸治疗，我仅给他针灸治疗 1 周告痊愈。于是他对邢大使称赞：你们中国的针灸很好，很神奇，非常了不起！

又如，尼亚美医院内科一位护士长的表妹，患遗尿症已 20 多年了，西医和当地的医生给予多种治疗，未见效。这次听说中国的针灸治疗效果奇特，特地从乍得赶到尼日尔寻求针灸治疗。护士长亲自带领她找到我给予针灸治疗，我详细了解了其病情后用朱琏针灸为她治疗。每次取穴不多，下肢取一两个穴位，如三阴交、足三里、地机、阴陵泉等穴位，用抑制法二型手法；腹部取一穴，如关元、中极、曲骨、归来、水道等穴位，用兴奋法二型手法。艾灸的话，则用雀啄灸，每次 30～50 下。腰部的肾俞、气海俞、关元俞、上髎、次髎，针刺时用其中一穴，用抑制法二型手法。艾灸则用温和灸，每次 10 分钟即可。经过半个多月的针灸治疗后，该患者竟奇迹般地痊愈了，她和其表姐都非常高兴。

二、波兰针灸治疗医案

1992 年 2 月，我在波兰波兹南讲学带学员实习时，遇到一位 3 岁半的小女孩患者，患变态反应性疾病，表现为过敏性哮喘，在波兰经过多家医院诊治，做变应原（过敏原）测试发现，该患孩对许多物质都过敏，包括灰尘、螨虫、动物毛、花粉、异样气体、牛肉、羊肉、面粉、草莓、西红柿、牛奶等，每每接触到上述物质，哮喘必发无疑，脱敏药物用到极量也无济于事。听说中国的针灸医学很神奇，她母亲便带她前来试诊。

当时，该患孩由于很多食物都不敢吃，已是面黄肌瘦、口唇苍白成典型的营养不良状态，而且呼吸急迫、喘鸣不断。我牢记朱琏老师生前教导，判断该患孩的喘在其大脑皮层上已形成了顽固的病理性兴奋灶，出现了条件反射性哮喘，需要运用朱琏针灸抑制型手法来进行治疗。于是给予针刺双侧大杼穴，采用抑制法二型手法操作。当患孩产生酸胀样针感向颈项及肩背部扩散后，患孩的喘鸣音渐渐平息时，我即刻抓住机会，让患孩喝其母亲带来的一瓶 250 mL 软纸盒包装的牛奶。喝完后未见哮喘发作，于是继续留针 15 分钟后才起针。在场的波兰医生和患孩的母亲深深感到针灸之神奇，称赞不已。次日复诊，其母亲高兴地说，昨天针灸治疗后至复诊，患孩哮喘未曾发作过。我给患孩继续针灸治疗 1 个疗程，并教会其母亲一些指针点按和捏背手法，让其回去后，每天给小孩做指针点按穴位及捏脊 2 ～ 3 遍。经针灸治疗后，该患孩进食增加，脸色渐渐转红润，精神大振，体质也逐渐增强了。这也进一步说明，朱琏老师首创针灸治病的三个关键——刺激的穴位、刺激的手法和刺激的时机的重要性及其所起的特殊作用，且三者密不可分。

学术篇·传承精华 科学创新

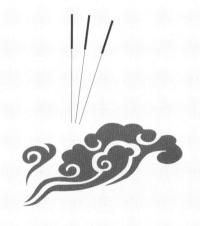

经络与神经

　　有人一提到神经，就说这是西医的概念，是西方人先发现的。朱琏老师曾明确告诉我们，神经不是西方人先发现的，我们中国人早在2000多年前就已经发现了，那时受历史条件的限制，不叫神经，称为经络。而且大家知道，经络系统是我国传统医学阴阳五行、脏腑经络、四诊八纲等基础理论体系中的重要组成部分，对人的生理、病理、诊断、治疗、养生、保健起着极其重要的指导作用。经络包括经脉和络脉两大部分。经脉又分为十二经脉、十二经筋、十二经别；络脉又分为孙络、浮络等。《灵枢·经别》云："夫十二经脉者，人之所以生，病之所以成，人之所以治，病之所以起，学之所始，工之所止也。"《灵枢·经脉》云："十二经脉者，伏行分肉之间，深而不见……诸脉之浮而常见者，皆络脉也。"又云："经脉者，所以能决死生，处百病，调虚实，不可不通。"《灵枢·本藏》云："经脉者，所以行气血而营阴阳，濡筋骨，利关节者也。"《灵枢·脉度》云："经脉为里，支而横者为络，络之别者为孙。"《灵枢·经水》云："若夫八尺之士，皮肉在此，外可度量切循而得之，其死可解剖而视之。"《灵枢·海论》篇云："夫十二经脉者，内属于府藏，外络于肢节。"《素问·脉要精微》云："夫脉者，血之府也。"《难经·一难》云："十二经中皆有动脉……寸口者，脉之大会，手太阴之脉动也。"《难经·三十二难》云："心者血，肺者气，血为荣，气为卫，相随上下，谓之荣卫，通行经络，营周于外，故令心肺独在鬲上也。"《难经·三十难》云："营行脉中，卫行脉外，营周不息，五十而复大会。"

　　从上述诸多传统医学著名经典医书对经络的记载不难看出，经络与动脉、静脉血管之实质是相符合的。而"血行脉中、气行脉外"则更是说明，血在血管中流动，脉外即血管外面有运动神经、感觉神经和交感神经，是负责传递信息和功能调节的作用。从形态结构和生理、生化、组化等方面的研究情况来看，经络还与神经系统、淋巴系统和结缔组织的实质有关。例如：手三阴、三阳和足三阴、三阳经脉在四肢的线路走向与脊神经的周围部分及自主神经的分布和功能状况大体上相一致。从经穴的解剖情况来看，99.6%的穴位下面有神经干或神经纤维。

又如：患者截肢后出现的"幻肢痛"，即该患者已没有了这一肢体，却仍感觉到这一肢体发生剧痛。这种剧痛，其实是其大脑皮层上相应的投射区所产生的异常冲动的病理性兴奋灶所发出的信号。我们在其断肢的上部取穴，给予针刺治疗，出现针感沿着其患肢向肢端远方扩散后，幻肢痛即刻消失。过后，幻肢痛就不再出现了。这又是为什么呢？历代医家在古书上所说，十二经脉的经气是逐经相传的。即经气从中焦发出开始，上膈，从手太阴肺经传至手阳明大肠，再传至足阳明胃经，再传至足太阴脾经，到手少阴心经、到手太阳小肠经、到足太阳膀胱经、到足少阴肾经、到手厥阴心包经、到手少阳三焦经、到足少阳胆经、到足厥阴肝经，最后再回到手太阴肺经，周而复始、循环无端。现在肢体截断了，不论上肢或下肢（起码三条阴经和三条阳经），六条经脉被截断了，这样经气就无法按常规逐经相传运行了，但理论上又不能越经相传，怎么办？没法解释得了。当然，就神经来说，肢体上的周围神经也被切断了，好像也解释不通，但恰恰是神经系统的高级中枢神经系统（大脑皮层）在发挥着重要作用。人体这个整体，在大脑皮层上有它的整体投射区，肢体上的信息传递，在皮层投射区也有相应的信息传递，即使肢体上的信息传递受阻，而皮层上投射区之间的信息传递仍可照常进行。所以，针刺时，仍可感觉有针感传到不存在的肢体远端，针刺的信号实质是传递到肢体（手或足）相应的皮层投射区去了，从而把截肢后在大脑皮层上产生的病理性兴奋灶压制住了，幻肢痛也就被治好了。

这也进一步证实了：针灸治病，是通过高级中枢神经系统起作用的。

还有从"针感"方面来看，《灵枢·刺节真邪》云："用针之类，在于调气。"《灵枢·根结》云："用针之要，在于知调阴与阳。"《素问·疟论》云："因而调之，真气得安，邪气乃亡。"《素问·宝命全形论》云："凡刺之真，必先治神。"《灵枢·九针十二原》云："刺之要，气至而有效。"《标幽赋》云："气之至也，如鱼吞钩饵之浮沉；气未至也，如闲处幽堂之深邃。气速至而速效，气迟至而不治。"这些都是说明针刺时，机体神经接受刺激所产生的反应及信息传递反射过程的情形。不少研究证实，当刺激的穴位用麻醉药封闭后，可使"针感"消失，传入神经被麻醉药阻滞或完全横断的情况下，在该神经支配区针刺不出现针感；脊髓全横断或腰麻后，在感觉丧失平面以下，针刺不产生应有的"针感"；如果在针刺部位所支配的神经传导通路上的任意一处被阻断、切断或破坏，必然导致"针感"的减弱或消失。所有这一切都说明，经络系统与神经系统，尤其是高级中枢神经系统（包括大脑皮层）的关系，密不可分，实质为一体。

20 世纪 60 年代，有某教授宣称其找到（发现）了一个系统，说该系统是独立于神经和血管以外的特殊系统，这就是经络系统。并将其所看到的点状物和线状体认定为穴位和经络，分别以其名字加以命名为"某某小体"和"某某管"。这一"新发现"当时轰动了世界。1966 年，原卫生部部长钱信忠向朱琏老师谈及他带领考察小组出国考察过此事，回来后按该教授的研究方法、思路重复实验，没有新发现。后来，那位教授再反复试验，最终否定了他先前的这一"新发现"。这说明，他原来发现的并不是真正独立于神经和血管以外的特殊的"经络系统"。所以，原先朱琏老师没有给该教授发贺电是有先见之明的。

朱琏老师始终认为，经络系统是古代医家在当时的历史条件下，从长期临床实践的经验中总结出来的一套指导人们诊病、治病而行之有效的理论和方法，不一定是独立的系统，它是包括人体神经、血管、淋巴管和结缔组织等结构在内的综合系统，起决定性作用的仍然是神经体液系统和高级中枢神经系统（包括大脑皮层）。它是起统揽全身各系统功能作用的，这才是经络系统的实质。

20 世纪 70 年代，我国各地在针刺麻醉的研究及实践，轰动了世界。敬爱的周恩来总理告诫我们"不要墙内开花，墙外结果"。在党中央的重视下，经络研究项目先后被列为"七五"攻关计划、"八五"攀登计划和"九五"攀登计划，开展了循经感传、经络实质等相关研究。当时，循经感传合作会议上曾提出了"肯定现象，找出规律，提高疗效，查明本质"的 16 字方针。随后，全国各地的科研人员就从解剖、生理、病理、生化、组化、生物、电磁场等诸多方面，对经络实质进行了多学科、多层次、全方位的研究，并提出了几种假说，如神经说、体液说、生物场说、结缔组织说等。这些都是非常可贵的成果，但还是不尽如人意。30 多年后，中国工程院院士石学敏教授参加了 2006 年广西中医学院针灸推拿学院揭牌仪式，并在座谈会上介绍情况说："关于循经感传和经络实质的研究问题，全国成立了专门的研究机构开展研究，30 年后开会总结只得出一句话，'有进展、无突破'。还是朱琏同志早在 20 世纪四五十年代就提出的'经络是神经系统'的大胆设想，有一定的科学根据。"石院士这一说法，是比较客观中肯的，值得我们深思。

在这里，我想说两件事，两件关于朱琏老师如何运用科学实验论证经络实质的事情，以进一步说明老师在学术观点上谨慎、求是的态度。

1. 关于幻肢痛的研究

1963 年 9 月间，薛崇成副主任和我遵照朱琏老师的指示，专程前往广西贵县[①]解放军 191 医院，开展一项名为"针灸治疗幻肢痛"的临床研究。在部队首长的大力支持和患者的密切配合下，分别对 5 例幻肢痛的患者进行研究。其中，2 例患者为上肢上臂下 1/3 以下截肢残缺，2 例为下肢股骨大腿下 1/2 以下截肢残缺，1 例为下肢小腿下 1/2 以下截肢残缺。问诊得知，他们极其痛苦，残缺肢端持续有烧灼样、电击样、刀割样疼痛，日夜折磨、寝食难安、苦不堪言。于是，我们在断肢的上方取穴。上肢取肩髃穴，下肢取环跳、足三里穴，用抑制法一型手法，缓慢捻进法进针，当针感出现后，幻肢痛症状逐步减轻至消失。例如：

周××，男，40 岁，1945 年夏被日军炸伤右上肢，因部队缺医少药，伤口感染，为防危及性命，忍痛在上臂下 1/3 处截肢。残肢虽然截断，但疼痛依然存在，且昼夜常有烧灼样、电击样、刀割样疼痛出现，感觉疼痛从断端直达拇指和食指上，难受至极。观其舌质紫红，苔白厚，脉实。于是在其患侧肩髃穴，用抑制法一型手法，缓慢捻进法进针。当针深入 5 分左右，则出现触电样针感，自右肩沿上臂外侧向残肢桡侧及手背拇指、食指上扩散，这时，原来的烧灼样、刀割样疼痛立即消失了，在场的人都感到非常惊奇。留针过程中，每隔 10 分钟行针 1 次，起针后，幻肢痛所有症状消除，之后再也没见复发，一次治愈。

吴××，男，42 岁，1951 年参加剿匪斗争时被地雷炸伤右下肢，粉碎性骨折，行右股骨下 1/2 截肢后出现幻肢痛，右下肢有烧灼样、电击样、刀割样疼痛，严重影响工作、行动和睡眠。脉细数，舌质红，苔微黄。取右侧环跳穴，用抑制法一型手法，缓慢捻进法进针，当针深入约 2 寸 6 分时，其突感有电流一样的针感自右臀部沿右下肢后侧向残肢脚踝、足跗部及足趾上扩散，顷刻间原来幻肢痛的症状消失了。随后留针过程中，每隔 10 分钟行针 1 次，起针后，幻肢痛所有症状消除，之

---

① 现贵港市。

后再也没有出现过。

其余 3 例患者也是依照此法治疗，均获得满意疗效。我回邕后向朱琏老师详细汇报了诊疗情况，朱琏老师很高兴地说："这就对了，这将进一步证实针灸能治病，是通过调整神经系统，尤其是高级中枢神经系统的功能而产生作用的。"接着朱琏老师还分析说："幻肢痛是怎么回事？炸断或锯断的幻肢还出现持续的疼痛症状，从医学的角度分析，正如头针疗法说的，一个整体的人，在大脑皮层上的投射区，如同倒伏着在顶颞叶上，头颈部在颞区，下肢在头顶部。人的肢体残缺区在大脑皮层头顶部的投射区，势必会产生强烈的病理性兴奋灶，不断地放电、发出信号，因此疼痛频作，昼夜不停。幻肢痛的患者，不管上肢或下肢，截断后，按经络理论来说，其断肢的 3 条阴经和 3 条阳经均被切断。经络学家又说，经脉的经气运行是逐经相传的，不能越经传送经气，那幻肢痛的患者，他的 6 条经脉都已切断，他的经气如何传递？有人说通过支络，但 6 条经脉都是支络传送，那经气循行势必受阻不畅，人体不出现问题吗？经络理论就说不清了！如果从神经系统的理论解释，虽然肢体上的周围神经（包括桡神经、尺神经、正中神经、坐骨神经、腓浅神经、腓深神经等）被切断了，但是其在高级中枢神经（大脑皮层）上的投射区依然存在，投射区之间的联系没有中断，病理性兴奋灶还在不断发出疼痛信号。针灸刺激在相同投射区的外周穴位，随着针感增强及扩散的过程中，针灸信号逐步抑制了病理性兴奋灶的信号，并且在皮层区内相互对消，从而原有的幻肢痛症状就消失了。这也就是针灸通过刺激穴位处的神经，在高级中枢神经系统的参与和调整作用下，能治疗疾病的关键性原理。"我们听后都觉得朱琏老师的解释条理清晰、依据充分。

2. 关于针刺麻醉的实践

1966 年 11 月 14 日，在原中国中医研究院针灸研究所副所长魏如恕教授的建议和陪同下，朱琏老师带上我一同前往北京，参观原通县结核病研究所运用针刺代替药物麻醉开展开胸切肺手术。我们一早乘车赶到该所时，该所的领导已在门口等候，一见面该所领导就问朱琏老师："你们是广西来的？"朱琏老师回答："是的，来向你们学习的。"该领导马上说："说起针刺麻醉，首先还是你们广西柳州结核病院于 1958 年在针灸镇痛原理的启发下最早搞起来的，后来传到北京、上海乃至全国，现在全国已轰轰烈烈地开展起来了。这是好事，轰动了世界。"接着，我们穿上白大褂进入手术室，参观了他们当天所做的 5 台针刺麻醉下的开胸切肺手术。手术前，患者要提前 20 分钟接受针刺麻醉，然后加上电针机通电，各项操作有组织、有计划、有条不紊地进行着。切皮肤时先用哪一组穴位，然后依次是切肌肉层、锯肋骨、切胸膜、切肺时分别应用哪一组穴位，电流的频率是多少，等等，依次渐进，非常有规律。手术过程中由专人、专职分工，负责观察呼吸、脉搏、心跳、血压等；手术前、中、后，有专人护理，并与被手术者对话，给其喝水、吃苹果等。在患者完全清醒的状态下，开胸切下其病变的肺叶，患者毫无痛苦表现。整个上午我们看了 5 台手术，有的是切左肺，有的是切右肺，有的是切掉 1/3 肺叶，有的是切掉 1/2 肺叶，患者毫无痛苦表现，每台手术都很成功。我们都非常高兴地见证了祖国珍贵的针灸医学之神奇疗效，深感自豪。

第二天在魏教授的陪同下，朱琏老师又带我专程前往北京儿童医院，参观该院开展的针刺麻醉下施行儿童扁桃体摘除术。该院前来接待的领导正好是朱琏老师在延安拜师学习针灸的老中医任作田先生的儿子，任守中主任。我们在任主任的亲自带领下，参观了他们运用针刺合谷穴进行扁桃体摘除的手术。来做手术的小孩早已在手术室外排队等候，10 多个小孩，小的六七岁，大的也只有十一二岁。在术前 20 分钟，每人的合谷穴都针刺有针，轮到谁进手术间时，再加上电针机进去。施行手术的医生技术都很熟练，一两分钟即可完成 1 例儿童的扁桃体摘除手术。手术中，小孩都不觉得痛，即使有的术后 2 个小时咽喉部有些疼痛，立即针刺合谷穴也可以达到止痛效果。所以，当问及小孩针麻下做手术怕不怕时，他们都含笑回答：不怕！

参观了北京儿童医院开展的针麻下实行扁桃体摘除手术后，朱琏老师对我说："我们回去也可以开展试一试。"回到南宁后，于 1967 年上半年，我遵照朱琏老师的指示，到南宁市第一医院五官科找到宋鸿基主任，谈及合作开展针刺代替药物进行儿童扁桃体摘除术的事情，宋主任积极支持。手术时，针刺合谷穴，由我操作；扁桃体摘除术，由技术熟练的宋主任亲自操刀施行。我们先后对 15 名患扁桃体肥大的儿童（8～12 岁）进行了针刺麻醉下扁桃体摘除术，均取得了较满意的效果。朱琏老师听了汇报后，也感到很欣慰。但后来因为一些其他原因项目终止了，实在是可惜。如果项目能坚持开展到现在，那我们在针刺麻醉下手术的病例将会更多，临床的证据也会更全面，也可以为经络实质的研究提供更多有力的佐证。

金观源教授撰写《临床针灸反射学》一书时，石学敏院士曾为之作序，书中也进一步阐明了针灸治疗是通过神经反射而产生效果的这一理论。所以，针灸医学提神经并不是"西化"，而是尊重历史，尊重事实，尊重科学。同时，也说明了我们历代医家们的聪明才智，他们在几千年前就已经发现了很多神经的特殊投射区、反射点、反射带，分布在远离病灶的肢端（部位），用来治病效果很好。例如：光明穴治目疾，照海穴治咽痛，合谷穴治牙痛及口腔方面的病患，足三里治疗消化系统疾病，头痛取列缺，腰背痛取委中……还有上病下取、下病上取、左病取右、右病取左、交叉取穴等规律或原则，都是符合神经系统和高级中枢神经系统（包括大脑皮层）的生理结构和功能效应的。

所以，要进行针灸方面的临床医疗研究和基础理论研究，我提议研究的方向是应该尽可能朝着神经体液这方面去进行，可以避免走很多不必要的弯路，取得更大的进展和突破。朱琏老师曾说过，针灸是中西医结合的桥梁。我认为她的话是一言中的，很精辟，是符合客观实际的。

神经立论　别出心裁

20世纪50年代后，受苏联巴甫洛夫的高级神经活动学说的影响，朱琏老师率先明确地提出了针灸治病的原理，主要是"激发和调整机体内部神经系统，尤其是高级中枢神经系统（包括大脑皮层）的调节机能和管制机能的作用，从而治愈疾病"的论点。还指出："针或灸的刺激，作用于一定部位的皮肤和深部的神经结构，它的反射路径可能既通过躯体神经系，又通过自主神经系……必须有中枢神经的最高级部分——大脑皮层的指挥或参与。"

　　为什么激发和调整了神经系统的机能就能起到防治疾病的作用？[1]人体是上万亿活细胞的大集体，这些活细胞之间有很严密的分工和组织，分有消化、呼吸、排泄、循环、运动、生殖、内分泌等"部门"，身体的各"部门"之间之所以有精密的分工与合作，都是由神经系统支配的，而神经系统最高级部位即大脑皮层又掌握着各个"部门"的管理机能，使身体成为有分工、有领导的统一的完整体。所以平时各"部门"接到各种不同情况（信号），中枢神经都能够产生相应的变化。例如：热的时候，体表的血管会扩张，会出汗，从而很快散热，减缓体温上升；冷的时候，则相反，体表的血管收缩，毛孔紧闭，竖毛肌收缩，减少散热，减缓体温降低；等等。人体适应外界环境变化的这种能力，都是由神经系统指挥调节的。这是神经系统机能正常，能够保证全身正常的生理活动的机理所在。

　　身体如果受了损害，当神经系统机能健全时，在体内能发生一种应变的变化，来抵抗这种损害，把身体修复起来。人体受了细菌侵袭，当神经机能健全时，它感受到细菌的毒素，马上便引起应变的变化，如体温上升，抑制细菌的活动，同时白细胞增多，并大量吞噬细菌。细菌被消灭了，人体也就恢复了健康。在高级中枢神经系统的调整下，身体内还有强大的"代偿作用"。例如肾脏，割掉一个，另一个肾脏会因工作加重，而激发神经系统，高级中枢神经系统就会立即指挥管辖这部分工作的神经做出反应，动用另一个肾脏的储备部分，并改变它的血液供应，使这个肾脏能承担被割掉的那个肾脏的工作。总之，人体在神经系统健全，能够很好地指挥体内的抗病、修复、代偿机能时，外因的侵害大都能被防御，恢复身体健康。

　　当然神经系统的这种适应变化的调节作用，还得依靠身体的其他条件，并受到其他条件的一定制约。神经系统本身受损害时，由于损害的性质和部位不同，在身上引起的病变也不相同，如发炎、化脓、溃疡、麻痹、感觉异常、不自主运动或出现内脏不适等症状。有的全身不舒服，发冷、发热，严重者有失语、意识障碍等，这种损害可以由机械因素造成，也可以由冷热过度刺激、维生素缺乏、微生物感染或化学物品损害等造成。历来治病的方法，无论是用药物或用理学方法，其作用不外乎祛除病因（如杀菌），或者对神经机能的调整（如阿司匹林的解热镇痛、安

---

[1] 以下论述内容引自朱琏老师1969年5月航医针灸学习班讲稿内容。

眠药的治疗失眠）。其他如疫苗的接种，也无非是激发神经系统的机能，促使产生抗体的组织产生相应的抗体，以便抵抗有关疾病的侵害。过去对许多疾病的治疗实际上是通过调整神经机能，而达到治愈疾病的目的。虽然很多疾病是这样治愈的，但是在认识上却对这种治疗原理极不重视，甚至不肯承认。病治愈了却给予了另外的解释，致使以这种理论为依据的医疗方法，仅停留在经验的基础上。

针灸医学，不是直接以外因为对手，因而也不着重于对患部组织的直接治疗，而是通过激发和调整神经系统机能，以达到治病的目的。所以针灸用同样的穴位，常常能治疗两种不同的病症，如白细胞过少需要增多又不能顺利增多时，针灸以后就能增多；相反，白细胞过多时，针灸同样的穴位，又能使之减少，直到正常。腹泻能止，便秘能通，这更是常见的事了。有许多维生素缺乏的病，实际上并不是因为饮食中食物缺乏维生素，而是由于体内吸收那种维生素的机能不强，这种吸收机能的减弱，常常是与其相关的神经机能失常的结果。因此，对于这种患者，不用给维生素特别丰富的食物，只行针灸也能收到效果。同理，对某些内分泌腺体分泌失常的病，针灸也能收到很好的效果。

针灸对神经系统的基本作用，不外乎兴奋与抑制，这是我们从针灸临床治疗实践中观察得来的结论。神经系统（包括大脑皮层）的机能活动基本过程也是兴奋和抑制。在人体健康时，他们保持相对的平衡状态，否则就出现不平衡。当他们发生混乱时，即成病态。针灸的刺激主要是对神经系统这两种机能活动的关系进行调整，使之从不正常状态恢复到正常状态，且予以巩固。通过这种调整作用调节体内各"部门"的活动，其中自然也包括了调节神经的自我修复、调整和代偿等机能。所以如果没有病因的继续影响，针灸对于神经的兴奋与抑制的调整效果极好。对于找不到确实外因的病和没有较好办法医治的病，针灸也能收到效果，可能就是这个缘故。神经受到了针灸的良性刺激，那种特殊反应并不局限于刺激部分，而是在整个机体范围内发生作用，所以针灸的治疗效果常常不限于穴位附近，可以影响到很远很远，如刺脚趾可以影响到头部。因此刺激一个穴位，并不是专治刺激那部分的病，或治某一种病。调整某处的神经机能，对有关的疾病都能产生一定的效果。

至于我国传统的瘢痕灸、串线针，在皮肤上造成无菌的化脓，以及刺血疗法、拔火罐、刮痧一类的瘀血疗法、自选疗法与某些物理疗法等，往往也不外乎是激发和调整神经的应变机能，达到治病的目的。因为这类小损伤或刺激会大大激发神经的应变机能，所以能达到一定的治疗功效。其他组织疗法、封闭疗法、睡眠疗法等，对很多疾病也有效。我认为，它们也是从激发与调整神经机能着手的。

所以针灸疗法是有高深学理的，并非仅仅是一种治疗方法而已。从科学的医学观点来看，它极有研究的价值。1956 年，苏联的医学专家来中国考察，学习了针灸回国后，他们把我给他们讲课的材料，出版成俄文版的《新针灸学》一书，还在临床上证实用了针灸治疗有效，并在学术报告上说了一句名言："中国的针灸医学，它之所以比世界其他医学高贵，是因为它可以直接与神经打交道。"

在此，我还想举两个例子，说明朱琏老师一直在孜孜不倦地运用科学方法来印证她所提出来的理论观点。

1. 不同刺激量对中枢神经系统的影响研究

这是 1969 年 5 月 20 日，朱琏老师为航医针灸学习班讲课时所举的例子之一。

河北医学院生理病理教研组在研究"针灸疗法对中枢神经系统机能的影响——重刺激和轻刺激对中枢神经系统的机能变化"项目时，创造了一个容电器时值计——测定运动从属时值。运动从属时值的大小，是受中枢神经系统管辖的，中枢神经系统机能发生变化时，从属时值也发生变化。针灸无论强弱刺激，都可引起中枢神经系统的兴奋与抑制过程的动力学变化。

这种变化反映在从属时值变化上表现为：

①强刺激，抑制过程发展；弱刺激，兴奋过程发展。

②强刺激，从属时值规律性增大；弱刺激：从属时值规律性缩小。

教研组一共对 88 人（其中患者 59 人，健康者 29 人）做了案例观察记录，其中强刺激案例共 51 人，弱刺激案例共 8 人。强刺激案例中，用于神经痛（包括头痛、牙痛）、失眠、神经性呕吐、贲门痉挛、变态反应（支气管哮喘，荨麻疹）的占多数，还有风湿性关节炎、高血压等。强刺激即入针得感觉后，捻动捣针，留针 30 分钟后起针，相当于抑制法一型手法，针的穴位主要是足三里、合谷，消化系统配中脘。弱刺激案例以治疗为主，配合观察。弱刺激适用于面神经麻痹、眼睑神经性水肿、神经性脚下垂、胃下垂、神经性耳聋等症状的治疗。弱刺激即入针得感觉后，捻动 1 分钟即起针，相当于兴奋法一型手法到兴奋法二型手法，针的穴位主要是面部穴与合谷配合。强刺激案例的 51 个患者中，从属时值规律性增大的占比达 90%。弱刺激案例的 8 个患者中，从属时值规律性缩小的占比也达 90%。健康人的强刺激或弱刺激从属时值规律性或缩小或增大，无规律性。无论是患者还是健康者，只要用强刺激都可以产生保护性抑制作用，但健康者出现得较慢。

案例观察结论：

①针刺疗法应用手法上的不同，会引起中枢神经系统机能不同规律的变化。

②给患者强刺激时，90% 的案例显示会引起大脑皮层运动区发展抑制过程；给健康者强刺激时，也有 90% 的案例为从属时值增大，但抑制过程发展较慢，深度轻。

③给患者弱刺激时，90% 的案例显示会引起大脑皮层运动区发展兴奋过程。给健康者强刺激时，23% 发展兴奋过程，62% 发展抑制过程。

④针刺疗法引起大脑皮层兴奋与抑制过程的变化，决定于刺激的强度、作用的时间及中枢神经系统的机能状态。

⑤针刺疗法作用的生理基础，是改变中枢神经系统兴奋过程与抑制过程的动力学，从而改变中枢神经系统的机能状态。

上述例子再次证实针灸之所以能防治疾病，是因为激发和调整机体内神经系统的调节机能和管制机能的作用这一科学原理。同时也验证了针对不同性质的疾病，运用不同的刺激量进行刺激，所引起大脑皮层兴奋与抑制过程的变化是不一样的，而且也是有规律可循的。

2. 超声波下观察针灸的疗效

这是在航医针灸学习班上朱琏老师所举的第二个例子：运用超声波检查验证针灸治疗急性无黄疸型肝炎的过程。

患者焦 ××，因患急性无黄疸型肝炎，已经住院治疗近 10 天，病情无明显好转，特请朱琏老师前去会诊。患者当天仍发烧，体温 38.5 ℃，腹胀乏力，胃纳呆。检查白细胞总数 14000 个 /mm³，中性粒细胞百分比高，淋巴细胞百分比下降，肝功能谷丙转氨酶 1180 U/L，白蛋白 4%，球蛋白 2.6%，肝大，在肋下两横指，既往有高血压病、冠心病，胸部和左下肢均有枪伤病史。为了观察其对针灸的适应情况，朱琏老师请医院医生把超声波仪器找来放于病床前，针灸治疗前先在患者的右上腹肝区进行超声波扫描，当时见炎症波形，密集微波、小波、中波很多，高波稀有出现。于是给患者右侧足三里进行指针点按，当酸麻胀感刚放散至脚上时，波形立即起变化，良好的针感传至脚背足趾后，令我给患者灸双侧三阴交穴，温和灸各10分钟，这时超声波显示炎症波形已消失，高中波已不出现，小波和微波已很少出现。在场的医院领导、广州××医院的专家、主任们都感到很惊奇。患者起床后，2小时内波形仍平稳；2小时后，小波虽有所出现，但亦较针灸前稀少。晚上灸双侧肾俞，温和灸各10分钟；灸双侧三阴交穴，温和灸各10分钟。

　　前后共治疗了14天，针灸16次（详细针灸诊治过程于实践篇"急性肝炎医案"一节中有介绍，此处不再重复介绍）。这次诊治特别记录了针灸治疗前后的症状改善及理化指标（血常规、肝功能转氨酶等）的变化情况，还通过超声检查对比分析了针灸治疗前后炎症波形的变化情况，较全面地反映了针灸的临床疗效。观察结果提示，针灸效果良好，可以有效改变炎症波形，加快炎症吸收，缩短了治疗时间，临床病症得到有效控制。

古法新用　补泻与兴抑

　　朱琏老师在《新针灸学》中指出："皮肤的各个点，当然就是大脑皮层上与此相对应的各点的投影"，"同一个穴位的神经，因刺激的轻重、久暂、捻动的方向，发生的作用就不相同……古针灸书上，把这个问题叫作补泻迎随，迎也就是泻的意思，随也就是补"。

　　根据现代生理学说，人体或生物都是生活在自然界的外环境之中，外环境变化时，机体内部也必须作出适应性反应，通过神经和中枢神经系统调节运动系统以完成一定的动作，调节内脏活动以保持稳态。这些整体反应是由人体内的三种调节机制来完成的，即神经调节，体液调节以及器官、组织、细胞的自身调节。其中又以神经调节最为重要，而体液调节和自身调节是在神经系统参与下才能得以完成的。

　　神经调节的基本方式是神经反射，反射是由刺激引起的经反射弧完成的一种规律性反应。反应有两种表现形式，即兴奋和抑制。兴奋是指刺激引起机体由相对静止状态转为活动或活动状态的加强；抑制是指机体由活动状态转为相对静止状态或活动状态的减弱。兴奋和抑制是人体功能状态的两种基本表现形式，也是大脑皮层功能活动的两个基本过程。两者互为前提，对立统一，可随条件改变互相转化。由于遗传、外伤、中毒、感染、肿瘤、营养缺陷等病因的影响，机体功能状态的兴奋和抑制的相对平衡被破坏，出现某些运动、感觉、分泌机能亢进的病症，如疼痛、痉挛、哮喘发作、高血压、精神、运动兴奋、炎症等，或某些机能衰弱的病症，如休克、虚脱、迟缓性麻痹、感觉减退、反应迟钝，神志昏迷和精神、运动抑制等。

朱琏老师认为：腧穴不是经络上的点，腧穴是神经系统在体表上的投射区（或反射区），它通过神经与内脏发生联系。古人运用针灸来调阴阳气血的平和，就是在调整神经机能状态（兴奋和抑制）的平衡。因此，朱琏老师在《新针灸学》中首次运用兴奋法和抑制法两种不一样的具体操作手法来代用传统补泻手法。其中，取穴少，刺激量大，持续时间长，频率快，患者的感觉较重，灸法用温和灸或熨热灸15 ～ 30分钟的方法，叫作强刺激。当身体机能处于异常兴奋（亢奋）状态时，它可以起到镇静、缓解、制止和增强正常抑制的作用，因而，又称它为抑制法。相反，把取穴较多，刺激量不大，时间短暂，患者感觉也不太重（或短暂的较重刺激），灸法用雀啄灸30 ～ 50下的方法，叫作弱刺激。当身体机能处于过度抑制或衰退状态时，它可以起到促进生活机能、解除过度抑制、唤起正常兴奋的作用，因而又称它为兴奋法。这两类又各分为两个型，即抑制法一型手法、抑制法二型手法；兴奋法一型手法、兴奋法二型手法。

我国古代虽不分兴奋、抑制手法，但也强调"病有浮沉，刺有浅深"，把强弱不同的刺激叫作"补泻""迎随"。迎是起泻的作用，随是起补的作用。古代针灸家非常重视"补虚泻实"，要"泻有余，补不足"，所以"不正之气，不跳之脉，需补；气旺之时，需泻"。这是古代针灸医术治病的基本原理。按证候来说，如治疼痛、痉挛等症，说是"实状"要"泻"，给予镇静和缓解，这相当于我们用的抑制法；如治虚脱、麻痹等症，说是"虚状"要"补"，给予激发和解除过度抑制，这相当于我们用的兴奋法。按患者在针灸时的感觉来说，如进针后患者的感觉不强，反应很小，说是"虚状"要"补"，相当于我们说的需要短促而重的兴奋性刺激；相反，进针后患者的感觉很强，反应很大，或局部肌肉紧张，说是"实状"要"泻"，相当于我们说的需要留针或持续捻针的抑制性刺激。

　　古代针灸家也很重视单独使用针或灸，及其相互配合应用的不同疗效，因而有"针之不为，灸之所宜"的记载。这些都说明了古代针灸家很注意针灸的基本手法，以及针和灸在具体应用时的相互关系等问题。古人还提到人体内有一种"气"，认为血是由"气"指挥的，而所谓"气"，又是"神"指挥的，因而有"行血者气，气为血之帅""气为神之使"的说法。我们认为这是由于当时历史条件所限，对人体机能尤其是对神经系统机能的认识很肤浅，由感性认识上升到理性认识时，便用"气"和"神"来解释人体的一些生理现象。如果把"气"理解为机能活动的动力，把"神"理解为人生存时的一个总的表现，包括精神状态与生命力，固无不可。古人基于"气"和"神"的立论，认为针刺的不同作用在于泻气或补气，因而提出了各种补气和泻气的方法，随着针灸的发展，这类方法繁衍很多，我们必须认真对待，批判接受。例如针刺的泻法，"紧提慢按""一进三退"，都说明针刺要稳，并轻度捻转，这是对的；"慢提紧按""三进一退""向右攒剔，向左攒剔""九九之数"与"渐出针而疾闭其孔"，说明要加强刺激，慢慢出针，针孔要小，也是对的。但认为每捻六下停一会儿，是泻，因为"六"是双数为"阴"的缘故；"九"是单数为"阳"，即是补；闭针孔是为了不让气跑了，出针时把针眼摇大一点，以便泻出"邪气"，故"疾出针而不闭其孔"，等等论点，则难以令人信服。对于这些，古医籍中已有不同看法，也有些针灸家体验到"补泻手数，不在久暂多寡，而在病情轻重"，即以病的好转为准，这是对的。

　　有些古代针灸书籍认为补泻取决于转针的方向，如针刺身体左边，从右向左捻转为"补"，从左向右捻转为"泻"；针刺身体右边时，则恰恰相反。又有根据气血运行的顺逆而定补泻手法的，提出"补以顺转，泻以逆转"的论点。对于这些认识，古时也有不赞同者。根据我们的治疗经验，进针以后，捻动时向左转或向右转，常常表现出不同的作用。但在同一条线上相距很近的穴位，向同一个方向捻转，则不一定每次的作用都相同，出现此种情况的原因虽值得研究，但把捻转的方向强行作为补泻的根据，则是不恰当的。捻针的方向虽可表现出不同的作用，但不能作为产生某种效果的硬性规定。在临床上使用时，要达到治疗目的，就要不断询问患者感觉，并观察疾病变化情况，从而决定向哪侧转。例如治疗痉挛或疼痛，在进针后向左捻转时，病情减轻，向右捻转时不减轻，那么便向左捻转。具体病例如，一男性患右侧面神经痉挛，在发作约 6 小时后，针同侧的四白穴，向左捻针时，右眼和口角抽动得更加厉害，向右捻时即停止。于是便向右捻，轻度捻针 8 分钟，一直到不抽动，才留针不捻。20 分钟后，以同法起针，病便治愈。另外一男性，也患右侧颜面神经痉挛，已 5 个多月。针同侧四白穴，向右捻转时痉挛加剧，向左捻转时即停止，但针柄的圈子转得大时，却不能使痉挛减轻，只有极轻微向左捻动时，痉挛才停止。于是一直到起针都是用轻微向左捻转的方法。经过 40 分钟，病治好了。再有一位女性，患同样疾病，但在左侧，同时患月经不调，已有 1 年多。曾反复针刺眼周围的穴位，不论向哪一侧捻转，都可制止抽动，但起针后又复发。后来改为针刺两侧三阴交、地机等穴调理月经，同时配合针刺左侧眼区的穴位，抽动才见好转。这些病例说明，针刺捻转的方向，不能作硬性的规定和机械的运用，应根据具体病情施治。对于虚实难辨或虚实相兼的病症，古人已提出"平补平泻"的治法，用捻针方向定补泻时，使左右捻转次数一样多，以达补泻相兼的目的。

　　针灸手法是古代的针灸医术的主要组成部分之一，它是历代针灸学家从实践中积累下来的宝贵遗产，值得我们用现代科学医学来加以发掘研究和整理提高，以创造我国的新医学。

临证用穴　必循方圆

　　我国古代名医华佗，提倡针灸用穴应"少而精"，他治病"用药不过数味，用穴不过几个"。同样的，朱琏老师针灸治病取穴的原则有：①按疾病轻重缓急，分主次先后；②按病因与症状，取穴掌握重点；③按患者具体情况灵活取穴。一穴可治数病与一病可取数穴，因此，灵活配穴，可以左右配穴、上下配穴、远近配穴、交叉配穴、对应配穴、深浅配穴等。但是，总体要求少而精，达到疗效即可。对于身体机能处于异常兴奋状态的病症，如剧烈疼痛、痉挛、哮喘发作等，取穴一定要"少而精"。少到只取 1～2 个主要穴位，"精"就是穴位的效果要好。前提是要取得准，针灸到位，刺到穴位的点子上。同时，刺激手法要"到家"，就是要用抑制法一型手法的强刺激手法，针感出现要明显，要重，尽可能地"气至病所"，持续的时间要长，才能达到抑制机体异常兴奋状态的目的，不能"偷工减料"。例如，顽固性的疼痛或异常兴奋性的疾病，患者的大脑皮层上必然存在一个异常兴奋的病理性兴奋灶，不断地发出异常的错误信息，干扰着人体神经系统正常的调节机能。这时，如果运用针灸治疗，取 1～2 个主要的穴位，施用抑制法一型手法的强刺激手法，那么，针刺这个穴位的信号，通过神经系统传递到大脑皮层上，同样产生一个良性的兴奋点。随着刺激强度的增加和时间的延长，良性兴奋点的信息扩散波就会沿大脑皮层向周围扩散，最终把病理性兴奋灶抑制住，这就达到了消除疼痛，治愈疾病的目的。如果取穴多，在大脑皮层上出现的兴奋点就多，势必产生抑制不完全，效果相互抵消，则"劳而无功"也。

朱琏老师经常告诫我们："临证用穴，必循方圆。"也时常列举一些传统取穴的规律，并结合临床的具体运用来不断启发我们，使我们进步。以下是我的一些日常笔记及心得：

1. 上病下取，下病上取

《灵枢·终始》云："病在上者下取之，病在下者高取之。"《标幽赋》云："泻络远针，头有痛而脚上针。"例如，高血压引起的头痛，属于上病，经辨证属肝阳上亢者，可循经取穴治疗，取肝经的行间穴，给予泻法治之，可平肝熄风，头痛可除矣。就现代医学来说，病在上，取之下，它的科学道理在于，人体的整体结构在大脑皮层上的投影，不论是运动区还是感觉区，均位于大脑皮层两侧的顶颞部，而足部的行间穴在大脑皮层上的投影，则位于大脑的顶部。针刺行间穴，产生的冲动，势必传导到大脑皮层上相应的区域，形成良性兴奋点，在抑制法一型手法持续的刺激下，良性兴奋点不断向周围扩散，最终把引起头痛的异常兴奋灶抑制住，末梢血管痉挛得以缓解，血压下降，于是，头痛就消失了。

又如，肩周炎，属上部的病，可在下肢取条口穴，深刺条口透承山，出现针感沿下肢向足背、腓肠肌部或股前扩散时，用抑制法一型手法强刺激，留针半小时。这时，要求患者小弧度活动其患侧上肢，可立即见效。肩部疼痛减轻，肩关节活动障碍得到改善。

又如，牙痛，同样属于人体上部的病症，在人体的下部四肢取合谷、内庭进行针灸，采用抑制法一型手法，可使牙痛很快减轻或消失。

又如，脱肛，这是身体下部的病，历代医家认为，属中气不足、中气下陷所致，而取督脉在头顶上的百会穴（因百会穴是诸阳之会穴），施以艾灸治之，可治好脱肛。可能是艾灸本身的温热刺激，在高级中枢神经系统的统一指挥下，对自主神经系统功能所产生的调节作用的结果，从而治好脱肛的。

又如，踝关节扭伤后肿痛，属于下肢的病，有时，可在上肢取阳池穴针灸，用手足少阳同名经取穴之义，施以抑制法一型手法，产生良好的针感后，嘱患者适当活动患肢，可起到止痛、消肿之功效。

总之，古人提出的"上病下取，下病上取"不单是临床经验的积累，也是非常具有科学依据的。

2. 巨刺法、缪刺法

针灸取穴时，左病取右，右病取左，古人称之为"巨刺"或"缪刺"。《针灸大成》曰："缪刺者，刺络脉也。巨刺者，刺经脉也。右痛而刺左，左痛而刺右，此乃交经缪刺之理也。"这是古代医家的临床经验总结，是又一个针灸治病的秘诀。它是遵循经脉交叉理论所采用的一种取穴方法。根据病情的具体表现不同，取穴时又有以下两种不同的方法：

一种是对侧取穴法。人体左右两侧，按病情可分别称为患侧和健侧。在常规取用患侧同经或不同经穴位治疗，效果不佳的情况下，可以采用巨刺法，取用对侧，即健侧的经穴或其敏感点，进行针灸治疗，往往可以收到意想不到的效果。

另一种是上下左右交叉取穴的方法。例如面神经麻痹，除了取面部患侧的穴位，也可以配合取对侧上肢的合谷穴或下肢的足三里穴。又如，患者右侧肩周炎，在天寒地冻的情况下，不便脱衣露肩进行局部取穴时，也可在其左下肢取条口透承山进行针灸治疗。用抑制法一型手法，在留针中，还可以让患者活动一下患肢即右侧肩关节，可加快患肢康复。我们在临床上，就遇到过这类患者，由于患有肩周炎，患侧上肢活动受限，穿衣、解扣、梳头都困难，平时偶有不慎，患侧上肢在轻微内收或外展或后旋或上举的一瞬间，就会产生剧痛。于是，患者为了避免产生剧痛，就不愿活动患肢，久而久之，易引起肩关节周围韧带和肌肉因炎症而粘连，会进一步影响该肢体的功能活动。如果我们在其对侧下肢取穴针刺，产生较强的"针感"向上向下扩散时，该患肩的疼痛开始缓解。在留针中，就让患者逐步活动其患肩，一是打消该患者惧怕肩痛而不敢活动患肩之忧虑，二是该患者患肩疼痛止住后，对功能活动的尽快恢复有好处，可争取得到有利的时机。

上下左右交叉取穴可以取经穴，也可以取经外奇穴，甚至取敏感性高的反应点（反应穴，一般称为阿是穴）。通过神经的交叉传导，在中枢神经系统的调节下，达到治愈疼痛的目的。

3. 以痛为腧

在针灸临床实践中，除辨证取穴、循经取穴、上病下取、下病上取、左病取右、右病取左之外，以痛为腧也是取穴的常用方法。尤其是对风湿性关节炎、类风湿性关节炎、肌肉风湿、神经性疼痛、扭伤等疼痛性病症。

我们先用手指点按，寻找其疼痛处最敏感的压痛点，再给予针刺或艾灸，往往有立即止痛之效。这就是"以痛为腧"之意。人们也把以痛为腧的部位（穴位）称为阿是穴。《内经》云"疗痹之要，以痛为腧"，说明它对治疗各种痹症有很好的疗效。从神经学说来理解，有病痛的部位，由于疼痛信息不断向大脑皮层上的投影点传送，势必形成异常兴奋的病理性兴奋灶，干扰着机体的正常调节活动，而一旦在疼痛部位的最敏感点取阿是穴进行针灸治疗，那么针灸的刺激信息也向大脑皮层的投影区传递，则形成良性刺激，施以强刺激（抑制法一型手法），可把病理性兴奋灶抑制住，疼痛就消失了。

所以，以痛为腧也是符合人体神经系统机能活动的客观规律，行之有效的，值得我们推广使用。

4. 朱琏老师临床常用的配穴方法

（1）左右对称取穴法：在左右两侧取用两个同名的穴位，用来治疗同一种病。例如，治哮喘针灸两侧肩中俞；治胃病针灸两侧足三里；治妇科病针灸两侧三阴交；治便秘针灸两侧大肠俞；治腹泻针灸两侧天枢；等等。

（2）上下肢同时取穴法：在上肢和下肢同时取穴，配合治疗同一种病或两种不同的病。例如，合谷配太冲，用来治疗四肢抽搐；合谷配足三里，用来治疗咳嗽和调整消化系统。

（3）同一肢体深浅配合取穴法：在同侧肢体上，同时取一远一近的两个穴，一个针刺深部，一个针刺浅部，或一个用针，一个用灸，促使由肢体向头部或躯干部放散的感觉更好些，或者使放散的范围更广些，用来治疗一种疾病或同时治疗几种疾病。例如，环跳配足三里，可以治疗坐骨神经痛和调整内脏机能；曲池配三间，可以治疗牙痛、肋间神经痛，同时可以治头面部、肩胛部和上呼吸道疾病。

（4）同一肢体相对两侧呼应取穴法：在同一肢体相对两侧的对应点上同时取穴，用来治疗一种疾病或两种不同的疾病。例如，阳陵泉配阴陵泉，可以治疗膝关节炎和泌尿系统疾病；阳辅配三阴交，可以治疗月经病和感冒；外关配内关、曲池配少海，可以治疗上肢麻痹和疼痛，以及呼吸、循环、消化等系统疾病。上述这些穴位，针刺取直刺方向时，可以一针透两穴。

（5）直接间接刺激配合取穴法：以局部病患为中心，同时配合远隔距离的穴位。例如，治鼻病，在鼻区取迎香或鼻梁，再在上肢配合取曲池或外关；治眼病，在眼区取睛明或四白，再在下肢配合取光明或足临泣；治胃病，在上腹部取上脘或中脘，再在下肢配合取足三里或上巨虚。

（6）接近中枢神经部分和远隔部分的配合取穴法：以中枢神经为中心，取头、颈和背等部附近的穴位，同远隔距离的穴位相配合。例如，治疟疾，颈、背部取大椎，前臂取间使，下肢取解溪等穴相配合，或背部取陶道、前臂取列缺和腹部取章门等穴相配合；治口腔和咽喉疾病，后颈部取天柱或新设，上肢取外关和下肢取足三里相配合。

（7）多种症状同时对症取穴法。例如，治腰痛、腿痛，同时伴消化不良，取肾俞或足里配穴，或取八髎和手三里配穴；治胃痛加腹泻，取中脘和天枢配穴，或取肓俞和内关配穴；治遗精加便秘，取大肠俞和命门、关元配穴，或取肾俞和三阴交配穴；治咳嗽加臂痛，取天突和曲池，云门和新义配穴，或取合谷和秉风，外关和肩中俞配穴。

（8）一般保健和对病症治疗结合取穴法：在治疗某种具体病症时，要同促进全身健康相结合以增强体力的取穴法，即除取治病症的穴位外，还取保健的穴位。保健常用的穴位有膏肓、大椎、大杼、肩中俞、命门、腰阳关、曲池、外关、养老、足三里、悬钟、阳陵泉、关元和关元俞等。激发肠胃功能、促进吸收营养的常用穴位有肝俞、胆俞、胃俞、三焦俞、肾俞、气海俞、大肠俞和小肠俞等。每次针灸其中两三个穴位。我们曾经观察研究针灸对增强人的"补体"的效应，取足三里、曲池、中脘、天枢、胃俞、大肠俞、大椎、头维和太阳等穴位，分 7 天应用。有的单独用针刺法，每次针 10 分钟或 20 分钟；有的单独用灸法，每次艾卷雀啄灸或温和灸都是 10 分钟。

（9）患部附近取穴法：治疗某一种疾病时，在病区附近取穴。例如，治耳病，取耳区的耳门、颞区的悬厘、后头部的头窍阴等穴位；治肠炎或月经病，取腹部第二侧线的天枢和下腹部正中线的中极配穴；治腰骶神经根炎，取秩边和大肠俞、环跳和上髎、次髎、中髎、下髎配穴。

（10）上下左右交叉配穴法：古代针灸治病，有讲究病在上刺其下、病在下刺其上、病在左刺其右、病在右刺其左等方法。即上述的巨刺法、缪刺法，我们在临床应用时也行之有效。例如，治右侧牙痛，取右侧下关、颊车，可配合取左侧的合谷；治左侧面神经麻痹，用兴奋法取左侧患部附近的穴位，又可用抑制法针右侧面部有关的穴位，并配合取右侧前臂的列缺；治半身偏瘫，可取左侧上肢的肩髃、曲池，并配合取右侧下肢的阳陵泉、悬钟。也可与此相反交替应用。

上述这些配穴方法，还不能概括临床治疗的配穴全貌，在临床中各种方法可能重叠出现。总的来说，针灸在治疗一种疾病时，某些有效的穴位可以同时应用，也可以轮换使用。在治疗一些慢性疾病时，可安排几组穴位彼此交替应用，也可按所配穴位的上下左右交替应用。例如治高血压，可取足三里配内关为一组穴，气海配三阴交为另一组穴；或者第一次用左侧内关和右侧足三里，第二次用右侧内关和左侧足三里，这是两组穴的交替使用，组数多时，照此类推。

5. 朱琏老师对一些顽固性疾病的用穴补充

朱琏老师经常跟我们讲，一些顽固性疾病用常规治疗难以奏效可能是该患者的大脑皮层上已出现了异常的病理性兴奋灶的缘故。

例如慢性胃炎，开始呕吐食物，逐渐加重至呕吐胆汁，之后喝水也呕吐，甚至是见到水也会吐。这是大脑皮层上（呕吐中枢）出现了异常的病理性兴奋灶，发生了条件反射性呕吐。如果不把该病理性兴奋灶抑制下去，呕吐是不能停止的。运用针灸治疗时，需要在足三里穴或合谷、内关穴上针刺，给予强刺激，即用抑制法一型手法操作，让这一刺激的信息上传至大脑皮层上该病理性兴奋灶的地方，并不断向周围扩散，最终把原来异常兴奋的病理性信息抑制住，呕吐就会停止。在留针过程中，可抓紧时机给患者喝水，喝水后亦无呕吐，还可以进一步食用少量食物，如仍不发生呕吐，这就打破了它原来的病理性条件反射，起针后就能正常饮食了。

在这里，朱琏老师提醒大家注意：针灸治疗顽固性疾病，取穴不要太多，针刺多个穴位，其大脑皮层出现的良性兴奋点必然增多，易出现效果互相抵消的情况，造成病理性兴奋灶的抑制不完全，则效果不佳。除取穴少、定位精准外，还要求我们的手法一定要"到家"，即要用什么样的手法，一定要施行达到该手法的操作要求。如要用抑制法一型手法，就要严格按照其手法操作，缓慢捻进，以捻法为主，逐层深入，让针感逐渐增强，达到一定的量且出现针感传导或扩散，留针15分钟以上，且留针过程适当捻针、让针感持续，这样才能奏效。这也是三国时代名医华佗所提倡用的"少而精"。这是针灸的"精华"，大家一定要继承和发扬，并加以总结、研究和提高。

1947年，朱琏老师在华北农村为当地一位70多岁的民间女医生治病时，民间女医生对朱琏老师说："救命，针得要快；治病，针得要慢。"朱琏老师当即受到了启发，深入思考其意，是指行针要慢、留针要久，让针感充分激发出来和持续足够长的时间。朱琏老师就是这样，习惯于把能接触到的各位前辈针灸医生的经验吸收，博取众家之长，并不断在临床实践中去验证和提高。朱琏老师多次提到，她首创的"安全留针法"，其实就是在多次治疗顽固性疾病过程中受到的启发。

1955年，70多岁高龄的林××同志因前列腺疾病行手术切除后，发生顽固性膈肌痉挛（呃逆）合并食道周围炎，住在北京医院近2个月未愈。因当时有一重要会议将要召开，林××同志有任务要在会上作重要报告，于是邀请朱琏老师设法尽快治好其病。刚开始针灸时，呃逆很快就停止了，但起针后不久，呃逆又复发。后来，朱琏老师经过千思万虑、苦苦设想，赶制了一根1.5 cm长的丁字形横柄的金质针，轮流在林老的中脘穴和足三里穴施行较长时间的安全留针治疗，最终治好了林老的顽固性膈肌痉挛。现在，这根金质针还保存于中国中医科学院针灸研究所朱琏文物展示厅内。

后来，朱琏老师多次尝试将安全留针法用于其他的顽固性疾病，如哮喘、三叉神经痛、面神经痉挛、过敏性疾病等，均获得了良好的疗效，得到了广泛认可并推广使用。

文化遗产　扬弃有别

流传了几千年的中华传统文化，绝大部分是精华、是宝藏，但也难免会渗入极少部分的糟粕，这需要我们加以辨识，吸其精华，弃其糟粕。针灸医学也不例外。例如，有极少数的医生不讲究消毒，甚至是隔衣扎针，这容易造成局部感染，增加患者的痛苦，也是对患者不负责任的行为；有的医生在进针前要画符念咒，什么"天门开、地门开，神针入则神门开"……难道不画这个符，不念这个咒，针灸就没有效了吗？不是的，这些都是属于糟粕的部分，我们应将其抛弃。而对于历代医家提出的针刺经验，如"腹如井、背如饼"，这是说腹部的穴位，皮下的脂肪和肌肉相对胸部和背部稍丰厚，针刺时可以稍深些，这样才会产生好的针感，疗效更好一些；而背部的脂肪和肌肉相比腹部要浅薄，像一块饼一样，比较容易刺穿，提醒医者在针刺胸、背部穴位时，要注意不用深刺，以免刺伤心、肝、肺等内脏而出现血胸或气胸等严重的并发症和不良反应。这些是符合人体解剖学的，是前人经验的精华部分，我们要吸取、要重视、要发扬、要研究和提高。这些经验有益于指导我们的临床实践和科学研究。

朱琏老师经常告诫我们：要竭尽全力，积极按照"搞中西医结合、创造中国独特的新医学派"的精神，率先垂范、身体力行，在继承祖国传统文化遗产的同时，要积极地吸收现代科学知识的理论和技术方法，充实于内，使祖国珍贵的针灸医学更具无穷的生命力，长盛不衰、永葆青春，造福于全人类。

当年，朱琏老师是最早响应党中央、毛主席号召，积极践行中西医结合并做出显著成效的我国现代著名的针灸学家，是科学针灸的奠基人，是我们学习的楷模。2012年，时值北京中医科学院针灸研究所要全面总结其首任所长，即朱琏老师的贡献时指出，搞针灸科研的工作者要"不忘初心、牢记使命"，一致认为要继承朱琏老师"针灸医学要科学化、现代化和国际化"的精神和使命。

针灸研究 科学创新

1976年1月，朱琏老师将南宁市针灸研究组扩建成南宁市针灸研究所，并于3月创办了南宁市七·二一针灸大学（全国第一所针灸专业培训学校），开始大刀阔斧地实行她心中医、教、研三合一的多元化教学理念。但由于市政府日常工作本就繁忙，朱琏老师必须为针灸研究所增添骨干力量。1977年2月5日，我正式由广西中医学院调到南宁市针灸研究所工作，日常在针研所针灸一室上班，同时继续整理朱琏老师的临床资料，协助朱琏老师的教学工作。同时，许式谦同志也从青海省人民医院调到南宁市针灸研究所针灸二室工作。许式谦和我的调入，为南宁市针灸研究所注入了新鲜血液，为把针灸研究所建成一个针灸临床医、教、研三合一的针灸机构奠定了坚实的基础。于是，朱琏老师立即着手推进南宁市针灸研究所针灸临床科研工作计划，各项工作有条不紊地开展。也正如朱琏老师所疾声呼吁的："我们从事针灸研究和治疗工作的同志，应该在自己的实践中加强对巴甫洛夫高级神经运动学说及有关现代医学技术、理论的学习，并应用它们来挖掘中国几千年传承下来的这项医学遗产——针灸疗法，从而使针灸疗法得到更进一步的提高和推广。"

不久，在朱琏老师的授意下，南宁市针灸研究所开始从上海购进生理记录仪等临床科研设备，开始了一系列的针灸临床研究：

（1）针灸治疗冠心病的科学研究，主要是观察针灸治疗前后患者临床症状改善的情况。（由许式谦同志负责）

（2）针刺内关穴对106例正常人和100例心脏病患者的左心功能影响的观察，

通过心电图机对心电图、心音图、颈动脉搏动及心尖搏动图同步描记，观察针刺内关穴前后对左心室功能的影响。（由许式谦同志负责）

（3）针灸治疗心血管病高血脂51例疗效观察。（由罗成菊医生负责）

针灸穴位：主穴：心俞、曲池、内关、足三里、三阴交（双）。

配穴：风池、还跳、神门、通里、大杼、厥阴俞（双）。

手法：抑制法二型手法。

疗程：每日针灸1次，12天为1个疗程，疗程间休息3天。

疗效：51例中胆固醇下降者33例，不变者2例，增高者16例；β-脂蛋白下降者40例，不变4例，增高7例。

（4）针灸治疗面神经麻痹151例临床观察。（由我负责）

运用朱琏老师提出的口角至目外眦及口角至耳垂根部测量方法，进行针灸治疗前后客观的对比观察。结果显示：显效率达96.1%。

（5）针灸治疗32例乙型传染性肝炎的疗效观察。（由我负责）

运用超声波及临床生化检测等设备进行针灸治疗前后对比研究，结果显示：有些乙肝患者经3～5个疗程的针灸治疗后，乙肝表面抗原就转阴了。

（6）针灸治疗腰椎间盘突出症41例疗效观察。（由我负责）

分析临床症状及体征，并结合影像学检查的观察，结果显示：显效率可达60%～70%。而且取穴少而精，强调针感，气至病所，完全按照朱琏老师《新针灸学》中抑制法一型手法进行操作。

针灸研究所成立后，人民群众对针灸医疗的信任和热爱逐日俱增。针灸一室和二室每天都要接诊100人次左右，来诊病例多样。针灸研究所对神经科、内科、外科、妇科、五官科、眼科、口腔科、皮肤科等110多种疾病，包括三叉神经痛、脑炎后遗症、面神经麻痹、慢性胆囊炎、慢性肝炎、哮喘、肺气肿、不育不孕症、视神经萎缩、青光眼、色盲、大脑发育不全等患者进行针灸治疗，都取得了较好的疗效，深受群众的爱戴和欢迎。

朱琏老师提出针灸治病的原理，主要是调整和激发神经系统，尤其是高级中枢神经系统及大脑皮层的功能。朱琏老师把刺激手法、部位和时机三个因素作为针灸治病的三个关键而应用于临床，这也让她独创的针灸技术别具一格，且广泛流传于海内外。在针刺技术上，她反对过强刺激，强调在治疗过程中要减轻患者的痛苦，坚持"针尖刺穴近轻稳，虚实交替捻入深，刺入深浅看部位，捻动起留看病情，捻进须快或须慢，要看部位病和人"的辨证治疗。朱琏老师手持小小银针，往往在患者还未感觉到疼痛，或者只有微痛感觉的时候，便已经进入了穴位，接着便在她奇妙的手法下产生诸如酸、麻、痛、胀、痒、凉、热、抓紧、压重、舒松、触电样、线条牵扯样、线条样徐徐波动等针感，并开始逐渐收到疗效。

总之，朱琏老师在学习和借鉴中医传统理论和现代医学的先进理论，积累针灸疗法临床经验的基础上，引入巴甫洛夫高级神经活动学说的内容，运用神经调控理论进一步提出针灸治病的原理，并结合针灸疗法实验有关针灸治病关键因素的观察研究结果，较为系统地解决了从神经调控假说到临床具体运用的关键，初步形成了自己在针灸研究的系统理论模型及针灸临床诊疗特色。我们可以在《新针灸学》的二版序言中看到朱琏老师的这一学术思想的转变，也可以从针灸治疗幻肢痛的临床研究、针刺麻醉的实践、"针灸疗法对中枢神经系统机能的影响——重刺激和轻刺激对中枢神经系统的机能变化"研究及其开展的系列针灸临床研究中发现，朱琏老师及其所带领的南宁市针灸研究所在临床实践针灸的深厚科学理念及理论依据。

将针灸现象同高级神经活动的理论紧密地结合起来，既体现了朱琏老师对当代世界科学研究领域相关理论的敏锐洞察力，同时也反映出她对提高和研究针灸疗法科学性的急迫心理，也再次表明她要践行针灸科学化和实现针灸现代化的决心。

教学篇 · 教学相长　知行合一

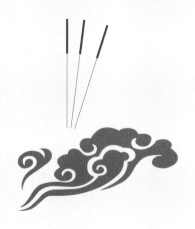

朱琏老师在广西的这 18 年，虽然大多数时间忙于公务，但她也在针灸临床及教学培训方面投入了大量的时间和精力。我们根据现在所收集到的档案资料进行统计，这段时期，朱琏老师开办或直接参与的针灸教学培训班总共有 16 个，学员总计 782 人次。学员包括来自地方部队、学校、医院、工厂、农村等基层卫生室的医务人员，还有部分普通群众及针灸爱好者。可以说，朱琏老师为广西的卫生事业培养了大量的针灸人才。

在前面的篇章里，我们已经引用了朱琏老师多个关于针灸教学的讲义和报告，例如朱琏老师在中南地区空军针灸学习班的讲话、在广西首届西医学习中医班的报告、南宁市第一期针灸训练班的讲义等，内容涉及针灸的科研、理论教学及临床实践等多个方面。为了进一步凸显朱琏老师医、教、研三合一的多元化教学模式，尤其是她"以政治为挂帅""分级办班教学""理论结合实践操作"的教学特点，这一章将主要从朱琏老师在广西所开办的这些针灸培训班的内容来进行展开，再次领略朱琏老师在针灸教学上的风范。

为了避免内容的过度重复，本章只节选朱琏老师报告和讲义中部分比较有代表性且前文未展示的内容[①]。这些内容，不仅可以充分诠释朱琏老师"教学相长，知行合一"的理念，还可以让我们从字里行间体会她贯注于各级针灸培训及教学当中的那种"治学严谨、无私奉献"的精神。

以政为帅，中西结合，实践出真知

1969 年 2 月 24 日至 3 月 14 日，针灸治疗聋哑病学习班上朱琏老师的讲稿内容摘要：

---

① 朱琏老师每期学习班都有单独的备课笔记，报告和讲义内容根据授课对象各有不同。本章节选的报告和讲义内容个别部分可能有些许重复，但内容实际是有所更新、有所不同的，其中的差别对比可以体现出朱琏老师在报告和讲义内容撰写上的用心，更体现出朱琏老师在针灸临床诊治和科学研究的过程中，一直在不断地学习与实践，且十分注重总结归纳与积累提升。

一、两条路线斗争在针灸方面的反映

今天我来讲在推行针灸治疗事业中的两条路线斗争。

所谓路线，我的理解是：为谁服务的问题，依靠谁的问题，以及事业发展的方向问题。

针灸是祖国医学中重要的组成部分，它的发展不是一帆风顺的，它是在两条路线斗争中发展起来的。

1949 年以来，党中央坚持卫生工作的方针和原则：①面向工农兵，服务于社会主义，是卫生工作人员的无产阶级立场问题，是工作的对象和依靠什么的问题；②预防为主；③团结中西医；④卫生工作与群众运动相结合。

因此，我们的针灸事业发展也必须符合党的政策及路线：①针灸工作应面向工农兵、服务于社会主义；②针灸工作应以预防为主；③针灸工作应团结中西医；④针灸工作应与群众运动相结合；⑤针灸工作应符合新医学发展的方向。

二、防治病症

1. 胃痉挛（胸口痛）

这是一个农民，痛得缩成团，用门板抬着来的。患者为神经性胃痉挛，不是溃疡及炎症，有压痛，不压更痛。针足三里（双）、中脘，针后灸足三里 3 壮，针灸 1 次即愈。针好后，自己扛着门板回去了。为什么针足三里、中脘呢？当时道理讲不出。现在看来就是调整了神经系统的功能。

2. 外伤性小便失禁、左腿麻木

这是八路军一位团长，腰部有枪伤（为贯通伤），伤口已愈合，后送延安医院，但小便失禁，左腿麻木。

针灸：取膏肓、上髎、次髎、中髎、委阳、阳陵泉、足三里，每日或隔 1 日针灸 1 次，每次针灸同一穴名的 2 个穴位。腿部起初对针灸毫无感觉，后来慢慢地出现了痛、胀、酸、舒松等感觉。也针过 1 次人中，那是在针膏肓穴出现晕针时用的，针了人中后立即苏醒，小便失禁的程度也减轻了。

晕针的症状：突然晕厥（未倒）、牙关紧闭、四肢发冷、满身出汗，针人中醒过来时，患者觉得像熟睡了多时，后继续针灸而痊愈。

3. 夜盲症（鸡眼暗）

1945 年，治疗医院内一干部患夜盲症，白天能看见东西，到了黄昏时就看不见了，严重时在阴雨天或光线微弱的地方也看不见东西。

第一次针睛明（双）、瞳子髎（双）。天黑时看到了大树。

第二次针攒竹（双）、丝竹空（双）。晚上能看见报纸上的大标题字。

第三次针鱼腰、四白（双）。晚上能看到笔画少的小字。

第四次针阳白（双）、针上星。晚上能读报了，只是眼珠感觉困乏。

以后隔 1 日针灸 1 次，上述的穴位轮番使用，针灸了 10 日后痊愈。

4. 习惯性腹泻

症状：每日腹泻 2～3 次，有时每餐饭后就腹泻 1 次。患者体瘦，有时觉两腿发软，有时腹痛，但还能劳动。腹痛的情况，终年如此。有些患者习惯性腹泻已持续好几年了，有些甚至已有 20 年以上病史。

治疗：针灸足三里、上巨虚、中脘、腹通谷、神阙、天枢、大赫、大肠俞、小肠俞。有的患者针灸三四次痊愈，有的患者针灸七八次痊愈。在上述穴位的使用中，以足三里、天枢最为有效。

5. 习惯性便秘

症状：每月仅解便四五次，甚至一月才 3 次，每次大便干结，难下，发生肛裂。也有发生虚脱的，平时腹胀、头痛。

针灸：取间使、条口、三阴交、大肠俞、小肠俞、气海俞等穴位，每次应用 2～4 个穴位，很快就好。在上述穴位的使用中，以大肠俞最有效。在大肠俞这一带，如三焦俞、气海俞都有效，可针，也可灸。

6. 臂痛

包括风湿性的肩关节、肘关节炎症及一般的肌肉痛，总的来说叫臂痛，不能举动或举动困难。

针灸：取肩井、秉风、天宗、肩髃、四渎、曲池、手三里、外关、阳池、养老、支正、支沟、新设、新主、新义等穴位。针灸取穴，在患侧多，于一定的时间，配合取下肢和健侧的穴位。下肢取足三里、阳陵泉、悬钟、三阴交。健侧取支沟、外关、曲池、养老。

7. 腿痛

常见于风湿性的膝、踝关节病和炎症，以及一般的风湿性肌肉痛。

针灸：取风市、梁丘、膝眼（外膝眼、内膝眼，内外两侧同时运用叫内外膝眼）、足三里、阳陵泉、膝阳关、血海、昆仑、三阴交、飞扬、合阳等穴位。取穴多在患侧肢体，在一定的时间，以后颈部、背部、腰部、臀部的穴配合使用。如天柱、新设、肩外俞、大杼、肾俞、三角俞、环跳。

8. 湿疹（全身性的、慢性的）皮肤病

症状：除面部、手心、脚心之外遍体都有湿疹，因患者有近两年的皮肤病史，遍体的皮肤似鱼鳞，极少有空隙的地方，奇痒。在鱼鳞样硬结的痂皮中，有的部位出血，有的部位流黄色透明的水，有的刚结新痂。患者能工作，但痒得不能睡眠。

针法：浅刺、重刺激。灸法：凡能灸处都灸 3～5 壮。针灸取穴如下：

颈部：风池、天柱。

肩部：肩井、秉风。

背部：肩外俞、风门、大杼、天宗、肩贞、脾俞、胃俞。

腰部：三焦俞、气海俞、大肠俞。

胸部、腹部：云门、天池、膻中、神阙、中脘、中极、大横。

臂部：曲池、天井、阳池、上廉、下廉、支沟。

腿部：风市、阴市、血海、地机、三阴交、光明、承山、解溪、行间、内庭。

湿疹是慢性的、全身性的疾病，可发于全身各部，一般检查血象并无异常。许多部位疹出细密，针刺时都无法下针。刚开始我们也不敢随便针、不敢深刺，担心将脓或细菌带到深部去，而且消毒时还用碘酒。刚开始局部不针，只是在带有"风""池""水"字眼的穴位针刺，如风市、风门、风池等。针刺三四天后，患者瘙痒症状减轻，疹出的地方结痂、脱落，睡眠有所改善。后面我们逐步有计划地从上肢到下肢、再到全身起疹的地方也进行针刺，经过 10 多天针刺治疗，患者症状减轻，局部的皮肤也逐渐开始恢复正常。

9. 急性扁桃体炎引起的失音

急性扁桃体炎的炎症期已过去，但患者仍说不出话。

针合谷（双），刺激量大，针刺得深，针后灸 3 壮。患者在针后 2 个小时就可以说话了。针后患者吐痰轻松，喉中自觉舒畅、无阻塞。当时我们针得深、刺激量大，患者后来不敢再针，经用缓慢捻进针后患者才适应。

10. 坐骨神经痛

患者常是一侧臀部疼痛、牵扯小腿至足后跟痛，呈阵发性发作，以夜间为甚。只针不灸。例如以右侧疼痛为主，我们第一天针环跳（右），用长针，强刺激手法（抑制法一型手法、抑制法二型手法），让针感逐步增强并向远端放散。一般当天针后疼痛就止住了，第二天可以继续巩固，也可取左侧环跳。

11. 肋间神经痛

肋间神经痛，发作没有规律，有时在夏天，有时在冬天，常在夜间发作。我们的经验是选用患侧的曲池、行间穴。用强刺激手法（抑制法一型手法、抑制法二型手法），让针感逐步增强并向远端放散。针后疼痛一般都可以缓解。

12. 牙痛（龋齿、牙龈炎）

针灸取穴：上关、下关、合谷、天容、太阳、颊车、大迎、新会、足三里、行间、内庭等穴。

上牙痛取：上关、太阳、下关、内庭、行间。

下牙痛取：下关、颊车。

不论上下牙痛均可取单侧或双侧合谷穴配合，针合谷穴如果牙齿不痛了，上关、下关、太阳、颊车等穴就不针了。我们也遇到一些患者，针上关、下关、颊车、太阳、合谷穴无效，而针天容穴有效。后来，一些患者取以上穴位（上关、下关、颊车、太阳、合谷、天容）都无效后，针行间约 1 小时不痛，起针后又痛，后再针行间让他睡觉后就不痛了。

13. 急性胃肠炎、急性胃炎、急性肠炎

这 3 种病有个共同的症状，就是腹痛。急性胃肠炎常见上吐下泻；急性胃炎还常见剧烈呕吐；急性肠炎还常见剧烈腹泻。

急性肠胃炎取穴：足三里配中脘，或配天枢。

急性胃炎取穴：足三里配中脘或上脘。

急性肠炎取穴：足三里配天枢，或配大赫、神阙。

以上 3 种病各有主症，因此各有配穴。天枢、大赫、神阙是腹泻的主穴。针灸治疗在临床上对这3种病的记录是很多的。

急性胃肠炎，有时来势很凶猛，常与霍乱病并见。治疗时，针刺足三里，患者如出现呕吐，可将针提起至皮下，让患者吐至有胃液或黄胆汁出时，要坚决加大刺激针足三里，而且时间一定要长，不要动摇。若针足三里时，患者有一阵阵胃（腹）痛，仍要加强刺激，才能止住它的痛。

急性胃炎，有的人腹痛、无腹泻，但有结便，所以针足三里时止了痛，起针后腹痛复发，此种情况可先排便或先灌肠。若无条件，可先增加灸双侧大肠俞。有些患者是剧烈呕吐后出现神经性呕吐症状（见东西则吐），可坚持针足三里，长时间性地坚持，是有效的，不要认为天天针足三里是死板，只要有效，我们就要坚持运用。而且要怀持着认真细致、全心全意为患者服务的一颗心！患者先是卧床针的，达到针感后可以叫患者坐起来，吃些东西，之后就不怕吃了东西会吐而厌食了。

急性肠炎，也可以不先针足三里，而先针天枢、灸神阙。

以上这些我都是如实反映情况。所治的患者中，有些经过一段时间后碰见询问，才知道其上次的病已经治好了。

14. 落枕

就是颈项痛，不能倾斜、不能左顾右盼。多见于第二天睡醒后，发现颈项部屈伸及旋转时疼痛。

取穴：新设、肩井、肩外俞、膏肓。

有一患者，清晨发现落枕，立即针患侧新设，予强刺激一刻钟即见效。发现痛侧肌肉硬痛，则针肩井。肩外俞、膏肓两穴是后来用的。只要是落枕脖子痛的，针新设穴一定有效，有时还可以留针外出，不影响活动，可以刺激久一些。

15. 面肌痉挛

即面部肌肉不自主痉挛、抽动。有的人是眼轮匝肌抽动大，有的是唇周肌肉抽动得多，有的是口、眼均抽动。

取穴：四白、地仓、颊车、攒竹、丝竹空。

之前有位患者发生右侧面肌痉挛，多方求治未见好转，故来尝试针灸治疗。我先给他针四白，观察不同的针刺方向所产生的效果，即针四白后，向哪个方向捻针抽动少，我们就往哪个方向捻。这个患者扎针之后入睡了 2 小时，也留针 2 个小时，起来出针病就好了。

若遇到女同志的面肌痉挛要配合治月经病。有些是月经不调，表现出 1 个月 2 次月经或两三个月 1 次月经的。除上述取穴外，配合取三阴交、地机、阴陵泉、血海、足三里、悬钟等穴位。

另外，每一种病的治疗都应该包括预防性的内容在内，我们在治疗的同时，应当要宣传相关防止复发的措施及方法。

16. 面神经麻痹（面瘫）

症状：口角歪斜，闭眼不全，额纹消失，多为一侧发病。

取穴：患侧取四白、颊车、天容、口禾髎、人中、大迎、眉冲、阳白、地仓、颧髎、睛明、瞳子髎；健侧取四白、天容、口禾髎。

眉冲在眉头上一横指，阳白、眉冲可以直刺、斜刺、平刺结合。

健侧的 3 个穴位，当然不是一下子都选用，可以隔 1 日选用其中 1 个穴位，先针刺健侧，后针刺患侧。健侧用缓慢捻进法进针，留针稍长，患侧要用速刺的方法进针。

疗效评价：可以从眼睑的闭合程度、额纹的情况和软尺测量口角至耳垂、口角至目外眦距离等情况进行客观评价。

17. 休克（虚脱）

即晕过去，不省人事。

病例一：女，成年，深度休克，因要紧急渡黄河，精神高度紧张而发生。

此病例发生于 1945 年，那是我第一次诊治休克患者。因渡河时船上有马，波动大，患者精神紧张，发生休克，被送到兵站后，医生注射药物抢救，无效。我骑马到时，患者面青唇紫。我立即给她针人中、合谷（双），用强刺激。经针刺后患者醒来。

病例二：男，成年，因体弱、疲劳过度发生休克。经针刺人中、合谷（双）、三阴交（双）后醒来。

病例三：男，小孩，11 个月大，因急性消化障碍，发高烧，半夜来请我时已注射抢救过。我去则针刺人中、合谷、三阴交，青紫色稍退些后针中脘而醒，可以叫妈妈。之后再开些药调理。

病例四：男，小孩，不到 3 岁，因急性扁桃体炎发高烧，已有医生针过人中、合谷、三阴交、印堂后不醒，除重复再用以上穴位外，再针刺十宣、十井放血，但已有些放不出血，后再刺中脘，孩子突然排大便，同时叫喊着醒过来。

注意：在治疗疾病时，不要轻易否认前面治疗的功劳，要仔细观察、及时调整治疗的方向，而且抢救患者刻不容缓，一秒钟都要争取，不能慢吞吞的。

18. 小儿吐奶

病例一：在行军的路上，治疗一个农民的小孩，灸足三里（双），用纸烟灸的，边走边灸，加指针，1 次就好了。

病例二：针足三里（双），浅刺，1 次治愈。

注意：有古书上说小儿的足三里，不能针，只能灸。

19. 小儿腹泻

原因为受凉和消化不良。

病例一：灸天枢（双）、神阙，睡着后用艾炷隔蒜灸，1 日 3 次，每次 3 壮，两日治愈。

病例二：针天枢（双）、大肠俞（双），用速刺浅刺法，1 次止泻，第二次用同样穴位巩固。

20. 小儿细菌性痢疾

男，1 岁半，夏季，因饮食不洁引起。大便有黏液、泡沫、血液，血液呈透明样的赤褐色，1 日拉 20 多次，小儿脱肛、严重脱水，已经在医院的小儿科治疗了 3 天，化验确诊为细菌性痢疾，要送往传染病医院。家属要求试用针灸，允许试用 1 次看情况，不能耽误。

诊疗记录如下：

第一天，上午 7 时，速刺针天枢（双）、大肠俞（双），"兴Ⅱ"；针后灸神阙（先艾卷雀啄灸 20 下，小孩子动，继用温和灸 7 分钟）。

上午 11 时（隔 4 小时），腹泻 1 次，黏液、泡沫、血液都已减少，看出是脓血样便，其中稍有黄色稀粪。

下午 2 时，针曲池（双）、足三里（双）、外陵（双），速刺完；灸神阙，温和灸

7 分钟。

晚上 8 时，大便 1 次，形状完全改变，主要为黄色稀便，还有 2 小条成形软便，脓液极少，已看不到黏液，决定不送传染病院。

半夜 12 时，灸天枢（双）各 7 分钟，大肠俞（双）各 10 分钟。一夜未泻。

第二天，重复用第一天的针法、灸法和所用的穴位（未用雀啄灸）。

清晨大便 1 次，为黄色成条软便，稍有稀粪和黏液，患儿精神大有好转，想吃东西了。

第三天，下午 2 时和晚上 8 时灸天枢（双）各 10 分钟。

第四天，下午 2 时和晚上 8 时灸天枢（双）各 10 分钟。患儿痊愈。

后来，有些医院开展了针灸治疗菌痢的研究，并取得很好的成果。

注意：菌痢的诊治中，医生应特别注意用目诊，用自己的眼睛看一下大便，眼看为实。

21. 肠炎

患者 1 天腹泻 15 次左右，下腹部痛，肛门一下胀坠就腹泻，已有 3 天，吃了些药仍泻不止。无黄色便，为透明样黏液，无脓血，化验无细菌。

治疗：用纸烟灸（因在火车上）足三里、天枢，一想拉就灸，灸至不想拉。48 小时后治愈。患者在 48 小时内的饮食，1 日 4 次，每次吃干粥和烤焦的馒头（烤焦的东西内有谷炭酶，有收敛作用），48 小时后大便为黄色成条便。

22. 流涎症（流口水）

病例一：成年人，针合谷（右），进针刚透过皮肤就发生晕针，脸色苍白、出汗，但脉搏无变化，继续将针捻到 3 分深，患者醒来觉得舒服，起针前后经过约 15 分钟，1 次治愈。

病例二：灸合谷（双），用纸烟灸，每天 2 次，上下午各 1 次，每次灸纸烟 1/3 段，2 天痊愈。

23. 滞产

子宫口开了，子宫收缩无力，胎位正，但生产不下。

针三阴交（双），下针有感觉放散到脚上，产妇即发生子宫收缩痛（阵痛感），不久小孩就产下了。

24. 不完全流产

胚胎已脱离子宫，阻塞在子宫口，即只见流血，不见胚胎流下。

治疗：第一个患者灸（蚊香灸、艾炷灸）至阴，雀啄灸 30 下，胚胎就下来了。第二个患者灸至阴不到 30 下，完全流产，出血则止。

注意：3 个月以前的为流产，5～7 个月的为早产，8 个月以上的为足月产。

25. 产后子宫收缩痛（产后小肚痛）

针中极，一次就见效的不止一个人，部分患者已针中极不见效，再针关元即见效。

26. 痛经

就是每次月经来潮时，下腹部痛得很厉害，甚至痛得满床打滚。

针灸主穴：中极、足三里。平时不针，待到月经来潮发生疼痛时才针，有的针中极即止痛，有的针足三里止痛，有的需要两穴配合才止痛。

27. 闭经

就是月经停止了，已婚者要注意是否怀孕、脉滑。

治疗：

①针合谷（单或双），兴Ⅱ。

②针三阴交（双），抑Ⅱ；灸中极。

③针归来（双），兴Ⅱ；灸中极。

④针肾俞（双），抑Ⅱ；灸命门，温和灸 10 分钟。

⑤针三焦俞（双），抑Ⅱ；灸腰阳关，温和灸 10 分钟。

我们治疗过一些单用合谷起作用的，多半在月经将来前几天治疗而见效。

28. 阑尾炎

右下腹疼痛剧烈，有时会转移性疼痛、全腹部疼痛或痛引腰部。白细胞总数会明显增多，一般需要结合抗生素治疗。

治疗：足三里（单侧或双侧），抑Ⅰ，留针 30 分钟，痛甚者可以延长至 2 小时。

29. 鼓膜内陷、外伤性鼓膜缺损、神经性耳聋、鼓膜炎、慢性中耳炎

治疗：

①针耳门（双）、足三里（双）。

②针听宫（双）、养老（双）。

③针听会（双）、三阴交（双）。

④针翳风（双）、耳和髎（双）、阳池（双）。

⑤针完骨（双）、耳门透听宫（双）、解溪（双）。

⑥针天容（双）、颅息（双）。

说明：

①单耳聋，耳区穴用耳聋侧的，隔三四天也用 1 次健侧四肢的穴，都用双侧的穴，有时上下肢左右各取 1 次配合。

②双耳聋，耳区穴两侧同时用。针灸的 6 次配穴，可以轮番使用，不是只针灸 6 次就治好的。

③病在哪里针哪里，是局部观点的一个因素，但配穴要有全身整体观念，患者如有其他病，则根据具体情况临时对照增加穴位，或者改变穴位。

例如：腹泻后可针灸天枢，感冒可把阳池改为外关。临床很多病症，均可见耳鸣、耳聋，一般接受针灸治疗后都有效，当然，有的患者治疗时间可能要长一些。

30. 咀嚼肌麻痹

1947 年我们第一次遇到这种病例。患者男，成年，在冬天大风大雨中骑马赶去参加宴会，一下马不能说话，又很累，送到我们驻地。当时我问了很多，他一句话也不能回答，我即刺颊车，重刺，有感觉时要患者吭一声，即可说话了。

31. 声门声带麻痹（又叫失语、失音）

病例一：

①针合谷（双），"抑Ⅱ"，缓慢捻进法进针。

②针颊车（双），"兴Ⅱ"，速刺、重刺。

病例二：

①针合谷（双）、颊车（双）。

②针颊车（双）、承浆。病情稍好。

③针合谷（双）、廉泉。病情无明显变化。

④针哑门，浅刺三分，针感往两耳后放散。

⑤针颊车（双）。病情进一步好转，能发音低声说话。

⑥针风池（双）、足三里（双）。病情继续好转。

此后，将上述穴位轮番使用2次，病情基本恢复。

32. 儿童精神障碍

女孩，3岁前能说话、唱歌，一次发高烧、出疹子后出现抑郁、失语、失聪等症状。6岁半时前来进行针灸治疗。

先用强壮体力、振作食欲的穴位。取穴：手三里、足三里、上廉、下廉、条口、下巨虚。针少灸多，针灸取穴少，点按取穴多。

治疗4天后，专门买了体重计，每天称一下，后到第十天，体重的确增加了。用了1周以上穴位，第八天开始用以下穴位：合谷、颊车、哑门、风府、大椎、足三里、曲池、耳门、翳风。针与灸配合，指针少，哑门穴采用灸法，每天雀啄灸灸30下。到第十二天，小孩叫了"妈妈"。小孩叫了妈妈后，她母亲高兴得抱起小孩在屋里转了几圈，小孩本来有恐慌症，这一下被吓怕，又不讲话了。此后，我们加灸神门、神阙、神庭、内关、上星。到了第十六天，小孩又叫了"妈妈"，并说了"葡萄"两个字（因小孩子喜欢吃葡萄，以此引诱利导之）。

此后，我们告诉小孩母亲要一面治疗，一面教小孩讲话，经过2个多月后治愈。小孩母亲怕回国后小孩病情复发，因此多逗留了半年，在这半年中每隔半个月巩固治疗几天。

33. 应激性失语

少年女孩，备考期间父母怕她考试考不好而骂她，考完试后出现失语症状，已4天不能说话。

治法：针合谷（双），重刺激，2个小时后能说话。

因此，我认为针灸对此类精神刺激者具有防治作用。

34. 重症聋哑

患者，男，2岁多，发高烧重病以后，因大量注射链霉素引起聋哑。我们认为，小孩是链霉素中毒，并进行针灸治疗约2个月。

穴位取合谷、颊车、风府、哑门、列缺、风池、天柱，小孩身体不好，配合用了曲池、外关、足三里等强壮穴位。开始拍掌，他可听到，后叫他母亲拿全家照片来，他均能以手势做比划，后能说出"爸爸""妈妈""婆婆"，并能说出痛、胀等感觉。

聋哑治疗时一定要坚持练习发音，锻炼要有坚韧性，治疗效果才更好。

35. 哮喘

针灸取穴：合谷、三间、列缺、外关、曲池、肩井、肩中俞、大杼、大椎（冷天针上背部穴位时，灸大椎）。具体病例治疗记录见表4-1。

表4-1 哮喘病例诊治记录

四诊	针灸前	针灸中	起针后	针灸治疗
脉搏	126次/分	逐步降低（104→90→80）	正常（老青少数不同）	①针合谷（右），左合谷安全留针3～7天。②针外关（左），左三间安全留针21天。③针大杼（双），左合谷做安全留针3～7天。安全留针要在下针后获得疗效的基础上（30～50分钟）进行。上述各穴在停止发作后分3次应用。
呼吸	64次/分	逐步降低（42→28→18）	平稳（老青少数不同）	
肺部听诊	笛音、哨音、犬吠音、啰音等（部分肺门处有婴儿哭泣音）	由大到小，由多种音到一个音直至平复	听诊无异常	
其他体征	患者脸色和唇青紫，胸部波幅大，鼻煽，痰鸣音甚	逐步消失，脸色恢复正常	轻松愉快	

我取穴多半先取右侧，因为人的左侧大脑半球为优势半球，管的功能比较多，故取它交叉的右侧穴。

前面我们已经讲过35种病症，有些病单独用针法，有些病单独用灸法，有些病针与灸配合，有些病针灸与药物配合，都有效。除骨折、需输血的贫血症，针灸不能接骨及输进血外，内、外、妇、儿、五官、生殖、泌尿、神经、精神科等绝大多数病可以用针灸治疗。

三、针灸术

（一）针刺的方向

以人体任何部位的皮肤平面来分直刺、斜刺或横刺。

（1）直刺：垂直刺，在人体上的任何部位，以皮肤表面当平面。

（2）斜刺：针体与皮肤平面呈45°。

（3）横刺：现也叫平刺，针体与皮肤表面呈15°。

说明：有些部位的针刺方向必须严格掌握。例如，后颈部正中线的哑门穴垂直刺，不能向上斜刺；胸部、右上腹、肝区等斜刺，均不能深刺；腹部一些穴位可以深刺，如芒针针刺治腹水、痞块等。我亲眼见过针哑门穴（斜向上）深刺，针中延髓生命中枢发生过问题的。另，治精神病，针刺风府、哑门是有效的，但深刺易出现问题。因此针刺的方向要严格掌握。

（二）针刺的深浅

（1）看年龄和身体胖瘦。例如针还跳，成年人一般针2寸左右，儿童是2分至1寸。

（2）看取用穴的部位。例如十宣，不论年龄大小，都只能浅刺。

（3）看刺激的方向。例如印堂直刺1分许，横刺可达5分以上。

说明：有些穴位要严格掌握针刺的深度。例如背部不能随便深刺，"背如饼、腹如井"是古代医术经验的精华。我就见过深刺背部引起人工气胸的病例。有些针（芒针）长达尺余，虽深刺，但它一般是横刺的。

（三）毫针进针方法

（1）缓慢捻进法。针灸操作比较困难的是缓慢捻进法。速刺同样可治病，但较痛，患者害怕，这是客观事实。

（2）刺入捻进法。对敏感的患者可以使用，如注射状，痛一下而过。长毫针可以用此法。

（3）迅速刺入法。圆利针即缝衣针亦可用，如针十宣。

说明：进针法也要看所取穴的部位和所运用的执针手法。例如十宣、十井用指实掌虚速刺（迅速浅刺）。

（四）执针法

（1）指实掌实：速刺法用，如点刺、放血等。

（2）指实掌虚：拇指、食指或拇、食、中三指夹持针柄，力量在手指头上。

（3）指虚掌虚：用于拔针，维持或减轻针感。

例如缓慢捻进法操作：

①用押手或不用押手均可，最好不用押手，便于双手进针，便于避开痛点。

无痛点时针尖与皮肤很融洽。

②平肘、举腕与抬手，指实掌虚执针柄，接触皮肤近轻稳，稍稍留针看动静。

③随即指虚掌虚速捻针柄，或捻或留不进针，促使皮肤感觉产生，稍加压力进入皮下。

（五）进针后的手法

进针后的基本手法有五种，分别为进、退、捻、留、捣，总称为"行针"。

（1）进：就是捻着针柄或执住针柄，将针往下深入（插）。

（2）退：就是捻着针柄或执住针柄将针提起。

（3）捻：就是执针的手指头，相互搓动针柄向左右转动。

（4）留：就是把刺入穴位内的针，不进不退也不捻转，暂时停留在体内，叫做留针。

（5）捣：就是将针上下左右前后进行捣动、提插。可分为：直捣、斜捣和混合捣3种。直捣，是在捻针的同时，上下提插。斜捣，是用进、退、捻的方法，向左右前后进行提插。混合捣，是直捣和斜捣同时应用，并加快速度，扩大刺激范围。

（六）起针法

（1）轻捻提出法：指虚，把针轻捻提出，边捻边提，捻捻提提，提提留留，慢慢地分段把针起出。

（2）平稳拔出法：指实，捏紧针柄，轻快稳准地把针拔出。

（3）迅速抖出法：把针提到较浅部位，又出现针刺的感觉，此时，指实执针柄，立即把针快速地提插点刺，随后抖出。

（七）指针法

是用手指代替针具，在人体的一定部位上进行点按，运用一定的按摩手法，在经络和穴位上进行点按，并产生一定的感觉，用于治疗疾病的一种方法。指针的手法，分为4种。

（1）指尖掐法：就是用一个手指尖端在穴位上刺掐。如三间穴。

（2）指面压法：就是用手指指头面在穴位上点压。一指压一穴，或在同一时间内，3根指头各取一穴，或食指与中指协同共压一穴。如取天容穴。

（3）两指相夹法：就是用拇指和食指的指面互相夹住穴位进行点按。此法有个特点，就是2根指头可互相做衬垫，对点按压穴位容易用力，力度也好掌握。如取合谷穴。

（4）二三指掐压法：就是用拇、食两指或拇、食、中三指在穴位上既掐且压。主要用于背部、臀部和大腿等较大面积的部位，其次是肩臂和小腿等部位。如取大杼、肩井穴。

（八）灸法

（1）温和灸：就是把艾卷燃端先靠近穴位，随即慢慢向上提起，在患者感觉温度适合并产生灸感时，就固定在此高度，灸一定的时间。

（2）雀啄灸：就是将燃着的艾卷一端，对准穴位，一起一落似麻雀啄食状地灸。

（3）熨热灸：又称回旋灸、往返灸，就是把艾卷燃端比较低地接近皮肤，如熨斗熨烫衣服那样，运转着进行灸治。如在同一条线的部位上，可来回往返式地灸，或用画圆圈式从里到外，再从外到里反复回旋地灸。

（九）针灸治病的三个关键

一是掌握针灸的手法，二是掌握针灸的穴位，三是掌握针灸的时机。

（1）针灸的手法：分强刺激（抑制法）和弱刺激（兴奋法）2种，每种又分为2个型，即一型和二型。

①强刺激（抑制法）。取穴少、刺激量大、持续时间长、频率快、患者的感觉较重的方法，叫作强刺激。当身体机能处于异常兴奋（亢进）状态时，它可以起到镇静、缓解、制止和增强正常抑制的作用，因而称它为"抑制法"。根据刺激大小、时间长短、穴位多少的不同，抑制法又分抑制法一型和抑制法二型。

②弱刺激（兴奋法）。取穴较多、刺激量不大、时间短暂、患者感觉也不太重（或短暂的较重刺激）的方法，叫作弱刺激。当身体机能处于过度抑制或衰退状态时，它可以起到促进身体机能解除过度抑制、唤起正常兴奋的作用，因而称它为兴奋法。根据刺激大小、时间长短、穴位多少的不同，兴奋法又分为兴奋法一型和兴奋法二型。

（2）针灸的穴位：包括穴位定位、配穴的原则和方法。配穴的原则大体如下：

①按疾病的轻重缓急，取穴分主次先后。如急性胃炎、急性肠炎、急性胃肠炎三者的共同症状是腹痛，用足三里很好；若兼腹泻则以天枢为主，足三里为辅。

②按疾病的原因症状，取穴掌握重点。如高血压、头晕、眼花、畏光、耳鸣、胸闷、烦躁、高血压危象发作（脑充血、脑出血），应首先降血压，用足三里，有的可下降 40 ～ 50 mmHg。

③按患者的具体情况，取穴灵活运用。按年龄、体质、初诊或复诊情况有针对性取穴。一穴治数病，数穴治一病。

说明：取穴的方法是多种多样的。根据经验取穴，临床上用之有效的，可以病区附近穴与远端穴配合，循经取穴，上下左右交叉取穴等。如治眼疾取球后，而哑门深刺治失语等。

（3）针灸的时机：掌握时机在治病时是极为重要的。有些病最好是在发作时针灸，我们前面介绍的哮喘病就最好在发作时针灸，治疗效果才比较好。有的病 1 天需要针灸几次，例如细菌性痢疾。休克（虚脱）的抢救就更加不能延误时机了。

以上三个关键是有机联系的，不是孤立的。

四、针灸为什么能治病

针灸防治疾病的三个关键是根据针灸临床治病的实践中所见，初步总结的东西，现还很不成熟。针灸防治疾病的三个关键和针灸的基本手法，是在初步的针灸防治疾病理论的基础上提出来的。"针灸之所以能治病，主要是激发和调整机体内神经系统的调节机能和管制机能。"这个观点是1948 年我在太行山时提出的。

身体内，分有消化、呼吸、排泄、循环、运动、生殖、内分泌等系统。它们相互之间之所以有紧密的分工与合作，都是由神经系统支配的，而中枢神经的最高部位即大脑皮层又掌握着各个系统的管理机能，使身体成为有分工、有领导的、统一的完整体。当然，各个系统之间的疾病发作又可能相互联系和相互影响。

过去我们在农村治病，一位老婆婆因为肚子痛来求诊。针灸治疗好后，她说："你们不但帮我治好了肚子痛，还帮我把遗尿症也治好了。"此病例后，我们就开始借鉴同样的方法针灸治疗遗尿症。这也说明了，同样的穴位可以同时治疗不同系统的病症。

另外，中国古代的补泻手法很烦琐。如有呼吸补泻、随迎补泻等，对外国人讲课，补泻不易翻译。应该要用现代的词语来表述针灸的这种效应，会更方便推广。

我认为古代讲的经络，就是指的神经和血管（血液循环）。《灵枢·九针十二原》云："刺之而气不至，无问其数，刺之而气至，乃去之，勿复针。""气至而有效，效之信，若风之吹云，明乎若见苍天。"《灵枢·根结》云："用针之要，在于知调阴与阳。调阴与阳，精气乃光，合形与气，使神内藏。故曰：上工平气，中工乱脉，下工绝气危生。故曰：下工不可不慎也。"

其实，我认为古代的许多名词表述和我们今天的病理反映是相符的。经络，包括十二经、十五络、二十七气。很多古代书本上讲的"经"是指神经、动脉，"络"是指静脉，经络循行如日月，循环无端，是指血管循环系统。如四海：髓海、血海、气海、水谷之海。这些表述应该是为了强调其相应不同的针刺效果吧。又如，古书记载，在治疗婴儿腹泻时，应看一看他有无鹅口疮，可能也是考虑口腔黏膜的病变多是由于消化障碍而引起吧。

所以，大家一定要好好珍惜和热爱当今学习的机会，多研读古籍，理解针灸的具体内涵，还要运用现代的理论和方法来研究和发扬针灸。

以理为据，掌握关键，讲究循证

1969 年 5 月 20 日至 27 日航医针灸学习班，朱琏老师的讲稿内容摘要：

一、针灸治疗研究案例介绍

这次培训，首先给大家介绍两个研究案例……（这两个研究案例在学术篇"神经立论　别出心裁"一节中已有详细论述，这里不再重复）

通过以上两个研究案例，其实已经可以说明针灸是通过调整神经及改善机体理化因素来发生作用的，而且是具有充分的科学依据的。可能还有些人觉得仅这两个案例不够充分，但其实针灸治疗的医案何其之多。1945 年在延安，针灸治疗夜盲症效果显著，这其实就是针灸调整了视神经的功能；1946 年，针灸治疗好了林

×× 同志的顽固性呃逆，就是针灸通过自主神经的调整把膈肌痉挛的状况缓解了；1948 年，董 ×× 同志患的肩周炎也是针灸治好的，这是通过调整周围神经及肌肉的功能；何 ×× 同志患急性阑尾炎也是针灸治好的，可见针灸治疗可以明显降低白细胞的数量；对于白细胞减少容易感冒的人，针灸后白细胞又能增加，从而防治感冒，增强抵抗力。

多年的临床实践，证明针灸能治疗各种不同类型的疾病，这里面是什么道理呢？我考虑人体这个统一的整体，它的指挥部在大脑，于是就提出了针灸之所以能治病，主要是针灸能激发和调整机体内神经系统的调节机能和管制机能的作用，从而治愈疾病。

我们是 1949 年 2 月到北京之后，提出针灸神经（机能）问题的。当时遭到不少专家教授的取笑和打击，他们说我们是"山中无老虎、猴子称大王"。说你们搞过什么实验？我们说做过青蛙试验，还有显微镜下的观察。他们说你们懂得什么是神经的激发与调整？还有人说针灸讲的神经（上海开会时展览会上说）是西医的说法……这些人不懂得，其实中国古代很早就发现神经了，在《神应经》这本书上就讲了。为此我们应该要了解一些神经系统（尤其是神经中枢大脑皮层）解剖的内容：

大脑皮层共 6 层，一般感觉的认识区主要发生在大脑中央后回和顶叶。知觉异常、躯体局部配置情形和大脑中央前回相似，下肢感觉区投射到上部，上肢投射到中部，头面部和颜面部投射到下部。感觉认识区和身体对侧的传入相联系。

实体感觉认识区（触、摸、认识事物）定位在顶叶、大脑中央后回后方，上肢中枢尤以腕、手指机能与解剖上有密切联系。这个区两侧都有：大脑左半球相当右侧上肢；右半球相当于左侧上肢（左脑损坏，右手知觉不行）。

听觉认识，在颞叶、大脑外侧。

视觉认识，在枕叶内外两面的大脑皮层中。

嗅觉和味觉认识，在颞叶。

言语中枢在大脑皮层内，习惯用右手的，在左半球；习惯用左手的，在右半球。言语有感觉性、运动性言语中枢。感觉性言语中枢，位于颞叶，在颞上回后缘。运动性言语中枢，位于额叶，额下回后部。

中央前回区域受刺激，发生该部位支配肌肉的紧张性和阵发性痉挛，称皮质性癫痫发作。

中央后回的病灶引起对侧身体的感觉障碍，皮质损害的特征是痛觉、温度觉、触觉和关节肌肉觉丧失，刺激大小和性质的精细辨别觉和定位能力丧失等。

运动区，习惯用右手的，病灶在左侧半球缘上回，两手运用不能，假定病变侵及中央前回，右偏瘫，同时左手运用不能。

所以我看病主要是以神经生理来做理论依据的，取穴时也如此，我取穴时（如足三里、阳陵泉），多半先用右侧，是神经交叉的关系，左脑是主半球，是语言机能区，所以先用右侧穴是促进左脑半球的功能。不少穴位的配备是根据神经的生理、解剖结构及功能情况来考虑的，效果好。……

苏联专家来中国考察后曾说："中国的针灸医学，它之所以比世界其他医学高贵，是因为它可以直接与神经打交道。"他们也认为，针灸就是直接调整神经系统的。

二、防治病症

（与前文有重复的病症不再重复）

1. 感冒

分流行性感冒和一般性感冒。我们空军的同志都懂，是流感就不能飞行。常见的伤风感冒，头晕，不想吃东西，全身疲倦无力，这也可能是先兆。

治疗：针新设、足三里。首先，确认患者是否初次接受针灸治疗，初次接受针灸治疗的患者，可以两穴交叉运用，也可以双侧同用。其次，治疗时讲究体位，侧卧时一般是单侧取穴，坐位时可以交叉或双侧同取，双侧针足三里时，最好是同时下针。若针上后，头晕胀不缓解，可加印堂。治疗一定要根据具体情况而定，并明确一个观点，针灸不是万能的。

一般感冒取足三里，具有解除疲劳，增强抵抗力的作用。打喷嚏、流清涕，可针外关，要有坚韧性，或针后作安全留针于鼻部，鼻黏膜可以不受太多分泌的浸润，病变未波及全身时，可控制住，有预防作用。

感冒较深层的情况，除取新设、足三里、外关外，要加曲池、大杼、大椎、阳陵泉，或外关透内关、曲池透少海，剧烈腰痛可取环跳、大肠俞。并有结膜炎时，可取睛明、四白、太阳。

感冒后可引起支气管炎，发生咳嗽。常用穴：合谷、三间、列缺、外关。其中，三间较外关维持时间久。干咳、喉痒、奇痒，可配合天突或璇玑，可针可灸，亦可指针。痰咳不出的，可在三间用指针，感觉到手指头时，应吐的痰可吐出，余的吸收。

2. 耳鸣、耳聋

病例一：右耳鼓膜内陷，耳聋已10年，左耳鼓膜炎，广泛性充血。

针灸治疗方案如下：

第一天，针足三里（双）、耳门（左），"抑Ⅱ"；针耳门（右），"兴Ⅱ"。

第二天，针支沟（双）、听宫（左），"抑Ⅱ"；针听宫（右），"兴Ⅱ"。

第三天，针上巨虚（双）、听会（左），"抑Ⅱ"；针听会（右），"兴Ⅱ"。

第四天，针大杼（双），"抑Ⅰ"；灸大椎，温和灸7分钟。

第五天，针完骨（双）、耳和髎（双），"抑Ⅱ"。

第六天，针阳陵泉（双），"抑Ⅰ"；针翳风（右），"抑Ⅱ"。

第七天，休诊。

第八天，针养老（双），"抑Ⅱ"。复查，右侧仍聋，鼓膜苍白（缺血）。针天枢（双），"抑Ⅱ"（因腹泻临时加用，一次治愈）。

病例二：王××同志原有耳鸣，一次飞行后自觉症状加重，检查结果为鼓膜边缘隆起，中间凹陷，鼓膜广泛性充血。治疗时针双侧足三里，针后检查充血处已变淡。

病例三：刘××同志有航空性耳鸣，鼓膜曾破裂过，后长好。治疗时没有给他用耳区穴位，给他针足三里，灸腹部归来穴，灸时耳鸣就停止了。

飞行员的耳鸣，原因不容易去掉，飞行后出现浸出物纤维化可引起耳鸣。我们可以在耳门、翳风或天容处安全留针，可防治耳鸣的出现。大关节附近的穴位（足三里、阳陵泉等），在生理学上可起到保健性作用。

3. 鼻炎

平时治疗，要联系到第一对脑神经（嗅神经）、鼻咽管、耳咽管等方面。印堂横刺，针尖向下刺，朝鼻梁（在鼻中隔与下甲间凹陷处）。天容穴治鼻炎很有效，可指针同侧天容穴，使鼻塞通气，治了鼻子不要忘了耳朵、咽喉。颈后区风池、天柱、风府、哑门、新设、上星、曲池、足三里、合谷、外关等穴，对鼻炎的治疗都有效。鼻炎针灸治疗可做如下安排：

第一次，针足三里（单或双）、迎香（双），"抑Ⅱ"；灸大杼或风门（双），温和灸各10分钟。

第二次，针合谷（单或双）、鼻梁（双），"抑Ⅱ"。

第三次，针外关（双）、素髎，"抑Ⅱ"。

第四次，针曲池透少海（双）、印堂（针尖向下横刺），"抑Ⅱ"。

第五次，针阳陵泉（双）、天容（双），"抑Ⅱ"；灸大椎，温和灸10分钟。

我们平常治鼻炎，鼻区穴与四肢穴配合，均用抑制法二型手法，鼻区穴在起针时用兴奋法抖出法出针，促进鼻黏膜血管收缩（苏联一些专家曾用针刺做过血管运动的试验，并寄过材料给我们，缓慢捻进、轻捻慢提可见血管运动迟缓放松、扩张，迅速抖出法则使血管收缩、变细）。

鼻炎可在天容、鼻梁、迎香、印堂等穴做安全留针，也可教给飞行员用指针点按。

4. 胃肠胀气

病例一：焦××同志得了急性肠炎后发生腹部胀气，敲得咚咚响，很难受。我们给他针双侧肾俞穴，两根针作纲，用抑制法一型手法，缓慢捻进，起针时先轻提重按数下即提起半截，再行抖出法出针，使局部兴奋。接着指针点按前顶、百会、后顶，指针时觉得头部轻松，眼睛发亮，即将手指顺脑后滑至颈部。结束后嗳气、放屁、腹部轻松。一般胃肠胀气治疗时取足三里、手三里效果较好。我们曾在X射线下观察过针灸治疗时胃肠蠕动和痉挛的情况，其中，临床治病时针手三里有促进胃肠蠕动的作用；针足三里有抑制胃肠蠕动的作用。但这次治疗我考虑以局部取穴为主。

病例二：白××同志患胃肠胀气症，大便经常拉稀，时而又是几天才解下结便，胃肠胀气，时而气往上冲，很烦心。舌苔厚腻，兼有航空性中耳炎。

第一次，针足三里（双）、迎香（双），"抑Ⅰ"；针耳门（双），"抑Ⅱ"；灸上脘，温和灸15分钟。针后第二天，大便已成条，这是好几年都没有的情况了，胀气大消，不上逆了。

第二次，针上巨虚（双），"抑Ⅰ"；针听宫（双），"抑Ⅱ"；灸中脘，温和灸 15 分钟。

第三次，针条口（双），"抑Ⅰ"；针听会（双），"抑Ⅱ"；灸下脘，温和灸 15 分钟。

第四次，针下巨虚（双），"抑Ⅰ"；针天容（双），"抑Ⅱ"；灸神阙，温和灸 15 分钟。

连续 4 天治疗后，每天大便都很好，胃肠胀气几乎没有出现，舌苔由厚变薄。

后来，耳和髎配翳风（双），一是针对耳的前上方，二是针对耳的后下方。另一次是用完骨配天容，患者感觉入耳内外还绕耳一周。腹部穴从上到下，腿上穴也是从上到下。

有一些飞行员是由于大便秘结引起的胃肠胀气，我们没有用上腹部穴位，而改用腰部穴位，如三焦俞、气海俞、大肠俞等，灸或针。

5. 肝炎

肝区痛，我们用的主要穴位是环跳（右）和曲池透少海（右）。环跳治疗肝区痛，我们用的手法，不一定感觉到脚上，目的不在此，而是将针提起，针尖向上刺，达到臀上神经，感觉向腰背部扩散。然后将针提起向下方斜刺，使感觉向腹股沟方向放散。

右曲池透少海对肝区痛效果也很好，感觉要求达指头或肩头。肩井治肝区痛也很好，感觉放散达肩背部。

书上说治肝炎用期门、章门，我不太喜欢用。

6. 高血压

我们介绍过用足三里（右）治疗高血压危象发作并冠心病的加用曲池透少海（左）。

高血压早期、不稳定的患者，平时的一般治疗为每周针灸 5 次（每天 1 次），休诊 2 天，以 3～4 周为 1 个疗程，用抑制法二型手法，配穴如下：

①足三里、曲池。

②三阴交、合谷。

③肩中俞、肾俞。

④环跳（单）、三焦俞（双）。

⑤环跳（单）、气海俞（双）。

⑥四渎（双）、血海（双）。

⑦支沟（双）、行间（双）。

⑧风池（双）、大椎。

⑨新设（双）、陶道。

⑩解溪（双）、关元或中极。

休诊时，可嘱患者自行灸三阴交或足三里。单用灸法治高血压，效果不显著，单用针法较灸法好，最好针灸配合。

7. 头痛

治法：常用新设、风池、天柱、肩井、太阳、耳和髎、印堂、眉冲，均用抑制法。

头痛有神经性头痛和血管运动性头痛，还有其他头痛。后头痛我往往不先针头部的穴位，先针足三里，把感觉搞好，观察头痛有何变化；胃肠性头痛（如胃酸过多可引起头痛，肠炎也可引起头痛）用足三里效果好。

8. 飞行疲劳

针灸或指针对解除疲劳都有效，灸法的远期效果较好。针法用缓慢捻进，皮肤感觉要延长些，效果较好。皮肤感觉如果有睡意，皮肤感觉可延长，针亦可以深入，但避免刺痛，且防止肢体活动（半睡眠状态有感觉时不自主的运动）。

治法：穴位除足三里外，还可以取外关、合谷；灸法要掌握好温度，可以用温和灸或熨热灸。

人体有不少兴奋点（经络穴位测定），若麻痹的患者在兴奋点处针刺效果好，而痉挛性疼痛症的患者在兴奋点针刺，效果则适得其反。

对于过度疲劳、烦躁不安的患者，先在其印堂进行指针治疗，手法要近轻稳，由浅到深，不要一下子很重，以免产生疼痛而使优势感觉压倒其他感觉。

指针同样可以强刺激和弱刺激，如止痛、失眠、镇静的指针时间要长，穴位要少。急救或局部需要活动血管的时间不要长，感觉要迅速。我们在戏院里、马路上、车上均用指针急救过。平时，小指注意剪好指甲，便于指针掐压人中等穴。

过去，医院请我去会诊，要先打"舌战"，我最反对啰唆一大套，主张到患者面前，实地观察，有时就可以直接指针点按，看患者有何反应。

注意：我们规定，前颈部、乳房周围、腰部第二侧线敏感区、上肢肘以上内侧约 3 寸、下肢大腿内侧包括会阴部均为指针禁区。

9. 便秘

取穴以大肠俞、气海俞为主，配穴为手三里、足三里，用抑制法二型手法，可以交叉使用。如向左侧卧时针足三里（右），灸腰部一个穴位。可轮番使用，或针或灸。若大便时难下，为迟缓性便秘时，可以指针大肠俞（双），或用纸烟灸大肠俞，大便立即可下。

注意：痉挛性便秘者还并见有腹痛、大便时肛门辣痛感。

10. 腹泻

取穴以天枢、外陵、神阙（灸）为主穴，配穴为足三里、上巨虚，用抑制法二型手法。

11. 痢疾

穴位、手法同腹泻，另外可加大椎、大肠俞、大杼配合。因痢疾往往有发烧，故用大椎；痢疾往往见肚中有结便下不来，所以用大肠俞排结便；大杼是很好的保健穴，交感神经、迷走神经（副交感神经）均在那里。

12. 腹痛

急腹痛，若诊断明确，如急性阑尾炎（急性、亚急性、无异物性的），一时不能开刀的，也可以先针灸，坚持用长时间的强刺激，或安全留针。

针足三里（单或双），或配合合谷（单或双），或配合腹部正中线上的穴位，如上脘、中脘、下脘、建里、气海、关元、中极等。坚持用足三里，坚信不疑，效果很好，甚至可以安全留针足三里、合谷。急腹痛已止，仅有隐痛的，可用合谷、内关、腹通谷。

13. 胃肠炎

急性胃肠炎，上吐下泻：针双侧足三里，用抑制法一型手法，时间要长；灸或针天枢（双），灸神阙。针灸治疗后，恢复快，较药物快。

单独急性胃炎：足三里配中脘（足三里有交感神经）。

单独急性肠炎：足三里配天枢。

14. 胃溃疡

要经常针或灸，主要穴位足三里，抑制法一型手法或抑制法二型手法。

我在 1943 年被马踢伤，胃下垂在脐以下四横指，胃有两处溃疡（十二指肠、大弯处）6 年，一位护士照顾我吃饭（要求少吃多餐，1 天 8 餐）3 年。后用针灸治疗慢慢就不痛了（开始用了 1 年的足三里，1945 年开始用针灸治疗）。治疗方案：

①针足三里、手三里；灸上脘。

②针上巨虚、支沟；灸中脘。

③针条口、合谷。

④针下巨虚、曲池。

⑤针大杼；灸大肠俞。

⑥针肩中俞；灸胃俞。

上述穴位也是我们常用来治溃疡病的配穴，或单侧或双侧或交叉用穴。

15. 牙痛

过去分上牙痛取颧髎、下关、太阳；下牙痛取颊车、手上用合谷、三间。

我们曾治过一个剧烈性牙痛的患者，痛了三天三夜（当时为 1948 年，我腿不能动），其他医生刚开始用了局部穴位无效，后我告诉他们用行间穴，留针一夜，止痛。近来我们用天容，坚持用抑制法一型手法，或安全留针，效果好。

注意：治疗时留针时间不够也不行。

16. 失眠

很少有单纯的、孤立的失眠。飞行员同志是静坐行业，内在的原因是大脑皮层功能兴奋，可致失眠。

一般取穴：足三里、悬钟、三阴交、后溪、腕骨、养老、肺俞、膏肓、关元、神阙、神庭、神道、神门、百会。有时往往针一个足三里就好了，也有些顽固性的失眠，针足三里效果不大，针腕骨或养老感觉较好。也有单独灸百会的。常用治疗方案：

①针足三里；灸神阙。

②针三阴交；灸神门。

③针悬钟；灸神庭。

④针膏肓；灸神道。

⑤针腕骨；灸关元。

⑥针肺俞；灸膏肓。

有些人是由于皮炎引起失眠，应治皮炎；有些人是因为胃肠胀气而引起的失眠，则针足三里，灸百会；有些人是因过度疲劳而失眠，针足三里，灸大杼。针法要用缓慢捻进或快速无痛进针法（对敏感的人）；灸法要用熨热灸或温和灸法。

17. 尿闭

治法：兴奋法二型手法或抑制法二型手法，灸法用温和灸，时间长些较好。

常用治疗方案：

①针三阴交；灸水道或阴陵泉，边灸边捻针。

②针阳陵泉；灸中极。

③针肩井；灸肾俞。

④针肾俞；灸膀胱俞。

18. 尿频数

用穴同尿闭，但要用抑制法一型手法。

19. 遗精

治疗：用抑制法二型手法，灸法用温和灸或雀啄灸。

常用治疗方案：

①针三阴交（双）、中极。

②针阴陵泉（双）、关元。

③针肾俞（双）；灸命门。

④针足三里（双）；灸归来（双）。

⑤针悬钟（双）；灸三阴交（双）。

⑥针大杼（双）；灸膏肓（双）。

⑦针气海俞；灸腰阳关。

梦遗的可加针太冲或行间。

20. 性神经衰弱（阳痿、早泄）

用穴基本上同遗精，但是针下腹部穴位（关元、归来、中极等）用兴奋法二型手法，感觉达到龟头，捻针小提插抖动几下就可以起针；灸下腹部穴用雀啄灸30～50下。我的想法就是振奋患者的神经功能。我曾治疗一位患者，灸50下后晚上睡眠时阴茎能勃起。

21. 错觉

这对于我来说完全是新的课题，此前并没有感性认识。错觉有好多种（总的是倒置）：方向错觉、倾斜错觉……从理性上来讲，只有促进大脑神经，使得第八对脑神经即听神经的功能和第二对脑神经即视神经的功能正常，就不易发生错觉。因此，在防治上，主要是解除疲劳，缓解大脑的紧张状态。

常用治疗方案：

①针风池；灸大椎。

②针天柱；灸陶道。

③针新设；灸身柱。

此外，肩中俞、足三里、大杼、悬钟亦可针可灸。也可以在四白、天容指针点按。

22. 扭伤

按摩对扭伤效果很好。我曾给一个按摩师（理发工）总结过八个字：锤、敲、揉、捏、弹、推、拿、掐。不管是肌肉、关节、韧带的扭伤、疼痛，都可以用针灸配合按摩治疗。我们曾看到一些人扭伤，关节无异常，是肌肉中某些肌腱的扭伤，是由一定体位下的一个动作而引起，可以向相反的一侧用劲突然摆动，一次可治愈。

扭伤治疗总的目的是止痛，若肿胀，还得祛瘀血，要促进末梢血管的运动。例如，踝关节附近扭伤，针足三里，抑制法一型手法，患侧深刺。针肿胀的附近，浅刺，兴奋法二型手法。又有腕关节附近扭伤，针四渎，抑制法一型手法，深刺可止痛，针外关、阳池，浅刺，兴奋法二型手法，可促进末梢血管运动，排除瘀血。

开始扭伤时，我观察会较细。有一次给董××同志治疗其脚踝关节扭伤：踝关节以下至足背肿胀，我先用玻璃纸印出肿胀大小、青紫血管的范围，后针足三里、解溪，止痛后对董老说要在痛处针几个小针（阿是穴、天应穴），针后另取 1 张玻璃纸来再印，1 天针 2 次，连续 3 天而愈。这个方法可以对比观察到，伤处一天不同一天地起变化。

23. 腰痛

取穴：环跳、肾俞、大肠俞、命门、腰阳关、足三里、阳陵泉、委中、秩边、八髎等。

治法：用抑制法一型手法或抑制法二型手法。主要用针法，灸法不如针法好。

24. 关节痛

取穴：病在上取下，病在下取上，配合疼痛局部的穴位。

例如：肩关节痛，针肩井，取阳陵泉；针秉风，取足三里。

又如：膝关节痛，针鹤顶，取肩中俞；针犊鼻，取大杼。

以局部穴为主，配合缪刺法。

25. 腓肠肌痉挛痛

取穴：合阳、承山、委中、足三里、阳陵泉。

治法：用抑制法一型手法。

患者多半在游泳中出现，可即时用手指指针在足三里、阳陵泉处，或重打数下，给他一种持续性刺激。

26. 慢性咽炎

治法：用抑制法二型手法。

常用治疗方案：

①针合谷；针或灸天突。

②针外关、天柱。

③针足三里、新设。

④针璇玑、列缺。

⑤针天容、廉泉。

⑥针云门；灸劳宫。

⑦针风府、商丘。

⑧针或灸哑门；针丘墟。

合谷与外关也可以做安全留针，亦可教给患者自灸四肢穴位。

27.扁桃体炎

穴位与手法基本同慢性咽炎，但用三间、曲池透少海在临床上收到很好的效果。

28.眼病（包括屈光不正、视网膜炎、结膜炎等）

取穴：眼区为四白、太阳、睛明、瞳子髎、鱼腰、阳白、攒竹、丝竹空、球后；后颈区为风池、天柱；上肢为合谷、列缺；下肢为阳陵泉、光明。

（1）近视眼：最近我们治疗近视眼，效果较好。

具体治疗方案如下：

①针四白（双），"抑Ⅰ"。下针30分钟后，感觉眼睛看东西清楚了，用兴奋法抖出起针。

②针风池（双），"抑Ⅰ"。感觉到眼球，平稳拔出法起针。

③针鱼腰（双），"抑Ⅰ"。针二分深，下有血管，注意防止出血。

④针睛明配瞳子髎，手法同上。

⑤针攒竹配丝竹空，手法同上。

（2）结膜炎：先不用药，单用针灸试治，效果很好。

针合谷，"抑Ⅰ"；针四白，"兴Ⅱ"。或针太阳，"抑Ⅰ"；针四白，"兴Ⅱ"。一般不取风池穴。

（3）视网膜炎：一般取后颈区穴位较多，配合眼区穴，用抑制法一型手法、抑制法二型手法。

我们曾治疗一例视网膜炎并视网膜出血的患者及一例因弹弓损伤右眼（玻璃体、晶状体破裂、浑浊）的患者，均是仅有少量感光，视力近乎无，住院时间很长。以下是当时的治疗方案：

①针四白（双），左健侧用"抑Ⅱ"，右患侧用"兴Ⅱ"。因视神经有交叉性，健侧穴也有调整作用。

②针睛明、瞳子髎（右），"抑Ⅱ"；针四白（右），"兴Ⅰ"。速捻进针，针感到眼即起针。

③上午针光明、印堂，"抑Ⅱ"；晚上针四白（双），"兴Ⅱ"。患者外侧方视野可见灯光，似有花罩。

经过针灸治疗 20 多次后，到医院测视力为 0.4。

最近又治疗一例类似上症的患者，效果也不错。除取上述穴位外，还取足三里、悬钟、曲池、阳池、肩中俞、大杼等穴。

外伤性巩膜出血，瘀血很大、很厚、难吸收的患者，第一次，我下针鱼腰，患者有感觉后觉得眼球轻松，再针四白，感觉到眼睛后抖擞数下，当即看见瘀血块在起变化，大的分成几小块，小块的也在缩小；第二次我针风池；第三次我针承泣，瘀血逐步消失。

29. 坐骨神经痛

基本的取穴和手法同腰痛。注意有无腰骶神经根炎：

（1）单纯性的坐骨神经痛：经常只针 1 个环跳穴，1 次就基本上好。治一般的腰痛也可以用 1 个环跳穴治疗。

（2）腰骶神经根炎：针时痛减，针后又易复发，可 1 天针 2 次。可根据腰痛配穴，常用的配穴如八髎穴。

治坐骨神经痛用抑制法一型手法，治腰肌痛往往用抑制法二型手法即可。

患者李××同志患坐骨神经痛，已住院，用苏联专家的封闭疗法无法缓解，让我去会诊。贺××同志在信上批注说：你能用针灸治疗好他的病，我送你一栋楼。我去仅针了环跳穴 1 次，30 分钟后起针，患者即可下床，走了 3 圈，腿也不痛了。可房子没见贺××同志给（玩笑）。

环跳穴的确是个好穴位，也可治肝病和泌尿生殖系统疾病（前面已有陈述）。

30. 呕吐

取穴：足三里、内关（常用外关透内关）、鸠尾（在不吐但局部微痛时针）。

治法：用抑制法一型手法，亦可用指针，指针足三里效果就很好。

31. 荨麻疹

多属于变态反应性疾病，我见过有胃肠疾病引起的。有的自觉症状不明显，发生荨麻疹时神态还很好。

治法：先止痒，止痒后排除心烦、胸闷等症状，有些患者是在睡眠前发生荨麻疹，我们就在发作前治疗，把发作时间打乱；有些患者是经常性发作，要尽可能控制，把范围一步步缩小，可以做安全留针。

常用治疗方案如下：

①针风门（双）、风池（双），"抑Ⅰ"。通过颈交感神经调治，有时也用一侧足三里，但不是主穴，一般针对初诊者。

②针肺俞、支沟。

③针大杼、通里。

④针风池、曲池。

⑤针风市；灸腹通谷。

⑥针新设、三焦俞。

⑦针极泉；灸涌泉。

我们过去在风门留过针，冬天有时在大杼（双）安全留针，效果也很好。

32. 过敏性皮炎

由药物性或不明性原因引起。

治疗：足三里、支沟、曲池、血海，用抑制法一型手法。

如有患者一吃葱就发生皮炎，已成条件反射，后我请他在我家吃饭吃葱。饭前，先针曲池（右），后针曲池（左）、配足三里（右）。针完再吃葱未见皮炎出现。我们还治过吃海藻出现皮炎的患者。

有的皮炎，我们不针，单灸也有效。

33. 口腔黏膜溃疡

是消化系统还是内分泌问题现在还不清楚，或是两者皆有之。坚持针灸治疗有效。

治疗：足三里、条口、合谷、曲池、承浆、颊车、天容，用抑制法。

此外，在溃疡周围用短针点刺，可点出血。我们将此法告诉昆明医科大口腔科，他们治疗的效果更好。

34. 航空性中耳炎

取穴及手法基本同耳鸣、耳聋。

补充讲一个穴位——新社，治疗耳部疾病效果蛮好。中耳炎可以引起耳鸣，有血管性耳鸣，看耳鸣有无变化可先指针新社穴观察。

35. 前列腺炎

患者，石××同志，是百货大楼的一名售货员，1970年发现滑精现象。首诊时间为1970年2月11日，以下是他的治疗情况记录：

1970-02-11，针足三里（左），"抑Ⅱ"；针气海，"兴Ⅱ"。

1970-02-12，针足三里（右），"抑Ⅱ"；针关元，"兴Ⅱ"。

1970-02-13，针三阴交（双），"抑Ⅰ"；灸命门，温和灸10分钟。

1970-02-14，针交信（双），"抑Ⅱ"；针中极，"兴Ⅱ"。

1970-02-17，春节在百货大楼站柜台，紧张后又一次滑精。我建议他到医院检查前列腺液，结果提示为前列腺炎初期。

后续我为其重新拟定治疗方案，具体如下：

①针三阴交（双），"抑Ⅰ"；针关元，"抑Ⅱ"。

②针肾俞（双），"抑Ⅰ"；灸命门，温和灸10分钟。

③针交信（双），"抑Ⅰ"；针中极，"抑Ⅱ"。

④针足三里（双），"抑Ⅰ"；灸归来（双），温和灸各10分钟。

⑤针环跳（右），"抑Ⅰ"；针大肠俞（双），"抑Ⅱ"。

⑥针环跳（左），"抑Ⅰ"；针气海俞（双），"抑Ⅱ"。

⑦针地机（双），"抑Ⅰ"；灸关元，温和灸10分钟。

⑧针大杼（双）"抑Ⅰ"；灸命门，温和灸10分钟。

⑨针足三里（双），"抑Ⅰ"；灸关元，温和灸10分钟。

⑩针条口（双），"抑Ⅰ"；针中极，"抑Ⅱ"。

⑪针肾俞（双），"抑Ⅰ"；灸命门，温和灸10分钟。

⑫针三焦俞（双），"抑Ⅰ"；灸腰阳关，温和灸10分钟。

⑬针气海俞（双），"抑Ⅰ"；灸腰阳关，温和灸10分钟。

⑭针大肠俞（双），"抑Ⅰ"；灸命门，温和灸10分钟。

⑮针阴陵泉（双），"抑Ⅰ"；灸关元，温和灸10分钟。

⑯针地机（双），"抑Ⅰ"；灸中极，温和灸10分钟。

经过20多天的针灸治疗，患者的临床症状已基本消除。复查时前列腺分泌液化验正常。

36. 慢性阑尾炎

急性阑尾炎，针足三里效果好。慢性阑尾炎则可以取足三里、上巨虚、条口、下巨虚、曲池、手三里、支沟、环跳等穴，配合腰部及腹部的穴位用。用抑制法一型手法，留针时间要在 30 分钟以上。

我们曾与协和医院等单位做了 80 多例阑尾炎的针灸治疗观察，除异物侵入所致须开刀治疗的患者外，其余均用针灸治疗。我们在 X 射线下观察到，有炎症时，阑尾翘起，下针后阑尾则慢慢下垂，如同杵垂状。回盲部血液循环不好，阑尾部有瘀血会引起炎症，有的是回盲部有炎症波及阑尾的。

三、针灸治病的三个关键

一是掌握针灸的手法，二是掌握针灸的穴位，三是掌握针灸的时机。

1. 针灸的手法（详见教学篇第一节，不再重复）

2. 针灸的穴位

包括穴位定位、配穴的原则和方法。配穴的原则大体是：

①按疾病的轻重缓急，取穴分主次先后。

②按疾病的原因症状，取穴掌握重点。

③按患者的具体情况，取穴灵活运用。可一穴治数病，也可数穴治一病。

（1）内脏的疾病：

①上：大概指呼吸系统，包括咽喉、胸部。

取穴：前后颈区、上背部、胸部正中线及锁骨下、上肢肘关节到手，大多外侧线；小腿到脚，大多外侧线。

②中：大概指消化系统。

取穴：背部的第九胸椎下到第一、二腰椎的部位；腹部大多取上腹部、中腹部；上肢肘关节到手，大多外侧线；下肢膝关节上下到脚，大多外侧线。

③下：大概指泌尿生殖系统。

取穴：腰部第一腰椎以下至腰骶部；下肢大多内侧线。

（2）心血管系统（包括心脏病、高血压）和神经系统的病（包括失眠、神经性疼痛）：

取穴：大多在颈后区，上肢、下肢的中部外侧线。应遵循病在上取下，病在下取上，病在左取右，病在右取左，上下左右交替，以及远端穴位和病区穴位配合的原则。

（3）四肢的病（包括关节肌肉）：

取穴：局部取穴，病在上取下，病在下取上。

（4）五官疾病：

取穴：以病区穴为主，配合四肢穴位，有眼区、耳区、鼻区和远端穴位配合。

3. 掌握针灸的时机

如飞行疲劳，争取时间使大脑皮层安静得早，少发病，早恢复。有些病在发作时治疗，有些病在发作前治疗，可控制其不发作，一般的病，按疗程治疗。

四、针灸为什么能治病

针灸之所以能治病，不是直接以外因为对手，而是激发和调整机体内神经系统，尤其是高级中枢神经系统（包括大脑皮层）的调节机能和管制机能的作用。同时，也是激发神经本身的修复、代偿机能以达到防治疾病的目的。

为什么激发和调整了神经系统的机能就能起到防治疾病的作用呢？[①]

以技为道，知法善治，举一而反三

1971 年 9 月 1 日～ 1972 年 3 月 15 日，广西军区后勤部针灸学习班上朱琏老师的讲稿摘要：

一、针灸学习与实践时的态度

1. 针灸学习时的态度

我们学习针灸应该秉持的态度是，不要仅为了学点技术给患者解决一点眼前的疾苦，而要做一个捍卫、贯彻、执行毛主席医疗卫生路线的先锋，为创造祖国的新医学而冲锋陷阵。

---

① 朱琏老师此次培训时关于该问题的回答与论述内容已在学术篇"神经立论　别出心裁"一节进行分享，此处不再重复。

2. 针灸实践时的态度

必须（五要）：庄严和蔼、聚精会神、细心耐烦、观察病情、审查感觉。

切忌（五不要）：轻浮暴躁、分散精神、粗心大意、不看不问、乱扯滥谈。

二、进针法

1. 缓慢捻进法

用于毫针针刺，适用于一般的慢性病，年老、体弱、初诊患者。毫针不论长短，针刺方向不论是直刺、斜刺或横刺，进针时，都可以采用缓慢捻进法。它有一个特点，就是会使患者产生皮肤感觉。这是一种良性刺激，能起到镇静、镇痛作用。按现代神经生理学观点：皮肤上的某一点，在大脑皮层上就有它相应的反应点。

操作方法：医者一手的拇指、食指二指或拇指、食指、中指三指的指面指实执针（手指紧捏针柄），执针时上肢的姿势为平肘、举腕、抬手，接着将针尖近、轻、稳地落在穴位皮肤上，注意避开毛孔和痛点。针尖接触穴位皮肤后，将针在原地指虚速捻（执针的手稍微放松地）几秒钟，停留一下。再指虚速捻，捻捻留留、留留捻捻，反复数次，给皮肤的末梢神经有一种持续的良性刺激，促使患者产生皮肤感觉，又不至于发生疼痛，这样可在大脑皮层上起到良好的镇静、镇痛作用。然后，执针的手指呈指实状，稍加压力，速捻，将针尖捻进皮下，立即停止捻针。这就完成了缓慢捻进法的进针。

优点：

第一，进针时动作近、轻、稳，取穴准确；

第二，运用指实与指虚技巧，可避免疼痛不适；

第三，可以起镇静作用；

第四，提高针刺的效应；

第五，医者手执针柄，不直接接触针身，可防止交叉感染；

第六，利于某些穴位，可以双手同时操作进针。

缓慢捻进法是针刺的基本手法，是针灸师的基本功。

2. 刺入捻进法（或称快速捻进法）

主要用于中、短而稍硬的毫针和长毫针。适用于亚急性疾患，一些皮肤极敏感的患者和急需止痛的患者，以及肌肉肥厚部位的深刺。

操作方法：

①医者一手的拇指、食指二指或拇指、食指、中指三指，如执钢笔状，指实紧捏针柄；另一手的拇指、食指两指可帮助捏紧穴位处的皮肤和肌肉（也可不捏），把针尖迅速刺入真皮，稍停留。然后像缓慢捻进法一样向下捻进。

②用消毒过的棉花或纱布裹住针体，以拇指、食指二指指实捏紧，露出针尖约2分，对准穴位稳准地迅速地刺入皮下，稍停留，再捻动针柄向下深入。如在胸、腹和背部等处的穴位进针，可随着患者的呼吸节奏操作：呼气时进针，吸气时留针不动或在原来的位置作轻度捻针，不加压力。

优点：

第一，快速进针与缓慢捻转相结合，患者易于接受；

第二，避免弯针、折针；

第三，易于掌握进针的深度；

第四，可根据患者的情况和穴位所在的部位灵活而定，尤其适用于长毫针。

3. 快速刺入法

用于短毫针、圆利针或三棱针。适用于急症昏迷、小儿惊风、局部麻痹及急救、放血等情况。

操作方法：医者持针的手势，如同执钢笔写字一样，以拇指、食指二指或拇指、食指、中指三指紧捏针柄，针尖对准穴位皮肤，敏捷而稳重有力地快速刺入，进入皮肤2～4分。进针时不捻针，进针后可随即快速起针（拔出）。它是一种浅刺、速刺的针法。如晕厥、休克，取四肢末端的十宣、十井或人中等穴，快速稳重地刺入一两分深，随即快速抖出起针。需要放血时，在出针后挤压针孔，出数滴血即可。

优点：

第一，进针快速；

第二，减轻疼痛；

第三，可以用于放血，出血顺利；

第四，特别适用于抢救。

三、进针后的手法

进针后的基本手法有五种：进、退、捻、留、捣，总称为"行针"。

（1）进：就是捻着针柄或执住针柄，将针往下深入（插）。为的是寻找感觉。

（2）退：就是捻着针柄或执住针柄将针提起。退针大体有四种作用：第一，寻找感觉；第二，减弱（轻）感觉；第三，用于加强刺激，增强感觉；第四，施行间歇性的刺激，可把针稍退再进，反复进行。

（3）捻：就是执针的手指头，相互搓动针柄向左右转动。为的是感觉持久，当患者出现较好的针感时，可以把针停留在这个深度上捻动。捻得快，角度大，连续捻动次数多，刺激强烈，针感较重；相反针感较轻。而且，指实捻针感觉重，指虚捻针感觉轻。

（4）留：就是把刺入穴位内的针，不进不退也不捻转，暂时停留在体内，叫作留针。为的是等待感觉或进行较长时间的持续性刺激，以加强和巩固进针后已取得的疗效，也可以缓和针感。

（5）捣：就是将针上下左右前后进行捣动、提插。可分为：直捣、斜捣和混合捣三种。直捣，是在捻针的同时，上下提插。斜捣，是用进、退、捻的方法，向左右前后进行提插。混合捣，是直捣和斜捣同时应用，并加快速度，扩大刺激范围，用于探索和增强针感。这种方法，只能用于感觉特殊的疾患或需要较重感觉的患者。

（6）其他辅助手法

弹针：即用指头弹针柄。摇针：即把针向左右摇动。拔针：用拇指轻轻拔动针柄。为的是提升患者的舒适度。

四、起针法

（1）轻捻提出法：指虚，把针轻捻提出，边捻边提，捻捻提提，提提留留，慢慢地分段把针起出。可以防止出血，防止不舒服的后遗感，并可观察针体是否弯曲，便于将弯针取出。

（2）平稳拔出法：指实，捏紧针柄，轻快稳准地把针拔出。可以避免引起重感，此时下针后感觉已达到，保持目前的感觉，不必再加重感觉；也适用于滞针起针。

（3）迅速抖出法：把针提到较浅部位，又出现针刺的感觉，此时"指实"执针柄，立即把针快速地提插点刺，随后抖出。注意用力要适当。此法可掀起正常的兴奋作用，促进局部小血管运动，促进血液循环，用于瘫痪、麻痹之类的病症。

五、指针法

指针法详细介绍见本章第一节。以下只补充说明注意事项：

在施术时应注意手法由轻到重、由浅到深，不要突然很重，但用于急救、虚脱，力度可以稍重一些。指针同样可以"行针"，就是依据病情需要予以不同频率、不同力度的刺激，以到达适合的感觉。指针除可以直接用于防止疾病外，也可以帮助试探患者局部的针感反应，有助于疾病的诊断和判断患者是否适宜针灸疗法。

人体有些部位不宜施行指针，如颈前区、上臂内侧、腋窝下、胸部侧面、乳房周围、腰部侧面、大腿内侧、会阴等血管分布集中的或敏感的部位。

六、灸法

（1）温和灸：就是把艾卷燃端先靠近穴位，随即慢慢向上提起，在患者感觉温度适合并产生灸感时，就固定在此高度，灸一定的时间。本法属于抑制型灸法。

（2）雀啄灸：就是将燃着的艾卷一端，对准穴位，一起一落似麻雀啄食状地灸。本法属于兴奋型灸法。

（3）熨热灸：就是把艾卷燃端比较低地接近皮肤，如熨斗熨烫衣服那样，运转着进行灸治。如在同一条线的部位上，可来回往返式地灸。适用于较大面积及关节部位的治疗，如神经性皮炎、牛皮癣、皮肤湿疹、关节痛、局部肌肉麻痹等病症。

七、针感

1. 针灸产生的主要感觉

针灸产生的主要感觉有酸、麻、胀、痛、痒、凉、热、抓紧、压重、舒松、触电样、线条牵扯样和线条样徐徐波动（波浪式地慢慢放散）等。

其中，浅刺与灸时没有胀感；针刺时才出现痛感，灸时没有；酸感、麻感在灸时一般不会有；烫感是灸术除雀啄灸外，灸得不适当时才会有；触电样感在浅刺及缓慢捻进时和灸术时不会有；抓紧感在腹部穴位上出现较多。

总之，临床上主要有13种针感。其中酸感、麻感、胀感是穴位刺激局部最常见的感觉；痛感、痒感是刺激穴位表皮时常见感觉；凉感、热感是在以上针感的基础上加强刺激量针感逐步向周边扩散，甚至扩散至全身的感觉；抓紧感、压重感、舒松感是刺激深部肌肉组织针感逐步扩散的感觉；触电样感、线条牵扯样感和线条样徐徐波动感是刺激神经针感逐步向远端扩散的感觉。

2. 感觉出现的情况和要求

（1）某一种感觉可以单独出现或几种感觉同时出现，要看具体部位而定。如肢端针刺只有痛感，刺中神经鞘膜上就是触电样针感。

（2）胀感、抓紧感、压重感往往同时出现，也可合并出现热感；而热感常随同舒适感出现。在针法"慢提紧按"手法中（指虚提针，指实将针压下，易出现舒松感与热感）往往更容易出现。

（3）酸感、麻感、触电样感、线条牵扯样感、线条波动样感往往同时出现，也可并见舒松感和凉感。在针法"紧提慢按"手法中（指实提针，指虚捻下，拔针后易出现舒松感及凉感）往往容易出现。

（4）除取用指、趾尖端穴位及速刺和雀啄灸外，一般要求达到舒松感最为相宜。

3. 感觉的作用和为什么产生感觉

被针灸者产生的感觉，不是被针灸者主观意识所决定的，而是客观事物的存在所反映的。就是针刺与艾灸接触到人体的器官所产生的。当然，客观事物的反映，还要在机体感觉本能的基础上产生。这种感觉本能不通过事物接触的实践，也不会出现什么针感、灸感。因此，从针灸防治疾病的实践中，也证明了客观事物的存在是第一性的，主观意识是第二性的。也因此，在机体感觉的基础上，针灸刺激出现的感觉可以由人为地操纵它。要感觉重，或要感觉轻，可以由医者自由支配和调整。

4. 感觉与各有关方面的关系

针灸手法操作掌握好，可以人为地操纵出现感觉的轻重及放散的远近，这是肯定的。但除此之外，还不可忽视以下几点：

（1）感觉与体位及针刺方向的关系。例如针曲池，体位可为曲肘腑掌，针尖向肘尖稍斜刺，达桡神经感觉可放散到拇食二指，有时可放散到小指。而曲池透少海，体位就必须为曲肘拱手（尺侧在下面），针尖向下直刺，透到少海穴时，一般的感觉必然出现到尺侧无名指、小指或腋下，尺神经是从腋下向外走的。故曲肘拱手外，就难以透到少海穴。

（2）感觉与穴位的关系。如针指尖十宣十井是疼的感觉，针腹部大多数是抓紧感，后来慢慢有线条样放散或串上串下的感觉，也可以出现热感或凉感，但线条样徐徐波动在腹部较少出现，而在四肢部则出现较多。

（3）感觉与疗效的关系。想达到镇静目的就用抑制法，要兴奋就用兴奋法，如三叉神经痛要用慢的手法（抑制），嗜睡症就要用兴奋法，失眠要用抑制法（慢进针），临床急救要用兴奋法，但不能太重或太轻。如容易晕针的穴位（合谷、三阴交等），不能过重，十指、足趾要浅刺、速刺。

八、针灸治病的三个关键

操作手法、选用穴位、掌握时机是针灸防治疾病的三个关键，三者彼此有机地互相联系，缺一不可。

（一）刺激的手法

1. 分类

分抑制法（强刺激）和兴奋法（弱刺激）两种，每种又分为两个型，即一型和二型。针灸基本手法见表4-2。

表4-2 针灸基本手法表

手法类别	基本作用	手法分型	穴位	类别				适应证（举例）
				针刺法			灸法	
				时间	感觉	操作		
抑制法（强刺激）	镇静、缓解、制止、促进正常抑制作用	抑制法一型手法	少，安全留针要绝对少	时间要长。30分钟以上，有时几小时，安全留针几天到半个月不等，留针久时更换穴位	较重，不是痛与强烈的酸胀和触电样针感，而是持续的舒适感	缓慢捻转，快慢配合。安全留针时可以一天行针几次	温和灸或熨热灸，10分钟以上。有时需要几十分钟	疼痛、痉挛、哮喘与高血压危象发作时，一切炎症急性期，精神运动兴奋状态等
		抑制法二型手法	较少	较长。15分钟左右	较抑制法一型手法稍弱	缓慢捻转，保持平稳	同抑制法一型手法，时间在10分钟以内	一般程度的疼痛、痉挛，各种慢性疾病、舞蹈病、肌张力过强、诊断不明的疾病等

续表

手法类别	基本作用	手法分型	穴位	类别				适应证（举例）
				针刺法			灸法	
				时间	感觉	操作		
兴奋法（弱刺激）	促进机能、解除过度抑制、唤起正常兴奋作用	兴奋法一型手法	多，急救时则相当多	短促。几秒钟到一两分钟，不留针	较重，短促的痛、胀和触电样针感	迅速短暂的浅刺	雀啄灸，半分钟到2分钟左右，30～50下	休克、虚脱、弛缓性麻痹、感觉减退或丧失、神志昏迷、肌张力降低及精神运动抑制状态
		兴奋法二型手法	较多	较短促。可以留针5分钟左右	较轻于兴奋法一型手法，稍胀而有舒适感	较短促的浅刺	温和、熨热和雀啄法均可，时间3～5分钟，雀啄灸约50下	基本同兴奋法一型手法，局部肿胀、末梢循环迟缓，也可以应用

注：①针灸时间是指在一个穴位上的操作时间。

②可以单用针刺或单用灸或针灸同用。有时需要强刺激和弱刺激同时配合。

③手法的轻重，尤其是针法要根据患者当时的神经机能状态而灵活调整。

2. 针刺的方向

这里讲的针，主要指的是毫针（我是主张用毫针，反对用粗针的。古代有九针，内蒙古还有用錾子作针，用锤子打进去的）；所谓方向，指进针的角度，是针体与人体任何部位的皮肤平面所形成的角度。例如，取平坐位针鼻尖上的素髎穴，相当于取仰卧位向下直刺。又如取平坐位针风府穴、哑门穴，相当于取俯伏坐位向下直刺。有些穴位，尤其是深刺时，必须严格掌握针刺方向。就如针颈后区正中线的哑门穴，不能向上方斜刺，以防损伤生命中枢延髓而发生生命危险。如针眼区球后穴，只能向下方斜刺，不能直刺，以防损伤眼球或视网膜、视神经或海绵窦而致出血，甚至目盲。如针背部的穴，只能斜刺，以防刺伤肺泡和血管，发生气胸和血胸。背部第一侧线向正中线斜刺，第二侧线向外斜刺。胸部的穴位或斜刺或横刺，尽可能不要直刺。腹部的穴位一般可以直刺，但在上腹部肝区的穴位，最好用横刺或斜刺。

我国古代针灸医术上讲："背如饼、腹如井。"意思是背部肌肉很薄，不能深刺，腹部较丰厚，一般可较为深刺，也不会伤及胃肠。这话是很有道理的。总之，神经细胞和重要脏器、血管的所在之处，深刺时必须采取严谨态度。我坚决反对既忽视古代好的经验，又不熟悉近代医学科学的生理解剖，盲目乱针乱刺的行为。

针刺的方向有三个，分述如下：

（1）直刺：即垂直刺，一般用于一针一穴。有的部位，用一定长度的毫针，可以在同一肢体非同一条线上，从一个穴透到另一个穴。例如前臂部位，针曲池透少海，针支沟透间使，针外关透内关。小腿部位，针条口透承山等，这是利用一针取二穴，两个穴位都成为深刺。透穴起源于什么时候，我不清楚，我对一些患者用穴时，会尽可能避免使用敏感的内侧穴，若一定要用时，我就从外侧深刺透到内侧。避免取穴敏感，进针有妨碍。

（2）斜刺：针体与皮肤平面呈45°，也是一般用于一针一穴。有的部位用较长的毫针，可以在同一条线上一针透二三穴，例如针外关透支沟，针足三里透上巨虚、条口。进针处的穴是浅刺，被透的穴是深刺，可用于治疗风湿性的肌肉痛、关节痛、肢体麻痹等症状。

（3）横刺：就是平刺，针体与皮肤平面呈15°角，看所用的穴位和针的长短，一针可透几个穴，不强调一针一穴。例如：针耳门透听宫、听会，用较短的毫针就可以了，针足三里透上巨虚、条口、下巨虚，就要用较长的毫针。横刺方向进针，所有被针到的穴都是浅刺。

3. 针刺的深浅

（1）看年龄与身体的胖瘦。例如：针环跳，一般成年人入针3寸左右，体胖的成年人，要入针4～5寸，儿童一般入针1～2寸。

（2）看取用穴的部位。例如：针十宣，不论年龄大小、体胖体瘦，都只能浅刺分许。

（3）看针刺的方向。例如：针印堂，直刺入针，顶多1分许，短的针柄、针体才能立得住，否则针立不住，往下倒，但是向鼻尖横刺可入针5分，向额部横可达 1 寸左右。

4. 针术注意事项

（1）防止晕针和晕针处理。对初次诊疗的人，尤其要注意，选穴不要选敏感穴，刺入时不要过猛。我们对从未针过的人，先针足三里，可保健、增加补体，感觉又易得到。

晕针处理：人坐位晕针时可卧下，针可起可不起，针刺深的要拔至浅部，针上部穴晕针，可再在下肢进针，针下肢穴晕针的，可再取上部的穴位。如针合谷晕针，起针卧下，再针足三里，能解除晕针。再如有些人针膏肓易晕针，再针足三里可解除。诊治过程中注意看脉搏，只要是脉搏与针前相同或比较平稳，不做再针的处理，休息一下即可。出现晕针不要手忙脚乱，我所见、所处理的晕针，未见出事或送医院用氧气的。有的人晕针较厉害，出冷汗，但不要慌张，按以上情况处理即可，有时还常常获得良效。1946 年，有患者来诊治流涎症（患者每晚流口水，次日头痛，精神不好），针合谷出现晕针，脸白、脉平，入睡 2 分钟。但就针一次，晕针后病好了。另一患者治眶上神经痛，针丝竹空出现晕针，我去针足三里醒后病好了。还有一位五十肩的患者针肩井晕针，出大汗，针人中、足三里醒后，病愈。

（2）防止弯针。特别是在深刺和上下肢两骨之间进针时要注意。施针时要注意力集中，防止体位移动，操作者要避免用力过猛，针不进去，又急于向下加压，极易引起弯针。处理完针，要轻提顺捻，向弯的方向起针，不要重提猛拔。

（3）防止断针。断针可能是因为针的质量不好，针体上有折痕；也可能是针时身体动，针易断。

（4）防止滞针。多因针体不光滑、体内液体缠住或肌肉紧张缠住。处理：只要不是弯针，就可平稳拔出。若拔不出时可将针捻进去些，趁进之机拔出。

（5）防止刺破血管，特别要防止刺破动脉。如果在深层刺破血管，血液随针流出，患者感觉针下发胀，应平稳拔出，立即揉按。

（6）防止疼痛。不在毛孔处进针，避开痛点、皮肤结缔组织。

（7）防止刺伤肺部。背部穴位深刺易引起气胸或血胸，应特别注意。有些穴位要严格掌握针刺的深度。1945 年，一护士长给患者针膏肓，引起气胸，后来我给针合谷、三间、外关、足三里、曲池、商丘，用抑制法一型手法治好。近年来先后也有类似的病例，针足三里、大杼、曲池、外关，用抑制法一型手法或抑制法二型手法治好的。可请韦立富同志给你们介绍。针刺引起的气胸，有人说是针刺快、带进空气，有人说是刺破肺泡，空气漏出肋膜下的胸腔引起，我赞成后一种说法。

（8）老年体弱和惧怕针的患者，开始治疗时可不用针法，先用灸法。

（9）对怀孕的妇女，腹部不随便针刺，5 个月以下，上腹部不针；5 个月以上，腹部穴不针。此外，合谷、三阴交、至阴等穴，尽可能不针。

5. 灸术的注意事项

（1）防止烫伤。

（2）防止起泡。如已经起泡，最好要用纱布盖起来，保护皮肤，防止感染。

（3）大动脉、大静脉处，不灸或者少灸；眼区穴、鼻区穴用灸法，防止灸烟熏入眼睛、鼻内。

此外灸疗时要防止引起火灾。

（二）刺激的部位

包括病位与穴位、配穴的原则和方法。

1. 病位与穴位

应根据病位的解剖结构及神经分布的规律来选用适当的穴位。尤其是内脏与脊神经有着节段性的对应关系。如：呼吸系统（包括咽喉、胸部）与颈后区、上背部（颈 2 至胸 4 神经节段）的相关穴位有着密切的联系；消化系统与背部的第九胸椎下到第一、第二腰椎神经节段的相关穴位联系密切；泌尿生殖系统与腰部第一腰椎以下至腰骶部的穴位联系密切。而心血管系统（包括心脏病、高血压）和神经系统的病（包括失眠、神经性疼痛）则与四肢肘膝关节以下及头颈部位的相关穴位联系密切。因此，根据以上经验，我们在治疗时就有意识地选用与病位相关的穴位来进行治疗。

2. 配穴原则

（1）按疾病的轻重缓急，取穴分主次先后。例如：急性胃肠炎，用抑制法一型手法，取足三里、天枢为主穴，中脘为辅助穴。急性胃炎、急性肠炎，都可以单独发生，胃炎、肠炎又可同时发生急性的。急性胃炎的主要症状是上腹部痛、恶心或呕吐，针灸足三里（单或双），往往立即就可以控制病情。因此，足三里是治疗本病的主要穴位。有的患者呕吐与腹部剧痛停止，但腹部尚有隐隐作痛，就可以配合中脘穴，症状可完全消除。具体运用：足三里（单或双），灸（或针）中脘。针外关透内关（或单用内关）配中脘，也很有效。不过要用抑制法一型手法针刺较长的时间，取上肢穴不如取下肢穴，患者较为舒适、方便。

急性肠炎的主要症状是腹痛、腹泻，对于临床实践所见的止泻作用的穴位，天枢穴算是特效穴。足三里对镇痛、缓和肠道蠕动都有效，可作为配穴。具体运用：针足三里（单或双）、天枢（双）。单针天枢（双）、灸神阙也有效的。但急性期最好是足三里与天枢配合用。因此，治疗急性胃肠炎，足三里与天枢是主治穴，中脘是辅助穴，辅助穴可用可不用。足三里之下的上巨虚、天枢穴之下的外陵、中脘以上的上脘和鸠尾、中脘以下的建里和下脘，是否可以分为主次配合呢？当然是可以的。所谓举例，就是选择其中典型的例子而已。

对于治急性病，大体是喜欢用熟悉而有效的穴位。若急性胃肠炎患者，因剧烈呕吐与腹泻（脱水、消耗）发生虚脱的时候，就要以救治虚脱为迫切任务了，此时要用兴奋法，取人中、合谷、十宣、十井等为主穴了。如患者有大便失禁（又虚脱又大便失禁），可同时以抑制法针天枢穴，此时腹部进针不要紧，先控制大便失禁，在患者苏醒后再治疗急性胃肠炎。这些我们都经历过，当时并没有输液。

若急性关节炎的患者发生了急性胃肠炎，就应该先治急性胃肠炎，避免营养消耗、体力亏损，对急性关节炎的控制才有利。

（2）按疾病的原因和症状，取穴要掌握重点。例如：高血压病的患者，普通有头痛、头晕、胸闷、烦躁、耳鸣、睡眠欠佳、畏光等症状，平时的治疗与高血压危象发作时的针灸治法不同，高血压危象发作与脑出血后遗瘫痪的治法也不同，而脑出血昏迷期与脑出血后遗瘫痪的治法也不同。总之，不能千篇一律，要有针对性，要掌握重点。平时我们用抑制法二型手法稳定血压，缓解与控制主要症状，常用穴有外关、支沟、曲池、环跳、足三里、上巨虚、三阴交、关元、中极，以及颈后区和上背部的一些穴位。在实践中，血压不稳，针其他穴位效果不好，加针关元、中极后，效果较好。低血压的人针阳陵泉较足三里好。有一患者，血压为 110/90 mmHg，心脏压力小于血管压力，我在其阳陵泉浅刺，针后患者血压为 111/80 mmHg。

　　我自己平时的血压高到（180～200）/（100～120）mmHg，针后血压不升，稳定或降下来后，觉得舒适。我常用的穴位就是足三里，另，有的人针环跳穴降压效果好。昏迷期一般用抑制法。稳定血压、控制出血、促进出血吸收、排痰、畅通大便是主要的治疗原则。有的人昏迷期血压或升或降、不稳定，会继续出血。常用穴有合谷、三间、太冲、百会、足三里、天容、肾俞、大肠俞、三阴交、劳宫（灸）、涌泉（点按）、颊车（并面瘫时用兴奋法）等。对脑出血后遗症瘫痪患者，要用抑制法与兴奋法配合。取穴原则是病在左取右、病在右取左、病在上取下、病在下取上，交替运用，先健侧后患侧，健侧用抑制法，患侧用兴奋法。

　　对于高血压危象发作（这是我举例的重点），此时患者血压突然升得很高，有些症状比平时更为剧烈，原因是血压过高、脑充血，甚至是脑出血危及生命的紧要关头，针灸治疗应首先针对病因，使血压下降，血压控制下来了，许多症状也可以迎刃而解了。此时要求取穴不在多，手法要到家。我们需要的是热烈而又镇定的情绪、紧张而有秩序的工作。用抑制法一型手法针足三里（右或双），或配合曲池透少海，或灸曲池。这时是危及生命的关键时刻，不能慢吞吞。直到血压下降较为稳定，患者的症状风平浪静后再起针。在临床实践中所见，针灸时间少则近1小时，多则在2小时（有时也服一片降压药，大多数时候不服药）。

　　又如治神经衰弱，症状也是较多而又复杂的，这就必须看哪一种症状对患者影响最大，若由于失眠引起食欲不振、消化不良、头痛、烦躁，那么就以治失眠为主；若头痛引起失眠，诱发出许多症状，就应以治头痛为主。头痛、失眠虽然可以相互促成，但仔细向患者调查清楚，总可以分出因果的。

　　（3）按患者的具体情况，取穴灵活运用。具体情况包括年龄、体质、气候以及初诊、复诊情况等，也要考虑穴位的因素，一穴治数病，数穴治一病。例如：针灸治疗哮喘发作，取外关、合谷、三间、曲池、肩中俞、大杼等穴都有效，这些穴位治疗急慢性扁桃体炎也有效，但使用起来就要结合具体情况来定。对于孕妇，要避免针合谷，针合谷往往出现堕胎或不完全性流产。对于老年体弱又是初诊针灸者，也不要用合谷，因合谷容易引起晕针。也要避免运用肩中俞、大杼，用这些穴位也易引起体弱者晕针。

　　针灸的独特优势还很多，比较特别的就是一穴治数病，数穴治一病，特定的穴治特定的病。例如我们已经列举的足三里、合谷等穴在多种病症中的运用。又如治疗肋间神经痛，不同病例分别可针曲池、外关、阳池、合谷、行间，用抑制法一型手法，取穴多在患侧，都可以产生不错的疗效。

（三）刺激的时机

要使针灸防治疾病的效果恰到好处，除了需要掌握针灸手法的强弱刺激和选择适当穴位，一般还需要掌握防治的时机。因为人的生活条件不同，体质不同，患病的原因不同，以及神经功能的强弱不同，所以表现的症状也各有不同。有些病必须每天针灸一次，连续针灸10天至半个月休息几天再针灸，有些病必须一天针灸几次，有些病必须隔几天针灸一次，有些病需要在发病前针灸，也有些病需要在发作的时候针灸。下面，我举几个例子。

1. 针灸治疗疟疾

多数人经针灸1～4次治愈。在症状发作前1～2小时针灸，最为有效。手法一般用抑制法一型手法或抑制法二型手法，取穴大致分为以下几种：①针足三里配合大椎；②针间使或内关配合大椎；③针大椎，灸膏肓；④针大杼，灸膏肓。

2. 针灸治疗痛经和产后子宫收缩痛

都在痛的时候针灸，针关元或中极，用抑制法一型手法，往往一次就可控制疼痛。也可用关元配阴陵泉，中极配三阴交。有些痛经者用足三里配中极很见效。每当月经来后针灸，连治几个月，不痛也针灸，此病可断根。

3. 针灸治疗闭经

针灸治疗闭经，最好是高潮时针灸。所谓高潮是指以往经期前一两天及经期中的时间。用兴奋法针合谷（单侧或双侧），往往一次见效，尤其对于转移地区后所谓"水土不服"发生的闭经效果更好。闭经在妇科病中，包括月经过少症，除针合谷外，平时用穴同痛经。腹部还可针中极、灸归来，掌握时机与手法不同，下腹部的穴位灸时间要长，针刺用抑制法，下肢的穴用兴奋法。

4. 针灸治疗月经过多症

包括功能性子宫出血，选穴、施术时间同上，但手法不同。下腹部穴位用兴奋法，针刺弱刺激，灸用雀啄灸；下肢的穴用抑制法。手法与取穴的道理，除归总为作用于神经系统对血液循环的调节功能外，还有过设想，治闭经促其下肢血管收缩，下腹部血管充盈；治月经过多，促其下腹部血管收缩，下肢血管充盈。兴奋法可使血管收缩，抑制法可使血管扩张。

5. 针灸治疗休克

发生休克要及时抢救，分秒必争，严格掌握时机。1968 年春节前后的一个晚上，患者，女，中年，关门午休，因烧煤炉发生煤气中毒，休克了 3 个小时，行人工呼吸无效，又没有氧气，患者卧床，全身紫蓝色，四肢僵直、冰冷，牙关紧闭，呼吸停止，脉搏微弱。我们去到先针足三里（右），留针过程中，四肢僵直稍减轻，又针人中、合谷（双）、三阴交（双），无效，即刻起针，立即针十宣、十井，重复 2 次针十宣、十井。第二次针时才挤出血，牙关松开，最后针中脘，出现全身发抖，内脏的大血管已活动开了，末梢的小血管收缩，全身紫蓝色消退，呼吸恢复，脉沉细数。为了镇静胃肠痉挛，增加抵抗力，又针足三里（左）。患者苏醒时，神志还不清，先不言语，睁眼环视周围，眼神呆滞，两手紧按腹部，表示腹痛，于是足三里（右）又下针。从下针到苏醒，经过了 1 个多小时。

这个例子是煤气中毒的，但也伴有深度休克，对于抢救深度休克，针灸一般取穴较多，手法是兴奋法一型手法和兴奋法二型手法。四肢末端和有关穴位相当于大脑皮层的感觉区、运动区，各个兴奋点向上冲击，可控制中枢神经过度抑制的扩延，同时，各方许多兴奋点的输进，可使中枢神经正常兴奋扩延。我反复用十宣、十井，其理论及根据是神经生理学。四肢末端十宣、十井，相当于大脑皮层的最高部位，额叶－中央前回－运动中枢，它们的局部定位如人体倒置，顶叶－中央后回－感觉中枢。休克，不论什么病因，都是神经系统最高部位超限界抑制，治疗上，要防止抑制继续扩延。

6. 针灸治疗急性胃炎

已举过例子，在掌握实际上需要按病程、病情而定。急性胃炎，主要是吃了腐败性食物引起的，也有因暴饮暴食或过度受寒引起的。以下分别从 4 个方面来说：

（1）如果是因饮食不慎引起，腹痛甚，呕吐物不多，而又欲吐，吐不出，用兴奋法二型手法的手法，针合谷（单），可起催吐作用。再针足三里配合针中脘，坚持用抑制法一型手法（包括安全留针），直到腹部不痛，胃内平静，达到治愈目的。

（2）如食物已吐出，腹痛仍在，继续呕吐，可立即用抑制法一型手法，取穴足三里、中脘，或足三里、内关，或中脘、内关。防止吐多脱水，要镇静呕吐中枢。

（3）如是急性胃炎已发生几天，发展到不仅仅饮食不进，而且见了食物则吐，可肯定这是侵扰了高级神经中枢的大脑皮层。针灸治疗，可大胆细心地坚持用抑制法一型手法。针足三里（双），并逐渐诱导患者见饮食不呕吐，直至到少进饮食也不呕吐。这个方法在临床治疗神经性呕吐，用之有效，屡见不鲜。争取一次消除大脑皮层的这种条件反射，或者说是由于高级中枢神经形成的兴奋点，经过一次长时间的针灸治疗，把兴奋点抑制下去了。从理论上搞清楚后，就胆大心细地边治疗边叫他吃东西。愈后，巩固治疗两三天，效果更好。

（4）急性症状消除后，可继续针灸两三天，每天1次，用抑制法二型手法。例如取上巨虚配上脘，条口配中脘，下巨虚配下脘。腹部的穴位也可只灸不针，或不用腹部的穴位，只用下肢的穴位亦可。要叮嘱患者在一段时间内注意饮食，不过度受寒，要防止发展成为慢性胃炎。只用针灸本身，是不能预防急性胃炎的。

7. 针灸治疗慢性胃炎

针灸治疗方案需要根据患者的具体病情来确定。一般的，在医治阶段，连续每天针灸；到巩固阶段，就可针几天，休诊几天。有的慢性胃炎，经针灸治疗后患者已无症状，但一经冷风吹或用冷水就又发生胃痛、嗳气、反酸、食欲不振。这就可以告诉患者，在出门吹冷风前（或已遇冷风），或用冷水之前（或在用冷水之时），自己可用指针或灸。取穴：合谷、足三里。连续几天之后，就不会因稍受寒便引起胃痛发作了。一般的，用抑制法二型手法，单针或单灸或针灸配合。取穴：足三里、上巨虚、条口、悬钟、手三里、温溜、合谷、鸠尾、上脘、中脘、下脘、大杼、胃俞、胃仓、脾俞、三焦俞、大肠俞、劳宫（桡神经、正中神经与尺神经的总的交叉点）等。上下、左右相对侧或交叉配合，每次取2～4穴。例如：针足三里（双），灸上脘；针足三里（右）、手三里（左），灸上脘；针大杼（双），灸胃俞（双）。有些人灸胃仓后效果好，胃不痛也想吃饭了。

8. 针灸治疗神经衰弱

有的需要每天针灸1次，连续治疗一段时期；有的则需要一天针灸几次。因为神经衰弱所表现的症状不是每天定型化的。比如这天晚上能睡好，第二天精神很好，消化能力也好了，就想多做工作了；另一天晚上睡不好，第二天精神不好，肠胃症状也出现了；或者精神稍好，做工作时精神兴奋、集中，不知疲劳，一到工作做完，头痛、腰酸、四肢无力、腹部胀痛、不思饮食等症状都出来了。这就需要随时根据情况采用和调整针或灸的方法。例如，晚上睡不好，就以能调整睡眠的穴位为主，使之能入睡。工作后感到疲乏和头痛，也用针灸，使其头痛和疲乏的感觉消失。如伴有肠胀气或肠鸣，发生在饭前就妨碍吃饭，发生在饭后就妨碍消化，患者就情绪不安，易烦躁，易生气。根据情况，随时调整针灸的穴位和方法，症状就能改善。所以在治疗这类病时，医生应摸熟患者的具体病情，教会患者自己和家属掌握时机使用指针和灸法。对睡眠不好的患者，取穴：足三里、三阴交、涌泉、新设、天牖、完骨、通里、印堂等。对胃肠胀气患者，取穴：足三里、上巨虚、水泉、大肠俞、百会等。治疗时用抑制型手法。

9. 针灸配合青霉素注射治疗急性肺炎

需要每隔两三个小时针灸 1 次，目的是控制胸部的剧痛。疼痛一出现就针灸，疼痛停止，患者就能入睡，中枢神经处于比较正常的稳静状态中，可使青霉素更好地发挥效力。在这种相互促进的良好作用下，不到 8 个小时，体温由 40 ℃降到 37.6 ℃，白细胞数由 20000 个 /mm³ 以上降到 10000 个 /mm³ 左右。虽然第二天接着而来是满嘴唇、鼻腔、口腔都有匐行疹的痛苦，但肺部的症状消退了。针灸取穴曲池、膏肓，交替用，有时针、有时灸，手法用抑制法一型手法。

10. 针灸治疗腰骶神经根炎

它最常见的表现就是一侧坐骨神经痛，常在冷天或劳累后发作，多表现为突然发作、不能行走，在医院进行注射、理疗、内服药物等连续治疗，起不了多大作用。针灸治疗，第一次选患侧环跳，手法用抑制法一型手法；第二次针秩边、足三里，可配合灸命门，手法用抑制法二型手法；第三次，针大肠俞、阳陵泉，灸腰阳关，手法用抑制法二型手法。

周期性发作的患者在发作前进行针灸治疗，把定型化的周期性发作规律打破，病就容易好了。

11. 针灸治疗发作性心绞痛

1 个月之内发作几次，或两三个月之内发作 1 次，或 1 天之中发作几次，白天发作还是夜间发作，也不固定，到底是什么原因引起的也摸不清楚。这种病如果按照一般慢性病治疗，照例每天针灸 1 次，并不见得有效。说不定上午针灸了，下午不知受了什么刺激又发作了，或下午针灸了，夜间又发作了，这与周期性发作的腰骶神经根炎不同。它导致发病的原因不详，有的人因精神因素发作，有的人因受凉发作，有的人因受惊发作，有的人因疲劳发作。对于这种病，针灸治疗最好是发作时进行，随发随针，用抑制法一型手法。习惯用的穴位是足三里、曲池（单或双），针后心绞痛症状就消失了。有时针膻中，症状也会消失。这样控制几次后，有的患者心绞痛就不再发作了。

以身作则，服务基层，心系工农兵

基层针灸训练、针灸普及推广及各级针灸教学的反馈（部分总结及信件）

一、五塘农业科学试验区基层针灸培训班

在党中央"理论与实践相结合""医疗工作与群众运动相结合""有计划按比例地发展中医药及中西医结合事业"等方针的指导下，朱琏老师积极带头做好基层卫生工作，以预防为主、面向工农兵、积极创造物质条件，发展中西医结合事业。1964 年 3 月至 5 月，南宁市五塘农业科学试验区医务所的农天贵、莫医生联合承办针灸培训班，时间共 3 个月。1964 年 4 月 1 日，理论课已告一段落，学员开始分组下到三塘、四塘、五塘、七塘等公社进行实习。

1964 年 4 月下旬的某天，朱琏老师去四塘视察学员实习点，遇见一位赶圩的农民突发胃肠痉挛，卧倒在路上，抱腹打滚，痛苦呻吟，额头上直冒冷汗，围观的人都手足无措、无从处理。朱琏老师见状立即弯下身子，问明情况后立即用大拇指在该患者的足三里穴位处掐按，大约 30 秒钟，患者就渐渐平静下来，呼吸也慢慢平缓了。2 分钟后，患者慢慢坐起来，揉了揉肚子，摇摇头说，肚子已不痛了。当

时围观的群众都大为惊奇，连声称赞说："神医，神医！"

二、南宁市罐头厂菠萝大生产针灸推广与普及

解放初期，广西工农业生产较落后，经济困难，南宁市除仅有的水泥厂、火柴厂外无别的工厂。1958年，韦国清同志向党中央请求支援，经党中央同意，从上海连人带设备迁到广西来的工厂有几十个，南宁市罐头厂就是其中一个，原名为上海益民罐头厂。当时的南宁市罐头厂，生产任务重、效率高，属于南宁市"拳头产品"。由于生产环境潮湿、工人劳动强度大，加上南宁气候湿热，工人陆续出现大大小小各类疼痛病症。于是，朱琏老师建议，在工厂医务室推广和普及针灸，为生产做好医疗保障。

1964年6月至9月，我受朱琏老师的委派，参加支援南宁市罐头厂菠萝大生产工作组，下工厂和工人同志们"三同"[①]，运用朱琏科学针灸为工人同志们防病治病。在工厂党政领导的大力支持下，针灸诊疗工作顺利开展，并发挥了较好的作用，给工人们解决了不少的病痛，也为他们的高效率生产树立了信心。后来，要求针灸治疗的患者与日俱增，朱琏老师见此情况，唯恐我一人难以应付，又派遣了王登旗、肖继芳两人前来帮忙。

时隔三四十年后，还有不少原来南宁市罐头厂的工人、师傅和干部，辗转找到南宁市针灸研究所做针灸治疗。

三、广西首届针灸师资进修班

广西首届针灸师资进修班，从1965年8月至1966年1月8日，1966年5月23日至1966年7月8日，前后共六个月。朱琏老师授课达93课时，辅导员和其他学员授课13课时。办班特点：突出毛泽东思想，勤俭办班，因陋就简，学习运用"三八作风"。进修班首次采用"班内再办班"的做法，由进修班的学员再分组下到农村、工厂等基层卫生室开办针灸训练班，既锻炼了学员们的针灸及教学能力，又提升了基层卫生医疗水平。

---

① 指干部和知识分子与工人、农民同吃、同住、同劳动。

自 1965 年 10 月 6 日起，针灸医疗进修班学员分组下到农村、工厂等基层开办针灸训练班，并开展防病治病工作。他们不分白天黑夜，甚至是假日也经常深入生产队，挨家逐户开展防病治病工作。有些小组组长天天带队进行巡回诊疗。另外，各小组对不脱产卫生员进行讲课培训。各小组在开展工作的同时，还注重总结和推广经验。我们小组首创的针灸医疗通讯稿，为其他分队做了先导，对推动工作、鼓舞斗志起到了一定的作用。

1966 年 7 月 8 日下午，广西首届针灸师资进修班举行结业典礼。出席庆典的有原广西卫生厅和南宁市委、市政府的相关领导同志，南宁市针灸门诊部职工和广西首届针灸师资进修班全体学员。

以下是结业庆典上朱琏老师所作总结汇报：

同志们，今天进修班正式结业。我们这个针灸师资进修班是由广西卫生厅主办、南宁市针灸门诊部承办的。举办针灸师资进修班的主要目的是在社会主义建设阶段做好培养人才这方面的工作，这也是市委、市政府必须去完成的一项任务和工作。一是响应党中央、毛主席提出的卫生工作要面向农村的指示；二是市委、市政府作为支援农村的一项工作。

本次针灸师资进修班受到了市委的高度重视。同志们能来进修应该感到光荣。至于我能有一段时间专门讲很多课也是要感谢市委对本次针灸师资进修班的重视，因为这期间很多本来应由我去做的工作由其他同志代替我去做了，如卫生工作由韦纯束韦市长亲自代替我去做了。

我们这个班有以下几个特点：

（1）我们这个班没有专职老师、没有专职工作人员。不少工作是在党的统一领导下由班内学员自己去完成的，或由南宁市针灸门诊部的职工去处理的。

（2）第二个特点是自力更生。我们这个班没有向外请老师，按摩、治小伤小病、草医草药、民间验方等均由进修班中学员"能者为师"，走群众路线，为人民服务。

（3）第三个特点是我们坚持用毛泽东著作为学习的必修课，以毛泽东思想挂帅。我们班上课时间少，下乡下工厂接触劳动人民多，我们把实际中用、利于实践的知识先讲，下乡下厂回来后再讲理论课。

（4）还有一个特点就是我们的班风是"三八作风"，还有机动灵活的战略战术。培训期间我因公出差，同志们部分先回单位工作，个别留下办报，上来下去，下去上来，工工读读。

另外，我们的同学学会了一些实践本领。如做皮内针、做艾卷，凡是劳动人们喜欢的，我们尽量运用。这次你们来学习，下乡下厂为工人、农民治了 15000 多例病例，共 50 多种病症，包括不少疑难病症。这些使党和毛主席在劳动人民心中的威信提高了。同样，我们能全心全意为人民服务，也使党群关系更加密切了。

下乡下厂的各分队还办了针灸小报，培养了农村、工厂基层针灸医务人员，农村的常见疾病到底有多少种，应很好地总结。

今天是进修班的结业，也是同志们更好地为人民服务的开始，大家回去以后应继续学习毛主席著作，把毛主席的思想带到工作中去，不断总结经验，更好地为人民服务。

四、中南地区空军针灸学习班

1970 年 11 月 29 日，在桂林空军医院举办的中南地区空军针灸学习班顺利结束，政委焦红光同志作了长达 4 小时的重要讲话。首先，焦政委对学习班的成功举办给予了肯定，对朱琏老师和我所做的培训工作表示衷心感谢，并介绍了他和其他几位领导同志的针灸治疗经历。以下是他讲话内容的部分记录：

……

医疗卫生我不懂，是个外行。但我一生中由于受了 3 次外伤，得过 5 次大病，接受的治疗较多，在此仅就自己接受治疗的体验来谈谈针灸治疗。

1951 年在北京，由总干部管理部介绍到朱琏同志处扎过 2 次针，当时效果不明显，没什么印象。1960 年有一次生病，医生要给我扎针，我拒绝了。1961 年在遂溪检查工作，得了"流感"，卫生队给我治疗了一天一夜未退烧，后来送湛江某医院，一个年轻小伙子用针灸给我退了烧，自此我对针灸治疗有了印象。之后又断断续续地接受过耳针治疗高血压病。

1965 年我到南宁工作后，也找朱琏同志治疗高血压病，但还是半信半疑，主要还是用西药。1969 年 2 月 19 日，发现消化不好，21 日检查肝功能发现转氨酶超

1100 U/L，22 日又开了一天会，23 日才住院。为了不耽误我参加中共九大这个光荣的任务，我要求配合针灸治疗。朱琏同志答应为我进行针灸治疗，总共扎了 16 次针，超声检查结果前后对比明显不一样了，效果比较好，转氨酶只 6 周时间就降到了正常范围，肝大症状也恢复正常了。

另外，军里周参谋长在宁明洗澡时偶然发现身上有蜘蛛痣，检查是肝炎，住了 7 个月医院，还是没完全好。出院后我介绍他去朱琏同志处进行针灸治疗，治疗后有明显效果，现在仍继续坚持针灸治疗。

以上是我个人和身边领导同志的治疗体验，下面谈谈对针灸疗法的一些个人看法：

（1）针灸是祖国医学宝库中的精华。据说伟大领袖毛主席也称赞过"针灸是精华之精华"，并为"针灸万岁"干过杯。虽然是别人告诉我的，但我相信。针灸疗法具有三千多年的历史，深受中国人民的欢迎，而且还流传到了全世界。如日本、朝鲜、德国、意大利、法国对我们的针灸都很感兴趣。它不但为中国人民服务，也为世界人民服务。

（2）针灸具有简便易行、立竿见影的效果。无论大医院、小医院、工厂、农村、大队小队都可以用，用途广、见效快、比较安全，是治本的一种重要方法，人人能学、人人能用，利于普及，赤脚医生、家庭卫生员主要靠一根针、一把草治病，所有医疗中没有比这个更简便易行的了。

（3）针灸能治病。为什么能治病？有人说："针灸能治病，但是不科学。"能治病本身就是科学的，问题是有许多东西目前远没有被我们认识，因此还需要在实践中加以发展和提高。客观是发展的，现在没有认识，将来总会认识的，这只是需要个过程而已。

（4）针灸能独立治病。这次学员学习中，绝大部分是运用针灸独立治病的，我的实践体会也是如此。但有些西医并不这样认为，他们只是把针灸当作辅助治疗的手段，许多人"以针灸当幌子、西医做后盾"，他们内心其实是不相信针灸治疗的效果的。1951 年，有一位华东局社会部部长和我一起在北京医院住院，治疗坐骨神经痛。当时苏联专家用封闭疗法，没有效果，起不来床，后来请了朱琏同志进行针灸治疗，半小时就能起来了。之前，广西军区直属门诊部大冯给一名被某医学院判为不治之症的患者进行针灸治疗后，患者痊愈了。所以，我们不要迷信外国的东西。中医已有好几千年的历史，西医在中国才一百多年。

（5）目前在针灸学术上存在两种学派，即神经派和经络派，快速针灸疗法和慢针疗法。我个人认为，属于学术问题应当"百家争鸣"，属于技术问题应当取各家之长，让针灸为广大人民服务。经络学说很可能就是中国古代的神经学说，神经学说是有道理的。如果投票的话，我倒是赞成神经学说。它是通过针灸刺激，使大脑皮层高级中枢调动机体的内在因素起变化，使之恢复平衡而达到治病的目的。

有人认为，新针疗法就是快速疗法，把两者之间画上一个等号，快的新，慢的就是老古董，这是在普及过程中认识上的片面性。科学的东西，应该是该快的就快，该慢的就慢，可快可慢，要根据病性、体质情况，还有技术的熟练程度等因素来决定。

（6）对于祖国医学遗产，我认为应取以下态度：老而无用应排除，老而有用则应继承。针灸有广阔的发展前途，应很好地学习它、掌握它、运用它和发展它。随着科学技术的发展，随着医疗卫生事业的普及，针灸一定会越来越多地为广大人民所重视，一定会有新的发展、新的创造。大家应当做学习、运用和发展的促进派，学习班这批学员回去后，能争取有二分之一的人做促进派也不错。

（7）要贯彻好毛主席中西医结合的方针。学习针灸是贯彻中西医结合的重要举措之一，毛主席号召我们：要在中西医结合的基础上，根据中国的特点，创造出新的医学派，关键问题是西医学习中医。

……

最后让我代表军党委向韦立富老师、广西中医学院对我们的大力支持表示感谢！对朱琏同志亲临学习班指导表示感谢！

五、广西军区后勤部针灸学习班

广西军区后勤部针灸学习班于 1972 年 3 月 15 日顺利结业，广西军区后勤部领导和 303 医院领导出席了结业典礼，并一同和学习班的师生们合影留念。这个学习班结束后，广西军区后勤部针灸学习班全体学员分别给广西中医学院党委、革委会和我们各写了一封感谢信，以下是我们摘录的信件内容：

敬爱的朱琏老师、薛崇诚老师、韦立富老师：

我们广西军区后勤部针灸学习班遵照毛主席关于中国医药学是一个伟大的宝库，应当努力发掘、加以提高的伟大号召，自去年九月开学以来，在各级党委的正确领导和广西中医学院党委、革委会的大力支持下，以及朱、薛、韦等三位老师的热心传授、热情帮助下，历时半年多的学习胜利结束，在此，我们以万分激动的心情，向日夜操劳为我们传授知识的老师们，表示衷心的感谢，并致以崇高的敬礼。

这半年多来，我们在老师们的耐心教导和热情帮助下，政治思想和业务水平都得到了一定的提高。在学习班里，我们不仅学到了老师们所传授的业务知识，更重要的是学到了老师们为人民服务的好思想，理论联系实际的好作风，以及对技术精益求精的工作精神和实事求是的科学态度。

伟大领袖毛主席教导我们：解放军要学就要学全国人民。在半年多的相处中，我们深深体会到三位老师处处是我们学习的榜样，特别是年迈体弱的朱琏老师，不顾疾病缠身，一丝不苟地为我们备课，热情地、毫无保留地给我们传授知识。她这种毫不利己、专门利人，对同志对人民极端热忱，对工作极端负责任，对技术精益求精的精神，使我们深受感动。薛老师和韦老师虽然工作繁忙，但仍然从百忙的工作中抽出时间给我们讲课，半年多来，风里来雨里去，不辞劳苦来回奔忙，热情地为我们传经送宝，热情地为我们讲解辅导，使我们深受教育。

敬爱的老师们，半年的学习结束了，即将奔赴各自战斗岗位的我们，决心把老师们的好思想好作风带回去，在战斗岗位上更加刻苦地认真研读马列的书和毛主席的书，改造世界观，不断提高觉悟，把学到的知识全部用到为工农兵服务之中去，全心全意为伤病员服务，为捍卫毛主席的无产阶级医疗卫生路线贡献出我们的一切！

广西军区后勤部针灸学习班全体同志

1972 年 3 月 15 日

以师为范，传播针灸，扬名世界

忠实践行朱琏教学理念（韦立富讲学总结及海外交流）

一、韦立富在波兰举办针灸学习班的总结

应波兰奥波莱国立医院院长 T. A. lezak 博士和波兹南自然医学研究中心的邀请，我于 1991 年 11 月 6 日至 1992 年 5 月 16 日携陶爱今医生赴波兰开展讲学活动。总共举办了两期针灸学习班（一期普及班、一期提高班），前来参加学习的大多数是当地医院高年资的医生及领导，约三四十人。起初授课时，我按传统中医基础理论（阴阳五行、经络、脏腑等）讲解，学员纷纷表示听不懂、不好理解、没法记忆、不好接受，翻译也很难翻译。于是，我改变思路，换另一种方式，运用朱琏针灸学术思想、神经学派理论进行讲课，学员们反响热烈、表示认同，他们对朱琏针灸独特的针灸操作手法很感兴趣。找到共同语言后，后面的讲课及带教学习就顺利多了。

在讲学方面，我们曾先后在奥波莱、格列弗夫、切什尼、罗兹等城市进行过五次讲学活动。每次讲学的时间，最短为 20 分钟，最长为 2 小时 40 分钟，参加听讲的共计 142 人左右。事后，据有关人员及翻译反映，效果是很好的。从前，波兰人民不知道针灸是怎么一回事，经讲学后，他们对中国独特的针灸医学有所了解，而且很感兴趣。

在临床诊疗工作方面，2 个多月（76 天）中，我们连续工作 59 天，经常是晚上讲学，白天诊病（波方实行每周 5 天工作制，而我们星期日亦不能休息，只是在圣诞节、元旦等过节期间无患者来诊或下一个诊疗点尚未确定时才休息），共诊治患者 1071 人次（初诊 154 人，复诊 917 人次）；经接诊的病种共计 97 种，其中以颈椎病、腰椎骨质增生、风湿性关节炎、神经症、神经性头痛、慢性胃炎及消化道溃疡等病为多见。据初步统计，病症治疗总有效率达 85.7%。在诊疗工作中，我们始终坚持国际主义和革命人道主义精神，坚持发扬我们在国内工作中良好的医德医风和全心全意为患者服务的思想作风，获得了广大波兰患者的好评。

　　奥波莱省报记者对我们进行了较长时间的采访和长篇报道，这对于针灸医学在波兰的传播和推广使用，无疑起到了很好的促进作用，对中波两国和两国人民之间的科学技术及文化艺术交流也具有一定的促进意义。

　　原定 3 个月的赴波讲学提前 10 天结束时，正遇上我国驻波使馆科技处在给国家中医药管理局与波兰自然医学研究中心签订为波方培训针灸人才合同的搭桥中。因国内迟迟未派人赴波，而波方又已准备就绪，学员已报到，在开班迫在眉睫的情况下，我们为满足波方的强烈请求和我国驻波使馆的要求而留下，延期回国，在波开展讲学活动，为波方开办了一期针灸普及班和一期针灸提高班。在这第二阶段的讲学中，参加针灸普及班的学员有 36 人，参加针灸提高班的学员有 24 人。他们均为波兰各城市医院或农村医院具有多年临床经验的高年资医师或科室负责人，对中国的针灸医学很感兴趣，尤其是对朱琏老师的《新针灸学》理论和手法很感兴趣。他们对针灸不带任何药物和化学成分进入体内，单凭一根针和艾在穴位上的刺激就能治好不少他们认为不好治的疑难病，怀着浓厚的兴趣。他们对我们的讲学感到很满意，提出在结业证书上要有中国的专家、教授签名，并要我们亲自发证给他们个人，他们才肯接收。

　　在这两期针灸学习班 3 个多月的讲学中，除理论课外，我们还给他们辅以临床实践，为学员们的见习和实习带教。3 个多月来，共诊治患者 913 人次（初诊 153 人，复诊 760 人次）；经诊治的病种 71 种，其中，以哮喘、颈椎病、风湿性关节炎、神经官能症、腰椎骨质增生、遗尿症、腰椎间盘突出症、慢性胃炎、荨麻疹、月经不调、青光眼、抑郁性精神病为多见，经针灸治疗后均取得较好的疗效。对当地医生无法治疗的不少疑难病，如雷诺氏病、过敏体质、头癣、眶上神经痛、偏头痛、股外侧皮神经炎、下肢浮肿、术后股神经和闭孔神经痛、戒酒等，经针灸治疗后，也取得了很显著的效果。据不完全统计，病症治疗总有效率达 80% 以上，得到广大学员和患者的好评。

　　之后，我们还接受了波兹南《大波兰之声》记者的采访，该记者以"用针灸治病——中国的教授韦立富在波兹南"为题，发表长篇文章刊登于 1992 年 2 月 27 日该报的第 6 版上。文章宣传了针灸起源于中国的悠久历史和其在人类健康事业上所起到的重要作用，并表示这次讲学传经对中波两国的科技交流做出了很大贡献。

文章对我们这次应邀赴波讲学给予了很高的评价，这也是对我们的鼓励和鞭策。

二、朱琏针灸震惊日本医生（学者）

1979 年 5 月，我作为朱琏针灸学术的继承人之一，陪同符德林所长接待来南宁市针灸研究所参观访问的日本医学参观团一行 12 人。他们来到针灸研究所后观摩了针灸临床医疗情况，并与中方开展学术交流，亲身体验针灸手法操作。期间，我为日方的针灸医生根本辛夫等人运用朱琏老师缓慢捻进法针刺其足三里穴。入针后，依次先后出现线条样针感达足踝、足跗及足趾上，亦即腓浅神经和腓深神经分布区内的传导感觉。感觉很明显，很舒适，日方人员感到很神奇，这是他们从来没有遇到过的。而根本辛夫给我针刺足三里，用速刺法，刺进穴位皮肤至 2 分的皮下就不再深刺，亦不问有无感觉出现就留针不动也不捻，到一定时间即拔针，此过程中我未见任何针感出现。这时，日方根本辛夫医生也承认："我们运用的针灸方法是日本最常见、最普遍的针法，效果欠佳，与你们中国朱琏针灸差距太大。据说你们即将出版朱氏第三版《新针灸学》，我们一定要买回去，好好学习。让朱琏针灸在日本生根、开花、结果。"1980 年 7 月，根本辛夫医生也从日本给我邮寄来其与根本光人合著的《中国针灸 & 全疗法》一书，作为学术交流。

1988 年底至 1989 年上半年，日本横滨市的丘莉芳医生慕名前来南宁市针灸研究所拜我为师学习朱琏针灸。同一时期来向我学习朱琏针灸的还有泰国的李少芬、秦丽敏，美国的李荣利和我国台湾省的罗春雄。我一视同仁，毫无保留地向他们传授朱琏老师科学针灸学术思想及其独特的针灸手法操作。他们学后回去，在临床诊疗工作中运用朱琏针灸取得了显著成效，遇到难以解决的问题和病例，还时常与我有书信往来交流。我亦为他们学以致用，造福当地群众，感到欣慰。

三、中英美传统医学学术交流座谈会发言稿

1985 年春，我有幸陪同以时任广西壮族自治区卫生厅厅长兰芳馨为首的广西医疗界代表，接待了前来南宁考察访问的英美传统医学代表团，代表团由 20 多名医学专家组成。在学术交流会上，英美医学专家首先说明了他们来中国考察的目的：因为当时西医所用的化学药品很多正作用还没有出现，副作用就出现很大了，

群众很害怕，所以现在人们把希望寄托在传统医学上，而世界上的传统医学最有名望的就数中国了。中国的中医和不少民族医药既有系统的医学理论，又有很好的疗效，其他国家的医学无法与之比拟，所以，他们就组织传统医学考察团前来中国学习取经。

　　听了英美传统医学代表团的发言后，兰厅长和广西部分专家分别作了详细而精彩的演讲，发言得到外国同行们的热烈掌声。以下是我当时的发言稿：

　　欢迎英美传统医学代表团前来中国广西开展学术交流。

　　针灸医学是我们中国宝贵的医学遗产中的重要组成部分，是我国古代劳动人民和历代医学家在与疾病长期做斗争的过程中创造出来的。有文字可考，针灸医学已有 2500 ～ 3000 年的历史了。我国现存最早的一部医书《黄帝内经》，是以黄帝与大臣岐伯对话的形式写成的，分《素问》和《灵枢经》两部分。《素问》主要叙述人体的生理病理，《灵枢经》主要论述针灸治病的方法和道理。所以《灵枢经》又有《针经》之称。汉朝司马迁著《史记》中的《扁鹊仓公列传》记载了周末公元前 5 世纪至 4 世纪的事，太仓公淳于意有诊籍（即病历）85 例，多数是用针灸治疗的。《扁鹊仓公列传》曾记述战国时代有一位杰出的医学家名叫秦越人，即扁鹊，他有医学各科的知识和经验，擅长针灸，著《黄帝八十一难》，简称《难经》。他治病，有时单用针灸，有时先用针灸、后用汤药。虢国太子病危，已经失去知觉、神志昏迷。宫内的人都以为太子已死，准备办理丧事。恰巧扁鹊路过虢国，经切脉诊断太子为尸厥症，当即用针灸进行急救。不久，太子苏醒，又用敷贴、汤药调治而愈。从此，人们都说扁鹊能起死回生。三国时代杰出的医学家华佗，精通针灸和方药，并且擅长麻醉术和重大的外科手术，当时人们称他为神医。晋朝有一个著名的针灸学家叫皇甫谧，著《针灸甲乙经》，这是中国最早的专门论述针灸的著作。他把全身 300 多个穴位按分区画线的形式固定下来，并绘有图。隋朝著名针灸学家甄权，据说他著作有《明堂人形图》。唐朝是我国文化较兴盛的时期，针灸医学在当时也得到了很快的发展，并建立了培养针灸医师的教育制度。当时设有针博士、针助教、针师、针工、针生等职称。公元 6 世纪初（约 541 年），针灸医学就传到了朝鲜，公元 562 年我国吴人知聪携带《明堂图》和《针灸甲乙经》等书东渡，介绍到日本。约在公元 608 年，日本又派留学生来我国学习。宋代医学家王唯一于 1026 年编成《铜人腧穴针灸图经》，并制成针灸铜人模型，供学习和考试时使用。也就是在宋朝，针灸医学传到了越南和东南亚各国。元代大医学家滑寿（字伯仁）著《十四经发挥》，把经脉和穴位系统化。明代针灸有了较大的发展，有名的针灸学家汪机著有《针灸问对》一书。根据他临床治病的体会，对于"补泻"手法提出了批判性的见解。1529 年高武著有《针灸聚英》，并分别铸造了成人男、成人女和儿童形状的针灸铜人模型各一具。1601 年杨继洲著的《针灸大成》是当时著名的针灸专著，书上还刻印了两幅表示针灸部位（穴位）的大挂图，一直流传到现代。明朝还制有专供针灸医生考试用的铜人模型，每个穴位都有针眼，并刻有穴位的名称。考试时铜人穿着衣服，考生寻穴时，必须隔着衣服并准确刺中穴位针眼。明末清初（公元 17 世纪末叶）针灸又传到欧洲的德、法、意等国。清代由于封建统治阶级的腐败，认为脱衣解带有伤风化、有违礼节，针灸和其他祖国医学一样，受到了歧视和摧残。公元 1822 年，清代统治者下令取消了太医署针灸科，使针灸的发展受到了一定限制。在国民党统治时期，祖国医学遭到了严重的摧残。1929 年，国民党政府居然通过了废除中医药的反动提案，妄想消灭中医。由于中医界和人民群众的极力反对，以及社会舆论的强烈谴责，他们的罪恶目的才未能得逞。在中国共产党领导下的解放区，中医药和针灸则受到了极大重视。

1944 年，毛主席在延安文教工作座谈会上号召"中西医团结合作""西医学习中医""中医也要科学化"。我们的老师、著名针灸学家朱琏就是在当时响应毛主席号召向老中医任作田先生学习针灸的。在党的中医政策和毛泽东思想的指引下，针灸医学和其他事业一样得到了飞跃发展。新中国成立初期，在中央人民政府卫生部的直接领导下，针灸疗法实验所设立。1955 年，中央卫生部中医研究院成立，该所扩大并入中医研究院针灸研究所，朱琏老师任中国中医研究院副院长兼针灸研究所首任所长，开展轰轰烈烈的针灸医疗、教学和科研工作，分期、分批派出针灸人员下到全国各地农村、工矿开展针灸医疗、科研。除积极在全国各地开办各种类型的针灸训练班外，还给苏联、蒙古、越南等国传授了针灸知识和技术。全国许多省、市也先后设立了针灸临床医疗、教学和科研机构。1958 年，我们广西柳州结核病防治院的医学工作者，解放思想，大胆创新，在针刺镇痛的基础上，结合现代医学的外科手术，首先开创了针刺代替药物麻醉下进行开胸切肺手术，并取得成功。也就是针刺麻醉，针刺麻醉已在全国各地广泛开展，轰动了世界。30多年来，在共产党的正确领导下，针灸医学的临床医疗、教学和科研工作都取得了很多可喜的成果。我们南宁市针灸研究所是1961年9月在各级党委的重视和支持下，由朱琏老师倡导而成立的。开始为针灸研究组，后为门诊部，1976年元旦，南宁市针灸研究所正式挂牌，朱琏老师兼任针灸研究所所长。1976年3月，全国唯一一所针灸专业高等学院——南宁市七·二一针灸大学成立，首届学员正式开学上课，朱琏老师兼任校长，并亲自执教，受到上级领导的支持与肯定和广大人民群众的热烈赞扬与欢迎。

几年来，我们在针灸临床医疗和科研工作中取得了一些进展。例如：

（1）从1979年开始针灸治疗冠心病的科研工作，并观察61例诊疗案例。①针灸穴位：主穴选膻中、心俞（双）、内关（双），配穴选厥阴俞（双）、曲池（双）、足三里（双），以上穴位轮流进行针刺，每次取主穴1个，配穴2个；或主穴2个，配穴1个。②手法操作：以缓慢捻进法进针，用朱琏著作《新针灸学》所介绍的抑制法二型手法操作。③疗程：每日针灸1次，12次为1个疗程，疗程间休息3～4天，共3个疗程。④疗效：心绞痛有效率81.8%，心律有效率75%，气喘有效率84.1%；心电图ST-T变为正常的有72.7%，心电图总有效率61%。⑤针刺穴位与疗效的关系：曾对21例冠心病患者进行了穴位差异性观察，观察了3个穴位，即膻中、心俞（双）、内关（双），针刺前后观察心电图ST-T的变化，结果3个主穴效果一样。

（2）针刺内关对106例正常人和100例心脏病患者的左心功能影响的观察。为了进一步验证针刺治疗心脏病，尤其是冠心病的确切作用，曾对106例正常人和100例心脏病患者作了心肌图检测观察（包括心电图、心音图、颈动脉搏动图及心尖扰动图同步描记），研究针刺内关前后对左心室功能的影响（100例心脏病患者中有冠心病患者24例）。结果：正常人针后与针前无明显变化；74例冠心病和其他心脏病患者针后可使左心室收缩功能得到改善。

（3）51例心血管、高血脂针灸治疗疗效观察。针灸主穴：心俞、曲池、内关、足三里、三阴交，均双侧。针灸配穴：风池、环跳、神门、通里、大杼、厥阴俞，均双侧。手法操作采用《新针灸学》所介绍的抑制法二型手法。疗程：每日针灸1

次，12 天为 1 个疗程，疗程间休息 3 天。疗效：51 例中胆固醇下降者 33 例，不变者 2 例，增高者 16 例；β - 脂蛋白下降者 40 例，不变者 4 例，增高者 7 例。

在针灸临床疗效上，十几年来，我们先后诊治了感冒、支气管炎、咽炎、鼻炎、肺炎、肺结核、哮喘、口腔炎、腮腺炎、结肠炎、脱肛、胃肠功能紊乱、心律不齐、冠心病、心动过速、风湿性心脏病、脉管炎、脑中风后遗症、神经症、癫痫、精神分裂症、癔病、面神经麻痹、面肌痉挛、三叉神经痛、枕神经痛、偏头痛、重症肌无力、梅尼埃病、脑炎后遗症、震颤麻痹、臂丛神经痛、颈椎病、肩周炎、肋间神经痛、坐骨神经痛、膈肌痉挛、带状疱疹、股外侧皮神经炎、末梢神经炎、落枕、痉挛性斜颈、类风湿性关节炎、肌肉风湿病、腰扭伤、腰椎间盘突出症、关节及软组织损伤、肥大性脊髓炎、脊髓侧索硬化症、脊髓空洞症、腰骶劳损、腓肠肌痉挛、肾炎、尿路感染、尿路结石、胆道蛔虫、胆中结石、前列腺炎、遗精、阳痿、子宫功能性出血、月经不调、月经过多、痛经、闭经、乳腺炎、妊娠呕吐、中耳炎、聋哑、滞产、子宫复旧不全、泌乳异常、更年期综合征、鼻衄、嗅觉异常、喉肌麻痹、压痛、近视、视神经萎缩、结膜炎、白内障、神经性耳鸣、耳聋、荨麻疹、神经性皮炎、牛皮癣、脂溢性皮炎、湿疹、眼睑边缘炎、夜盲症、眼肌麻痹、动眼神经麻痹、甲沟炎、腱鞘炎、腱鞘囊肿、中暑急救、休克急救、虚脱急救，小儿遗尿症、小儿麻痹后遗症、小儿消化不良、营养不良、多动症、大脑发育不良、尿闭、贫血、子宫脱垂等 100 多种病症，运用朱琏科学针灸治疗，均取得不同程度的良好效果。其中尤以治疗神经系统、消化系统及运动系统疾病的效果最为显著。我们已初步总结了针灸治疗面神经麻痹病例 150 多例，效果还是比较理想的，有效率达 96.1%。我们还根据现有条件，运用针灸对甲型肝炎进行治疗，疗效较满意。针灸治疗对乙型肝炎也有一定疗效，有些乙型肝炎患者经 3 ～ 5 次疗程的针灸治疗，乙型肝炎表面抗原就转阴了。由于我所条件有限，设备简陋，地方小，人才不足，水平不高，很多工作还没有设立，如基础研究、针灸病床。有些正在积极筹备中，有些还无法及时落实。即使是正在进行的这些工作，与区内外兄弟单位来对照，我们还差得很远很远。但是我们有信心，有决心，在上级党政领导的大力支持下，努力虚心向兄弟医院、研究院所学习，不断提升我们的服务态度和提高我们的学术水平，更好地为人民服务。这次有机会来参加中英美传统医学学术交流会，能直接向英美两国的各位医学专家、教授们学习，我感到很高兴，机会难得，相信这会更有利于我们的见识和学术水平的提高。

　　谢谢各位专家、教授！

四、朱琏针灸在非洲尼日尔受欢迎

　　1986 年 9 月至 1988 年 11 月，我受组织派遣，参加中国广西第六批援外医疗队，赴非洲尼日尔首都尼亚美国家医院工作，运用朱琏针灸为非洲人民及联合国驻尼工作人员，以及他国在尼工作的官员、职员和家属等防病治病，大受欢迎。

　　2 年的援外医疗，诊治患者共计 24600 多人次，其中利用业余时间在医疗队驻地进行诊治和出诊治疗的患者达 896 人次，我是尼亚美医疗队成员中业余时间诊病治病最多的一个。这期间经我运用朱琏针灸诊治的病种多达 89 种，其中许多是我们国内极少遇到的奇难杂症，但是采用朱琏针灸治疗均取得较好疗效。

五、朱琏针灸在泰国受欢迎

　　1994 年 8 月，我应邀参加南宁市经贸代表团，赴泰国孔敬市举办经贸洽谈会，运用朱琏针灸为当地官员和群众义诊，针灸治疗受到泰国各界人士的热烈欢迎。在义诊的四五天里，每天早上开诊前一二小时，门前就已排成长龙。人们从四面八方蜂拥而来，有的在陪同者的搀扶下蹒跚而来，有的是坐轮椅由家人推车而至。泰方群众对中国的传统医学很崇拜，尤其对朱琏科学针灸的疗效感到神奇。

　　有一位男士患腰腿病，第一天跛行来诊，我仅给他针患侧的环跳穴，针感放射至足跗、足趾上，用抑制法一型手法操作，留针半小时，起针后，他活动一下肢体，腰腿病已消失，下肢活动已自如，高兴地大踏步回家去。第二天，他来告知腰腿病已全消失，还带来了 3 个新患者。

　　另一位 60 多岁的老太太，患中风后遗症，右侧肢体瘫痪，伴语言障碍，喝水时呛咳，左口角漏水已 2 个多月。发病后曾经当地医院抢救治疗过，未痊愈，留下后遗症，右侧肢体功能和左面肌功能障碍，语言机能亦受影响。这次获知中国医生来义诊，听说中国针灸很神奇，效果好，特坐轮椅由 2 位家人陪同来诊。我热情地为她诊治，在简要地做了一些神经系统的检查后，告诉她是她左脑血管出现了问题，因当地抢救及时，如今病情好转，如及时运用针灸治疗，对帮助肢体功能和语言机能恢复正常有较大的好处。患者听后表示愿意接受针灸治疗。于是，我立即为其进行针灸治疗。针灸治疗记录如下：

第一次，针足三里（双）、新义（双）、血海、太冲、合谷（右）、颊车（双），左穴"抑Ⅱ"，右穴"兴Ⅱ"。

第二天，针风池、曲池、外关、环跳、丰隆（右）、廉泉，"兴Ⅱ"。

经 2 次针灸后，其家人告知，患者右下肢较前有力些，呛咳已减少，说话也较前清晰了一些。

第三次，针天柱、大杼、肩髃、支沟、秩边、阳陵泉、解溪、承浆，"兴Ⅱ"。

第四次，针新设、肩髃、曲池、阳池、新建、上巨墟、行间（右）、四白（左），"兴Ⅱ"。

经针灸治疗后，患者已无呛咳，说话连续性较前好转，右腿站立时较前有力，脚尖仍拖地。患者感到高兴。

义诊期间，我还接受了泰国孔敬市媒体记者的采访，之后孔敬市报纸用了对开版的 3 个大版面，专题报道了我们运用中国传统针灸医学为当地群众治病的实况和典型病例治愈的情况。报道轰动了泰国孔敬市，其良好影响还扩展至泰国多个地市。

六、朱琏针灸为越南部长治病

1997 年 6 月 5 日至 8 日，我有幸受时任南宁市卫生局局长周凯声同志的特别委派，与南宁市中医院的黄干诚医生一道应邀赴越南首都河内市，为越南文化部一位部长会诊治疗。

患者，男，74 岁。主诉：胃纳呆，全身疲乏，卧床不起，红细胞减少已 1 年半。现病史：原先因患有痔疮服用过磺胺和抗生素一类药而发生药物过敏反应，先后住院治疗过几次；后又发现贫血，在每周 1 次的输血过程中，亦曾发生过输血反应，发烧、寒战，致使心肌缺血，整天卧床不起，无精打采精神不足。经检查血象：红细胞 2.3×10^{12} 个 /L，血红蛋白 91 g/L，血细胞 $6.1 \times 10^9 \sim 9.1 \times 10^9$ 个 /L。肌酐 53 μmol/L，血压 13.5/9 kPa（105/70 mmHg），心律齐，心率 86 次 / 分，心尖区可闻及二级收缩期吹风样杂音，心音稍弱，掌颏反射阳性，下肢腱反射迟钝，舌淡红，苔白润，脉沉细而弱，心电图示：①窦性心律 ST–T 改变；②Ⅱ、V3、V6 ST 下段下移 0.5～0.7 mV，T 波双向或倒置。诊断为再生障碍性贫血、心肌贫血。

通过翻译阮先生征得患者同意后，我运用朱琏针灸手法为患者针足三里（双），采用抑制法二型手法，用缓慢捻进法进针，先针刺右侧足三里，后下左侧足三里针，针感先出现腓浅神经的感觉，后出现腓深神经的感觉，甚至腓肠部亦有针感出现，一下子到底，然后分三层起针，意为让患者产生和提高免疫能力。针刺时，患者出现线条样针感向足踝、足跗及足趾上放散，有时呈波浪式扩散至趾端，很舒适、不难受。患者自觉有精神，话语亦增多，直至起针后，能自行起床，走到客厅，愉快而兴奋地与在座的亲朋、医生交谈 2 个多小时，谈笑风生，不觉疲劳。据其夫人说这是破天荒的一次长谈，过去 1 年多来从未有过，之前除了吃饭能坐着吃上 10～15 分钟外，其余均是无精打采躺在床上闭目养神，很少说话。

既然患者对针灸治疗较适应，我便通过翻译阮先生建议患者查找一下 20 世纪 60 年代越南曾选派到中国广西医学院学习的留学生，其中曾有好几个留学生学习过中国现代著名针灸学家朱琏教授讲授的新针灸学，可让他们来为患者做针灸治疗，我可提供一个书面针灸治疗诊治计划供他们参考。随后，我和黄医生还合拟了一个中药处方，留下供患者日常配合服用。经针药结合治疗，患者的病很快就好了。

七、3 次应邀赴中国香港讲学

第一次赴港：2012 年 10 月 14 日至 19 日，应香港推拿学会邀请，我与岳进同志赴香港开展朱琏针灸学术思想讲学及朱氏独特手法操作实地演练工作，受到热烈欢迎。香港界同仁纷纷表示，过去内地多位针灸专家、教授来港讲学，都是纯传统理论，解释针灸治病原理，而我们带来的朱琏针灸是激发和调整神经系统、高级中枢神经系统功能的理论，很新颖，有科学道理。这是他们第一次听说，并欢迎我们明年再来。随后我还为香港界同仁们演示了朱琏老师独特的针灸手法操作，受到欢迎和赞扬。

第二次赴港：2013 年 3 月 16 日至 20 日，我应香港注册中医学会邀请，赴港作专题演讲，该学会是经香港特别行政区政府公认的医学会。会上，我重点介绍了朱琏老师的针灸学术思想。与会者都认为此神经学派针灸理论很新颖，从未听说过，很有道理，符合现代科学理念。接着，与会者还要求亲身体验一下朱氏独特的针灸手法操作。大家觉得与别的针法有不同，进针时不太痛，进针后针感出现很明显，而且沿神经分布放散很远，甚至达肢端，很舒适，不难受，且即时见效。为此，当天讲演刚结束，学会立即向我提出下半年再来香港传授朱琏针灸治病方法的邀请。我盛情难却，愉快地接受了陈会长的盛意，并表示衷心感谢。

2013 年 5 月 22 日至 23 日，我接受了香港保健杂志主编冯广泉先生的专程采访，冯主编以"传承发展创新，学习针灸发展的历程——访问南宁市第七人民医院针灸科主任医师韦立富教授"为题撰文，并刊登于香港《保健杂志》2013 年 92 期 P41 ～ 45 上。

第三次赴港：2013 年 8 月 10 日，我和潘小霞主任应邀出席由香港保健协会与香港注册中医学会联合主办的全国针灸名医朱琏教授针灸治病精粹学术讲座（为期共 4 天左右），讲座主题为"中医针灸治病精粹经验谈"。

会上，我进行了"我国现代著名针灸学家朱琏老师针灸基本手法举例"的专题发言。与会者纷纷表示，很受启发。发言结束并接受提问后，会场主持人还要求我和潘小霞主任分别给针灸爱好者进行手法演练。大家对朱琏老师独特的缓慢捻进进针法和针灸的抑制法、兴奋法很感兴趣，感觉进针时不太痛，针感出现特别，取穴少而精，效果好。

追忆篇·谆谆教诲　无尽追思

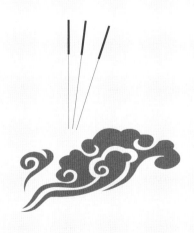

朱琏老师的谆谆教诲

一、朱琏老师与我的一些琐事

朱琏老师的马列主义、毛泽东思想水平高，是党的路线、方针、政策，尤其是民族政策的模范执行者，她到广西工作后，爱护广西的山山水水、一草一木，关心、热爱广西人民，愿为广西的经济发展、科学文化、生活水平和医疗卫生事业贡献一切，竭尽全力培养医学人才，造就时代新人。

我——韦立富，在朱琏老师身边学习和工作，长期得到她的关心、照顾。她对我很器重，简直把我当她的亲生儿子一样对待，她对我的栽培之恩，我感激不尽。她经常对我说："古语云：'上医医国，中医医人，下医医病。'意思是说，像毛主席、周总理、朱总司令、董老等这些党和国家领导人，他们是上医，能治国安邦；中医不仅要能治病，还能从心灵深处治好患者的创伤，打消患者的顾虑；下医只能救命治病，其余一概不闻不问，也不管。若是庸医，更是病治不好，还会误诊误治，出现不良现象和医疗事故的。"随后她语重心长地对我说："立富呀，你是人民的医生，我希望你争取做一名合格的中医，像毛主席指出的那样，当一名白求恩式的医生，全心全意为人民服务，为党和人民，特别是广西人民的医疗保健事业做出有益的贡献来。"我时刻牢记她对我的亲切教诲，极力争取做一个对党、对人民多做贡献的白求恩式的中医新针灸医生。

朱琏老师经常告诫我们，一定要勤俭节约，不要攀比。有一次她说："1969年，我的孙女在部队，因为工作上的需要，想要买一块手表，当时她想买瑞士产的梅花表，带夜光、有日历且全自动的，我坚决不同意。不是我买不起，而是担心他们年轻人之间产生相互攀比之风，滋生干部子女特殊化的思想。最后我仅同意给她买一块国产的上海手表。你看周恩来总理出国接见外宾时戴的还不是上海表？""年轻人待人做事，一定要从政治思想上严格要求自己，要向雷锋同志学习。"还说："生活上向低标准看齐很有必要！"

有一次，朱琏老师的侄女和我说，朱琏老师有一个侄儿在石家庄工作，给他们买了一个30斤重的大西瓜，特地托列车员从石家庄捎到南宁来。为此，被朱琏老师严肃地批评了：朱琏老师不允许她们家的小孩这样麻烦别人，更严令不要以干部子弟的身份搞特殊化。

　　朱琏老师是南下国家干部，资历深、地位高，政治思想水平高，工资待遇当然也不错，但她的生活却非常俭朴。凡是经常来找过她的干部、群众或工作人员都有目共睹，她日常吃的多半是大米加红薯、芋头、木薯、玉米等五谷杂粮，菜经常是两菜或三菜一汤，加上一两小碟螺蛳菜、咸菜或豆腐乳之类。朱琏老师习惯于夜间工作，她的晚餐或说是夜宵就更加简单了，往往仅仅是开水泡饭，配小菜就解决了，仅此而已，非常简单。有一次我就大胆问了一下："老师平时工作那么忙，用脑又多，只吃这些粗粮，菜又少，营养够得上吗？"她却笑着说："你可别小看这些五谷杂粮，里面营养成分多着呢，它是养人的。"

　　不仅如此，朱琏老师平时用的、穿的，如衣服、袜子、鞋帽、被子都是破了补一补，能用能穿的，就尽量不买新的。她坚持的是中国农民那种"新三年，旧三年，缝缝补补又三年"的勤俭美德。她不但身体力行，也要求我们后辈人坚持做到。最难忘的是，我已多次看到朱琏老师在处理好重要的事务后，需要休息一会儿时，总是拿出一张旧被面在缝纫机上修修补补，于是我提出为她代劳，好让她多休息一会儿。她惊讶地问道："你会用衣车（缝纫机）？"我回道："会一点。"朱琏老师接着说："对了，我想起来了，1966年在中南海董老家时，你曾经为何莲芝秘书修理过衣车，想必你也能熟练操作的。好！你来车，我来找小块的碎布。"接着她又说："这张被面是我17岁去苏州学医时，我的大嫂和我大哥送给我的，是我大嫂和我大哥结婚时的陪嫁品。几十年来，它一直陪伴着我，战争年代东奔西跑，虽然缝补了十几层、几百个补丁了，但我还不忍心丢掉它。亲情难舍啊！工作了半天，用脑多了，换一种方式给脑子休息一下。车车补补（缝缝补补）还可以用嘛！何必换新的呢？我们国家现在还很穷，人口又多，总理不好当呀！毛主席在困难时期不也是和全国老百姓一样，肉也不吃，腿脚都浮肿了？大家还是都节约一点好！"听后，我不禁惊讶于朱琏老师重情重义、怀念至亲的细腻感情，更为老师清正廉洁、严于律己、忧国忧民的家国情怀所深深打动。

二、朱琏老师的针灸语录

以下语录为朱琏老师在不同场合或学习班上，关于针灸学术或针灸技术操作的观点或思想总结，均是朱琏老师的原话，可以说是朱琏学术思想之精华。读者也可以结合前文的相关描述来理解。

①针灸医学不是直接以外因为对手，因而也不着重对患部组织直接治疗，而是通过激发和调整神经系统机能，以达到治病的目的。

②针灸用同样的穴位，常常能去掉两种不同方面的病症。

③在人体健康时，兴奋与抑制保持相对的平衡状态，否则就出现不平衡。当它们发生混乱时，即成病态。针灸的刺激，主要是对神经系统这两种机能活动的关系进行调整，使之从不正常状态，恢复到正常状态，且予以巩固。

④针灸疗法具有高深的学理，并非仅仅是一种治疗方法而已。从科学的医学观点来看，它极有研究的价值。

⑤我所抱的学习态度是，不要仅为了学点技术给患者解决一点眼前的疾苦而学习，而要做一个捍卫、贯彻、执行毛主席医疗卫生路线的先锋，为创造祖国的新医学而冲锋陷阵。

⑥我是反对乱吃药的。药物副作用所造成的病，例数已经不少了。

⑦针灸防治疾病的原理和效果提高等一系列问题，应向现代化进军。针灸是一门科学，它也不能掉队。我虽年老体弱，但只要有一分精力，也当为祖国针灸学术的现代化充当一名战士。

⑧做一个医生，首先要知道自己的责任重大，医生的服务对象是人，就要有一颗全心全意为人民服务的心，这不能是一时的想法，要做到一生才行。要让患者见到你以后，病就好了一半。

⑨我们要一切为国家和人民着想，全心全意为人民服务，在治病时要深入调查研究，找出病因，分析归纳后做出正确的处理。不但要治他的病，还要治根，治其心灵深处之病根。

⑩（学针灸）大家一定要勤练功和树信心！要不断地练习手法，用心体会指下之针感。要培养自己的信心，要细心观察。

⑪理不明则指法乱。做一件事情要有坚持，要有毅力，明理后即全力以赴。

⑫针灸施术应该遵循五要和五不要。五要：庄严和蔼、聚精会神、细心耐烦、观察病情、审查感觉。五不要：轻浮暴躁、分散精神、粗心大意、不看不问、乱扯滥谈。

⑬针灸手法操作掌握好，可以人为地操纵出现感觉的轻重及放散的远近，这是肯定的。

⑭操作手法、选用穴位、掌握时机是针灸防治疾病的三个关键，三者彼此有机地互相联系，缺一不可。

⑮神经细胞和重要脏器、血管的所在之处，深刺时，必须采取严谨态度。我坚决反对既忽视古代好的经验，又不熟悉近代医学科学的生理解剖，盲目地乱针乱刺的行为。我的观点要联系神经解剖。

⑯什么事情来了，要运用大脑去分析、综合，多问一个为什么。（针灸治病）要理论与实践结合，要掌握及运用马克思主义的三个组成部分。

⑰（针灸）经验是可贵的，但不能成为经验主义，一定要具体情况具体分析。

⑱针灸一定要在实践中推广和实验研究中来发现其预防疾病的作用。

⑲针灸是搞好中西医结合的门径。

⑳在（针灸）治疗疾病时，不要轻易否认前面治疗的功劳，要仔细观察、及时调整治疗的方向，而且抢救患者刻不容缓，一秒钟都要争取，不能慢吞吞的。

㉑取穴先取右侧，这是因为人的大脑皮层，左侧大脑半球为优势半球，管的功能比较多的缘故，故取它交叉的右侧穴。

㉒针灸是一项具体技术，但没有政治来统帅，将要迷失方向。

㉓针灸不仅在人体治病上具有强大的功效，它还在生物界中具备广谱的适应性和实用性。

㉔针灸医学，它之所以比世界上其他的医学高贵，是因为它可以直接与神经打交道。

㉕我们学习针灸应"不以难为神秘，不以易为轻视"，这是我们应有的思想态度。要决心以繁化简，以难化易，去认真钻研是可以学好的。不要认为针灸容易学而轻视它，更不要遇到困难就认为学习针灸是高不可攀的事情。

㉖关于针灸学习，可以浅学，也可以深学。所谓浅学就是学几下，几个穴位就可以治疗不少的病症。所谓深学，不仅仅是学一些重要的穴位和一些简单的手法，还要探究针灸深奥的学理。

㉗正因为针灸易学，所以应考虑普遍推广，病无大小，亦应人人授之，从而减少医院的负担和药物的开支。

㉘针灸所产生的感觉是很奇妙的，它并不是凭空产生的，其产生和调整都要求我们要医患配合好，患者要放松，医者的"手法一定要到家"，胆大心细、快慢结合。大家在以后的临床实践中，一定要认真体会，好好总结，握好手中这一根针啊！

㉙要竭尽全力，积极按照党中央、毛主席"搞中西医结合、创造中国独特的新医学派"的指示精神去做，率先垂范、身体力行，在继承祖国传统文化遗产时，要积极地吸收现代科学知识的理论和技术方法，充实于内，使祖国珍贵的针灸医学更具无穷的生命力，长盛不衰、永葆青春，造福于全人类。

㉚针灸手法是古代针灸医术的主要部分之一，它是历代针灸学家从实践中积累下来的知识，值得我们用现代科学医学来加以发掘研究和整理提高，以创造我国的新医学。

㉛从事针灸研究和治疗的同志，应该在自己的实践中加强对巴甫洛夫学说及有关的现代医学技术、理论的学习，并运用它们来发掘中国几千年传承下来的这项医学遗产——针灸疗法，从而使它进一步提高和推广，这是有益于人类、有益于科学的工作。

㉜希望同志们也能加入挖掘、整理、总结、提高祖国宝贵遗产的行列之中，让针灸成为科学的、新时代的新医学，从而进一步把针灸技术发扬光大，推广到国际。

对朱琏老师的无尽追思

我们敬爱的朱琏老师，这位中国现代著名的针灸学家、医学巨匠，在 1978 年 5 月 18 日上午，因再次出现脑血管破裂，大面积出血，经全力抢救，还是停止了呼吸。医生们及她的学生用尽百般医疗技术手段，却是无力回天。老师过早地离开她热爱着的、也热爱着她的所有人，猝然长逝，终年 70 岁，我们感到万分悲痛。

5 月 22 日陶希晋主任在家中设立灵堂举行家祭，一生坚强无比的铮铮铁汉陶希晋主任声泪俱下地读了如下的祭文：

景雯，现在我同亲友们在此向你做最后的告别了，你我都是旧社会的叛逆者。30 年代，我们就是在一起追求革命，参加革命，在抗日战争年代，在自卫战争、解放战争的艰苦岁月，在社会主义革命和社会主义建设的高潮里，以及于 1960 年从北京下放来南宁这 18 年中，你像翠柏苍松一样，经得起大风大浪的考验，你总是英勇无畏地同群众在一起，站在斗争的前列，你对党无限忠诚，对毛主席无限爱戴，对敌人毫不妥协，对同志谦虚无私，对工作勤恳踏实，对自己的生活艰苦朴素。你参加革命 43 年来，经历过多次重大的路线斗争，你没有一次不是站在正确的一边，你不愧是我们伟大党的好党员、好干部，你不愧是我们伟大领袖毛主席的好战士、好学生。

景雯，你是执行和捍卫党中央的中西医学结合、创造中国新医学（方针政策）的先锋，你为此奋斗了近 40 年，没有一天松懈，直到你最后停止呼吸。你是我党最早响应毛主席号召的西医学中医的女医生，你是我党最早运用马列主义、毛泽东思想和现代科学知识，把我国宝贵的针灸医术遗产整理、提高，发展成新针灸学的（战士），你是我党最早按照毛主席的指示让针灸走出国门的人。你是亲耳聆听当年毛主席举杯祝贺针灸万岁的人，你用针灸治疗过无数的工农兵，你培养了无数的针灸人才，桃李满天下。我知道你这方面不会有什么遗憾，只是你计划重新编写出版的《新针灸学》一书还没有完成。景雯，我和你的战友、学生，一定会在党的指导下努力完成你对这本书的遗愿。

你不止一次地对我说，我们是 50 年的患难夫妻，我知道你说这话是不忍我们分离。

景雯，我们没有分离，你对党的忠诚和对事业的热心，你高尚的品质、高尚的风格、高尚的一切，永远激励着我、激励着你我的同辈们、激励着你我的儿孙们。他们以有你这样的好战友、好老师、好嫂子、好伯母、好妈妈、好奶奶而自豪。你永远活在我们的心里，我们没有分离。

景雯，你安息吧！

读罢祭文，陶希晋主任痛苦地号啕大哭起来，在场的人也都泣不成声。

5月25日，广西壮族自治区党委在区党委礼堂，为朱琏同志举行了隆重的追悼大会。多位党和国家领导人发来唁电，并送了花圈。朱琏的亲属、党政工作的同志、南宁市针灸研究所全体同仁、南宁市七·二一针灸大学第二期全体学员、全市卫生系统代表、工农兵代表、朱琏培育过的学生和治疗过的患者等，共计1500余人参加了追悼大会。大会结束后，由朱琏老师的儿子陶晓虹、侄儿朱纬文和我一同护送朱琏的遗体到殡仪馆火化，大家都悲痛地哭泣着，泪流满面。

事后，遵照朱琏老师生前遗愿，将她的一半骨灰撒入邕江，另一半骨灰安葬在其最早参加革命工作的石家庄，因为她是石家庄第一个女共产党员。1989年春，中共河北省委、中共石家庄市委在双凤山陵园举行了隆重的朱琏骨灰安放仪式，陶希晋、陶鲁绍、陶晓虹、陶晓云等参加了安放仪式。石家庄人民为了永远纪念朱琏这位女战士，特地在双凤陵园为她树了汉白玉雕像，在塑像旁边雕刻有她一生心血凝聚而成的著作《新针灸学》，书上有朱德的亲笔题词，董必武撰写的序言和题写的书名，"朱琏同志"四个大字是她患难与共数十年的忠诚战友、至亲丈夫陶希晋亲笔书写的，后面是朱琏生平简介，由著名书法家书写后雕刻在大理石上。

朱琏老师逝世后，在广西区党委、南宁市党委的重视和支持下，由许式谦和我，以及借调过来的薛崇成、黄鼎坚，4人组成朱琏遗著整理、编写小组，经过3个多月的共同努力，终于顺利地完成了《新针灸学》第三版的修订、补充、增扩等再版工作，并于1980年6月由广西人民出版社出版发行，圆满地完成了朱琏老师的遗愿，相信她的在天之灵也会感到欣慰的。

朱琏老师的逝世，广西的广大军民都感到万分悲痛，她生前为广西医疗保健和中医针灸事业的发展，为广西针灸人才的培养，都做出了巨大的、不可磨灭的贡献。南宁市针灸研究所所有的同仁们一致认为，朱琏老师的逝世是我们中医针灸界的巨大损失。他们决心化悲痛为力量，继承朱琏老师的遗志，不辜负朱琏老师的教导和重托，完成好她的未竟事业，为祖国针灸医学的科学化、国际化努力奋斗，造福全球。

朱琏老师是最早响应党中央、毛主席号召，搞中西医结合卓有成效的、我国现代最著名、最具权威和影响力的女针灸学家，是值得我们永远学习的楷模。

感恩陶、朱两老的多方关照

朱琏老师和陶希晋主任同属于我们老一辈的无产阶级革命家，他们一心为党、为革命奋不顾身，为人民无私奉献，永远都是我们学习的楷模。1960年10月，他们刚从北京来到广西工作，朱琏老师立即为广西全区和桂林地市举办了两三期针灸培训班，后来又为南宁市创办了广西首家针灸研究机构——南宁市针灸研究组，随后又先后举办了广西首届针灸师资进修班、南宁市针灸训练班等多期针灸学习班，在帮助解决广西少数民族地区缺医少药问题和广西中医针灸事业的发展、人才培养等方面做出了巨大的、不可磨灭的贡献，大家有目共睹。

陶老一到广西，看到当时广西人民艰苦的生活情况，便遵照毛主席大兴调查研究之风的指示，不畏艰难险阻、不怕苦、不怕累，跋山涉水深入山区、农村，冒险进入桂北原始森林地带，开展实地考察、调查研究，掌握广西的资源情况，寻找当时广西地区的粮食代用品，以解决困难时期广西人民的吃饭问题。随后还创办了全国有名的广西首家花坪自然保护区和五塘农业科学实验区，受到广西区党委和党中央的重视和赞誉。当时，朱总司令、董必武副主席和谭震林副总理等中央首长先后到五塘科学实验区视察，并给予了很高的评价，说："希晋同志是个人才，有办法，搞得很好，实在难得。"董老还亲自为陶老创办的"五塘耕读大学"题字，至今牌子仍在。

朱琏老师和陶老对我们谆谆教诲，善于诱导，如我们过去对针灸科研认识不足，以为其很深奥、深不可测，两老就开导我们说："搞科学研究，当然要求高，设备也很重要，尤其是搞基础研究，仪器设备必不可少。但临床研究可以实事求是，就地取材，有什么仪器能用得上就先用上，以后有条件再增添。如对阑尾炎患者来诊，可以在针灸前先化验一下血常规，知道他的红细胞、白细胞总数是多少，白细胞分类的比值是多少，然后进行针灸治疗，效果的好与不好，除患者的自觉症状反应外，还要复查血象变化作比较，就有了客观的指标作为依据，对照就更有说服力了。这就是实事求是的科学研究态度。"一语道出真谛，让我们受益无穷。

陶朱两老严于律己、宽以待人，每遇有困难的同志，经常解囊相助。例如张×的母亲有病住院，陶朱两老曾多次给钱相助。又如高××、王××家庭负担较重，财力欠缺，陶朱两老也是二话不说，每次给予200、300、500元不等的资助，同志们有目共睹，他们对两老也是感激不已。朱琏老师还对我说过，陶老家的兄弟小孩多，开支大，经济负担重，小孩上学要花不少钱，我们得帮助他们。每个月都要定时让高定芬给他们寄钱去，这是应该的，而且每次向陶家寄钱的事，都是朱琏老师亲自做的，就连陶家的后辈们亦常说，这是大伯母（指朱琏老师）经手办理，每月给他们家寄钱的，大伯母很公平、公正，一直关心、支持、资助他们上学。

陶朱两老对我这个学生的关照，也是多方面的。政治思想上，对我的要求很严格，要我树立像白求恩大夫那样，完全、彻底为人民服务的思想和作风，认真学习马列主义毛泽东思想，理论联系实际，做好本职工作。朱琏老师还亲自为我抄写陶老整理编写的"马克思和毛主席有关唯物辩证法语录"和"毛主席关于医疗卫生工作指示语录"的部分内容供我学习。在业务上要求我精益求精，苦练为人民服务的本领。1962年朱琏老师还亲自送一套针灸针和笔记本给我，要我好好学习和为人民服务。我感激不尽，至今我仍保存完好。

朱琏老师经常利用休息时间和节假日，带上我或其他同学，应邀出诊到广西军区和广西区、市有关领导同志家中，为他们做针灸治疗。老师工作耐心细致，详细了解病情，认真检查，细心操作，回来后还对我们书写的病历进行修改、补充。老师一丝不苟的工作态度和对我们的谆谆教诲，使我受益终身。

朱琏老师经常对我说，陶主任与针灸有缘，对针灸工作很支持，战争年代更是如此。他每到一处，就往书摊上去找中医针灸书籍并买回来给我看。他有病多半也是用针灸治好的。例如他曾患过的咬肌痉挛、痢疾、腹泻、神经性皮炎，都是我们用针灸为他治好的。1975 年元旦，陶老突发中风，右侧肢体瘫痪，也是朱琏老师带上我用针灸给他治疗痊愈的。陶老是我国现代著名的法学家、书法家和篆刻家。针灸治疗加上他战胜疾病的顽强意志和决心，还有坚持刻苦锻炼，所以右侧瘫痪肢体功能较快康复。之后陶老还专门为我雕刻了一枚印章，至今我仍保存良好，永世难忘。

（书于 2020 年 11 月 20 日）

缅怀敬爱的朱琏副市长

作者：张洁仪，南宁市第二人民医院退休职工

我是 1965 年初，在韦立富同志的引荐下才认识陶希晋主任、朱琏副市长的。当时他们住在南宁市民生路市人委大院内深处的一栋两层小楼的楼上，阳台边不远处有一棵百年的大榕树。这栋小楼与北宁街 7 号针灸门诊部只是一墙之隔。在去他们家之前，我早就听说陶主任和朱琏副市长是从北京调来的，都是高级干部，朱琏副市长还是著名的针灸学家。我心想：我是一个小护士，他们会怎样看待我呢？心中不免有一些顾虑。但出乎意料的是他们并没有什么官架子，而是平易近人、和蔼可亲的慈祥长辈。朱琏副市长亲切地问我，小张你在哪个医院工作？医院有多少个病区？有多少张病床？有多少个工作人员？……还鼓励我在年轻时候要努力学好一些知识，掌握好技术本领，全心全意地为人民服务。朱琏副市长的教导我牢记心中，在救死扶伤的岗位上努力学习、勤恳工作、全心全意为人民服务。

我认识朱琏副市长的 10 多年里，看到无论是在外讲课、作报告，还是接待客人等各种场合，她的衣着总是很朴素、很干净、很整齐，合影大多穿着素色或浅灰色的人民装外衣，举止文雅大方。朱琏副市长总是向后梳着庄重、顺滑的短发，戴着一副极为平常的老花眼镜，神态从容、慈祥。她和陶主任学识渊博、言谈风趣，既有政策原则，又富有哲理和党性。她和陶主任言谈之间和声细语，互相尊重，在学识上各有千秋，是一对模范的革命伉俪。

朱琏副市长工作认真、细致、一丝不苟。记得1972年间，一次偶然的机会，在朱琏副市长家中看到她的一本记事本，她还翻开给我看——这是一本纸质稍粗的本子，本子里用铅笔画线列成项目表，内容很多、很丰富，字写得很漂亮，工整记录着1天24小时内，什么时候在什么地方开会，什么时间接见什么人，什么时间看中央或区市的有关文件，什么时间写讲稿和材料，什么时间给区市领导和群众治病，什么时间给什么人讲课，什么时间休息，等等，各项内容都记得非常仔细。甚至在深夜中醒来，想到什么事就从床上起来，执笔记上要事，以便次日处理，然后再上床睡觉。朱琏副市长总是牵挂着工作，牵挂着群众和患者，长期工作到深夜，睡眠时间很少，因此影响了她的身体健康。朱琏副市长一心一意为革命、全心全意为人民的精神，值得我们尊敬和学习。

朱琏副市长和陶主任是清正廉洁的共产党员。他们从北京调来时，单位想给他们家配置新的家具，换掉原房子的旧家具，但他们认为，国家还有困难，婉言谢绝了。朱琏副市长勤俭节约，不浪费办公用品。从她写给韦立富为患者拟的针灸计划、便条、药方就可以看出，大部分针灸计划、便条、药方她都是利用拆开铺平的香烟外包装纸写的。朱琏副市长和陶主任在广西度过了艰苦贫困的18年。他们除了高级干部应得到的一些补贴外，同样要和普通百姓一样拿票证来购买食品、物品。他们家没请保姆，家务事均由朱琏副市长的外甥女或陶主任的侄女来监管。他们家的日常生活简朴，我因有事到过他们家十多次，看到他们吃的都是简单的饭菜，餐桌上一般只有两三个小菜，加一个汤或外加一个咸菜，还有红薯、芋头之类的杂粮。因陶主任常忙于五塘的工作，不常回南宁，朱琏副市长对我说："陶伯伯爱吃红烧肉，等他回来我们会做这个菜给他吃。国家还困难，人民还困难，毛主席在最困难的时候也不吃肉，他老人家和人民一起同甘苦、共患难，我们家算是好的了。"就这样，他们两老无怨无悔与广西人民一道共渡难关。

在20世纪60年代全国最困难的时候，布票发得很少，老百姓顾得夏衣就顾不上冬衣，更顾不了盖的。朱琏副市长和陶主任却很乐观，引用周恩来总理的倡导说："新三年，旧三年，缝缝补补又三年。"他们也是身体力行，落实到行动上。朱琏副市长的外甥女高定芬同志分别在1963年、1966年生小孩，有些小孩衣服还是用陶主任旧的衣服改做的，我的大女儿韦忠，1968年7月出生后也接着继续穿过。朱琏副市长家有一台衣车（缝纫机），她在百忙中还抽上点时间，亲手缝补衣服。朱琏副市长有一张苏杭丝绸被面，据说是20世纪20年代，她大嫂的陪嫁品，后来她上医学院读书时送给她用的，已用了几十年了。我看到这个被面都很破旧了，被朱老和多个人缝补过，韦立富也有份补过。只见密密麻麻的针线和补块，好多层，补得平整实用。1977年初夏，我带着未满9岁的大女儿到她家玩，小孩穿着一件用我穿过的外衣改成的衣服，朱琏副市长看后说："这很好嘛，小孩穿旧一点没有关系，只要穿得干净、穿得暖和就行了。小孩长得快，要注意给她增加营养，要注意教育她好好学习。"这几句亲切的教导，使我更懂得作为母亲应承担的责任，受益匪浅。

1961年底，朱琏副市长同意广西中医专科学校的请求，先后在1961年、1964年收了3个从事针灸工作的青年教师为徒，她对学生在政治思想和工作上都严格要求。韦立富就是3名学生中的一个，他是从1961年底至1978年5月断续跟师学习、工作时间最长的一位，也是朱琏老师最重用、最信任、最得力的助手。朱琏副市长和陶主任在生活上把韦立富和我当幼辈看待，我们也很尊重两老，视两老为长辈。他们虽然政务、业务繁忙，但仍不忘时常关照我们一家人。1967年10月1日，我和韦立富结婚，朱琏副市长和陶主任托高定芬同志送来蚊帐、红棉毯和一张毛主席在办公的画像，陶主任还在这张画像上亲笔写了贺词。这张画像，我们至今还保存着。1968年7月，我们的大女儿出生后要取名，韦立富请两老帮起名字，陶主任为小孩取名为韦忠（意为忠于党、忠于人民、忠于国家），我们俩很高兴地接受了。

朱琏副市长工作能力强、有魄力、有远见，是体察民情的好领导，更是全心全意为群众利益着想的好公仆。1972年，南宁市政府规划在邕江北岸边建邕江宾馆，原址在明德街的南宁市第二人民医院被征用，从江北迁往江南。1975年初，江南区五一路新院址一栋大楼建成后，南宁市第二人民医院准备搬迁。当时朱琏副市长是南宁市革委会副主任，分管市文教卫生方面的工作，她到新院址视察，发现新大楼内竟然没有一个厕所，立即提出整改，说："医院没有厕所，这怎么行，患者和工作人员到哪里如厕？这个问题如果不解决，医院暂不能搬过来，要建成厕所才能搬。"听到朱琏副市长的意见后，有关部门在大楼外左侧建了临时厕所。临时厕所完工后，南宁市第二人民医院才于 1975 年上半年搬到江南五一路新院址。这栋紧靠五一路边的四层半高的新楼，要安排门诊、急诊、药房、收费、化验等辅助科室，还要安排内、外、妇、儿、五官等各科病房，还有手术室、放射室、行政办公室等，非常拥挤。旧院址 5 个病区原来有 200 多个床位，搬过来后只好压缩一半的病床数量，内科、儿科、外科与妇产科走廊都加满病床了还远远满足不了需求。而当时原计划要建的第二栋楼，地基还没有开挖。朱琏副市长知道情况后说："江南区是南宁工业区，工人这么多，他们是不能等建好第二栋楼才生病住院的。"于是朱琏副市长提出了具体方案：在预留盖第三栋楼的空地上，暂时建一座简易的砖瓦平房作为过渡病房。这座简易平房很快建好，分别设了内科、儿科病房，这个方案马上缓解了群众住院的问题。

朱琏副市长是党的路线、方针、政策的模范执行者，又是做群众工作优秀的领导干部。1975 年，南宁市七·二一医科大学内儿班开班，我和南宁市第二人民医院另外 2 名护士，在医院领导群众推荐下，有机会参加进修学习。朱琏副市长在开学典礼上做了重要讲话和指示，要求学员要认真学习马克思列宁主义和毛泽东思想，要学好唯物辩证法。朱琏副市长还说："科学是无止境的。你们学习的目的是要提高为工农兵服务的本领，你们要团结互助，要搞好师生关系和工作人员之间的关系，要加强组织纪律性。结业后，不要向组织要求生活和工作上的待遇。"

朱琏副市长在公事上顾全大局、考虑周全，对学生及家人的关心也无微不至。1975 年暑假，韦立富赴京参加"刘伯承元帅治疗小组"工作已将近一年半。此时，朱琏副市长准备筹办针灸大学，事务繁多，非常希望韦立富能回南宁协助帮忙，但她认为刘伯承元帅治疗工作更重要，并没有要求韦立富回来。只是在了解到刘伯承元帅病情有所缓和、稳定后，提出让韦立富回邕休假 10 多天，并征得刘帅夫人同意批准。实际上韦立富在休假的 10 多天里，白天大部分时间都会去朱琏副市长家，协助诊治来诊的患者，或到其他领导家出诊，同时也会为中风康复的陶主任做针灸治疗。很快休假就结束了，韦立富要返北京，朱琏副市长亲自送韦立富到吴圩机场，我们 7 岁大的小孩也想跟去看飞机，便随车同去，我当天因要听课没去。从吴圩机场返回时，朱琏副市长亲自把小孩送回到了我们家。考虑到我在学习班学习，中午没地方休息，小孩上学照顾也不方便，提出让我和小孩中午到他们家休息。她老人家对我说："一个 7 岁的小女孩真不容易，背着个书包要乘公交车，从中华路到中山路小学上学，中午再到市一医院吃饭。"（当时内儿班教室设在南宁市第一人民医院大院的市卫校内）我在学习班学习那段时间，朱琏副市长和陶主任已多次向我提出要我和小孩中午到他们家休息，但我考虑到两老工作忙、身体也不好，不好去打搅他们，便没去他们家午休，平时我跟小孩就在教室板凳上打发午休（后面学习班领导给路程较远的学员在医院大院安排了午休床位午休）。虽然我和小孩没去成朱琏老师家午休，但两位老人的关心、盛情，让我一直难以忘怀。

朱琏副市长为党的事业，为了针灸事业操劳过度，于 1978 年初，在家突发脑血管出血，处于昏迷状态，不好搬动，只好就地抢救。根据市局领导安排、指示，南宁市第二人民医院派我参加"朱琏副市长治疗小组"的特护工作。当时朱琏副市长的病情危重，抢救、治疗、针灸、护理都在紧张进行中。陶主任积极配合医疗小组的抢救和治疗工作，在紧急关头沉着应对，还经常关心问候治疗小组工作人员，叮嘱说工作人员日夜值班很辛苦，一定要安排好、休息好，工作上缺什么请提出来，好让他们设法办理。朱琏副市长的亲属晚辈们也积极配合治疗小组的工作。如陶主任的侄子陶晓林同志，就是不管白天黑夜，随叫随到，翻身、擦背少不了他的协助。朱琏副市长在昏迷时，痰多、痰停留在咽喉处，无法咳出来，当时在朱老家中没有吸痰器。此时陶晓林同志毫不犹豫地多次用纱布包在食指、中指上，把浓痰抠出来。朱琏副市长在治疗小组及时的积极抢救、精心治疗、针灸护理下，很快从昏迷到清醒、到自主活动，后转江滨医院继续治疗和疗养，好转后即出院回家调养，但又很快投入工作中了。朱琏副市长无论是在医院住院，还是出院在家里疗养时，都忘不了其《新针灸学》第三版再版书稿的编写工作，昼夜赶写，终因疲劳过度，再次引发脑血管大量出血。敬爱的朱琏副市长就在 1978 年 5 月 18 日凌晨5：00，于邕江边的民权路 104 号大院逝世了。

朱琏副市长的亲人们遵照她生前的遗嘱，将她的部分骨灰保留在她长年参加革命工作的石家庄，余下的骨灰全部撒入她 18 年来曾经工作奋斗、生活过的南宁市的邕江里。次年清明节，韦立富和我带着两个小孩到邕江桥上，望着江水，告诉两个小孩，朱婆婆的骨灰就撒在这个地方。我们还以广西壮族人民祭祀亲人的风俗习惯，为朱琏副市长烧香、烧纸，向江面敬了三鞠躬，表达我们全家人对朱琏副市长的敬意和悼念之情。

敬爱的朱琏副市长，在广西 18 年的艰苦岁月里，为地方、为部队培养了大批针灸医务人员，为南宁市医疗卫生事业的发展做出了巨大贡献。她卓越的针灸技术和良好的医德医风以及全心全意为人民服务的革命精神，永远铭记在我们心中。虽然她离开我们 40 多年了，但她慈祥和蔼的音容笑貌永远留在我的心中。

（书于 2020 年 12 月 21 日）

朱琏老领导的精神永存

作者：符德林，南宁市第二人民医院原院长、退休职工

20 世纪 70 年代初，我在南宁市卫生局医政科工作，认识了南宁市副市长兼南宁市针灸研究所所长朱琏同志。因为工作上的关系，我去过几次朱琏副市长的家，聆听她的指示。我被调到南宁市卫生学校工作后，于 1978 年 5 月 18 日突然听说，朱琏副市长去世了，这让我非常惊讶与悲伤。她为革命工作和中医针灸事业贡献了一生，她为祖国医学和现代医学相结合指出了方向。在她老人家去世后不久，卫生局领导让我担任南宁市针灸研究所所长，继续她老人家的事业。不久由朱琏的学生兼南宁市针灸研究所副所长许式谦同志和她的学生兼针灸科主任韦立富同志牵头，完成了《新针灸学》第三版再版书稿的编辑工作，以慰朱琏老前辈在天之灵。

朱琏同志年轻时，是学西医的，抗日战争以前参加了中国共产党，是一位资深的老共产党员。为了党的事业，以开私人诊所来掩护党的地下工作，历尽了各种艰难、危险的考验。抗日战争开始后，她奉命来到延安，为革命根据地的军民执行医疗救护工作。因为国民党对根据地的封锁，解放区缺医少药，朱琏同志又用祖国传统医学，中医药和针灸为革命根据地军民治疗伤病，挽回了许多同志的生命，并在解放区培养了很多针灸人才，取得了很好的成果。

更加值得赞扬的是，朱琏同志将古老的针灸学术"经络学"，更改为科学的

"神经体液"学术，这是将中西医融合的创始。因此，我认为，针灸学是一门既古老又年轻的科学，值得我国广大医务工作者认真学习和探讨，并发扬光大。

我认识朱琏同志时，她虽然只有60多岁，但看起来要比她的实际年龄显得苍老，因为她为革命工作付出了太多辛劳。就当时来说，既要负责南宁市工作，分担卫生系统的领导工作，又要具体为针灸研究所的建立和工作的开展而辛劳奔忙。她作为市领导，又是一位红军老干部，住的房子只有不大的5间房，还包括厨房、客厅、厕所，不大的客厅兼饭厅里，还放着一张诊床。在她下班后，很多慕名而来的患者，来到她家请求治病，她总是热情接待，给予针灸治疗，并耐心地向患者和家属解释病因及注意事项。

朱琏同志是一位良师益友，她无论调到哪里工作，都会手把手既严格又爱护地带出一批徒弟——针灸专家。如许式谦同志、韦立富同志等。许式谦同志是第三任南宁市针灸研究所所长，韦立富同志是第四任南宁市针灸研究所所长，他们都传承了朱琏同志的医德和精湛的针灸理论及技术。

朱琏同志在国民党统治时期，坚持在极端危险的环境下完成党的地下工作；抗战时期在延安及解放区极其艰苦的环境下救治伤病员；新中国成立后，又在祖国各地奔波工作，积劳成疾。她老人家一生保持勤俭节约、艰苦朴素的生活作风，她平时穿的衣服都是旧的，但很整洁；平时都是她自己搞卫生，还亲自下厨做饭。这些都让我钦佩不已。

朱琏同志于1978年去世，至今已经42年了，想起她老人家，心里就难受！愿朱琏同志为之奋斗一生的革命事业和针灸事业薪火相传、血脉永续！

（书于2020年11月22日）

我跟针灸家学针灸

作者：刘显奇，南宁市第二人民医院原院长、退休职工

20世纪60年代初，针灸学家朱琏来到南宁工作后，在百忙中抽出宝贵时间在南宁举办了广西首届针灸师资培训班，并担任主教老师。学习班学员共有10余人，都是来自区市级医院的临床医生，我有幸参加了学习班的学习。学习班结束后，1961—1963年，我就间断性地在南宁市针灸门诊部协助朱琏老师工作2年余。

朱琏老师亲自为学习班编写教材，亲自登台讲课。在学习班朱琏老师讲述了针灸治病的机理，介绍了她用针灸疗法的临床经验和典型的临床病例。她重点讲解了她的朱氏针灸治病配穴原则和独创的针刺操作手法。她精彩的讲课也引起了初学者对针灸的兴趣。在教学中，她手把手地教我们进行操作，要求我们从操作中体会针灸产生的独特效应。

朱琏老师是研究针灸治病机理的开拓者，是她最先提出的神经论学说，为针灸研究奠定了现代医学的理论基础，也为针灸治病提供了新的动力。她依据高级神经中枢反射理论的基础和她丰富的临床经验，形成了朱氏针灸治病的配穴原则和针灸操作手法，并在临床运用上取得很好的效果。

她提出以病体器官为中心，采用近点、远点和上下左右交叉取穴的原则，是与高级神经中枢反射和器官体表反应区的现代医学理论相符合的。在我个人的经验中，采用朱氏取穴原则和朱氏手法治病，比用传统的循经取穴临床效果要好，且临床辨证治病的思路清晰。有的患者对我说："朱老治病的手法十分特别，它可以产生一种似痛非痛、似麻非麻的特殊效应，感觉很舒服。"朱琏老师告诉我们，针灸不但能治病，还有很好的保健作用。

在学习时，我见过她使用某些保健穴为一些身体衰弱的患者治疗，临床效果很好，特别是对失眠、食欲减退和疼痛的对症治疗具有很好效果。在我的行医实践中，用朱氏常用的保健穴位对患者实施治疗，同样也取得了满意效果。例如，对支气管哮喘患者进行保健治疗后，可减轻哮喘发作程度，延长了缓解期。

学习班结束后，我又跟朱琏老师临床实习了2年多。朱琏老师白天工作繁忙，临床治疗多安排在晚上进行。朱琏老师的患者很多，治疗方案一般由她亲自制订，并由她亲自进行首次治疗，后续由我进行复诊。

在 2 年多的临床实习中，我见证了朱琏老师用针灸治病的良好效果，特别对朱氏手法感到非常奇妙。她在行针时动作轻微，但指力很重，患者产生效应也很快，使我深受启发。

朱琏老师在讲课中不但注重传授专业的针灸手法知识，也非常注重对我们进行道德教育。她深深教导我们做医生要有高尚的医德，她要求我们要以父母之心、兄弟之情对待患者，对患者的事要做到百事不烦，诚心诚意为患者服务。朱琏老师是一个德高望重的革命家，也是一个医术精湛、医德高尚的好医生。

朱老师离开我们已有 40 多年了，她创造的针灸理论和独特的针灸治病手法，永远留在我国高科技的文库里；她高尚的医德和做人风格，永远留在广大人民和医学界学子的心中。

（书于 2020 年 12 月 26 日）

无尽思念朱琏老师

作者：吴怀清，南宁市第二人民医院退休职工

我叫吴怀清，原在南宁市工人医院（现南宁市第二人民医院）小儿科工作。我的爱人刘耀文，原在南宁市卫生局工作，后任南宁市防疫站站长。

1960 年 10 月，朱琏老师和陶希晋主任从北京来到广西工作，陶老任广西壮族自治区科学委员会副主任，朱琏老师任中共南宁市委常委兼南宁市副市长，分管文教卫生工作。1961 年 9 月，经她倡议，在南宁市委、市政府和卫生局有关领导的同意和支持下，创办了南宁市针灸研究组，我和工人医院的刘显奇、黄爱桂、潘家笑等一同调到针灸研究组工作。刘显奇和潘家笑被分在针灸一室，针灸二室为从南宁市第一人民医院抽调来的王思本和刘素华同志，而我和黄爱桂分在儿科诊室。

1961 年 12 月初，广西中医学院两位青年教师韦立富和王登旗受领导委派来跟随朱琏老师进修学习，按照朱琏老师的安排也来到针灸研究组，与我们一起工作和学习。韦立富同志被分在针灸二室，王登旗同志被分在儿科诊室。平日他们与我们一同工作、诊治患者，朱琏老师外出讲课或会诊、为患者出诊时，他们才跟随老师外出听课或做治疗。

1961 年 12 月中旬左右，朱琏老师为南宁市创办第一期针灸训练班开学，我有幸参加成为第一批学员，其他 30 多名学员，都是南宁市各医院的领导、医生，少数为中医医生、针灸科医生，还有个别是老中医。朱琏老师以她的著作《新针灸学》为教材授课，其中，讲到穴位篇时，请韦立富辅导员讲课。

朱琏老师特别强调医者在行针时一定要聚精会神，切忌粗心大意，以避免操作上的失误，造成差错或事故。她亲自用毫针操作示范，针前先在患者穴位上用75% 的酒精消毒，右手拇、食、中三指持针柄，不允许手指接触针体和针尖，然后平肘、举腕、抬手，近、轻、稳地将针尖靠在穴位皮肤上，接着将针柄在原地指虚速捻数秒钟，稍停留，再速捻；反复三四次后，指实稍用力，迅速将针捻入皮下，即停留几秒钟，然后将针深入，寻找感觉。这时，也可以配合捻转、提插等手法运用，但要注意患者的体位、针刺的角度、针刺的深浅等。

一般是用抑制法一型手法或抑制法二型手法留针，不留针的用兴奋法一型手法或兴奋法二型手法，针后需将三分之一的针身留在皮肤外，不可插至针的根部，以防发生折针的危险。出针时可平稳退针或将针柄微微捻动分两三次退出。

当时，朱琏老师用毫针操作示范时，韦立富辅导员配合，请朱琏老师在其身上针曲池透少海穴，朱琏老师用缓慢捻进法在韦立富同志的左曲池穴进针，取曲肘拱手位，如要透少海，取曲池穴时要在肘横纹头处下针，才能透到少海穴。针在穴位皮肤原地速捻时，韦立富同志已有皮肤感觉出现，当针下至浅层，韦立富同志感到线条样感觉沿前臂桡侧达拇指、食指上；当针深入中层，就感到正中神经有麻感达中指；稍后朱琏老师再将针捻入深部，韦立富同志感到前臂尺侧有线条样感觉上达腋窝、下达小指端，这是三层中的地层感觉。针灸分三层进针治不同的病症，如左侧曲池透少海治心绞痛，右侧曲池透少海治肝病，针时也可再出现三层针感。

朱琏老师授课完了，一般都要学员自己练习针刺法，先用小纱棉球或软肥皂练习，右手持针做捻转、提插，一进一退，熟练后再在自己身上针，或学员间互相针刺练习，让学员们体验针刺的酸、麻、胀、痛等针感。

在南宁市针灸研究所的工作与学习中，朱琏老师给予了我很多的指导与帮助。如有患者找老师看病时，我经常是边在旁书写病历，边看她扎针治病。朱琏老师不仅言传身教，过后她还亲自对我的病历进行修改，及时修正诊断及调整治疗方案。

朱琏老师的工作很繁忙，她身上担负着双重责任，一是南宁市副市长的责任，二是兼南宁市针灸研究所所长的责任，她还想把第二版《新针灸学》重新修改、补充，再版更新。她夜以继日地工作，劳累过度病倒了。1978年初，朱琏老师突发脑血管出血，病情稍好转出院后，还没有完全康复，她又忙于工作写书，不久，又病倒了。临终前还念念不忘她写的书，带着遗憾走了……后来韦立富、许式谦等同志继续完成了朱琏老师的著作《新针灸学》的修订再版工作。

我们全体针灸研究所的同志都很悲痛，经常怀念她在工作上曾经给予我们的支持和帮助。

朱琏老师，你未了之事业已经有人继承了，好好安息吧！

（书于2020年11月12日）

怀念朱琏校长

作者：季永荣，南宁市七·二一针灸大学第一期学员，
中国人民解放军第三〇三医院退休医师

敬爱的著名针灸学家、南宁市七·二一针灸大学朱琏校长，在南宁病逝已经40多年了，我们都还深深地怀念着她。

她调来广西任中共南宁市委常委兼南宁市副市长，分管文教卫生工作期间，对中医针灸科研工作十分重视，特别是为继承发掘祖国几千年来的针灸医学文化遗产造福人民，更是不遗余力。为使针灸医学后继有人发扬光大，她在百忙中，

不顾重病在身，克服种种困难，积极创办并亲自主持南宁市针灸研究所和南宁市七·二一针灸大学。我很荣幸地成为针灸大学的第一期学员，聆听她的教诲。朱琏校长身为市领导，工作十分繁忙，可还是亲自担任教学工作，给我们学员上课。她结合自身多年的临床实践及经验，将针灸医学理论深入浅出地、条理分明地阐述出来，对人体全身穴位的分布及穴位下神经、血管更是讲得一清二楚，使学员听后容易理解和记忆，深得学员的称赞。

朱琏校长教学严谨、细心，要求我们上课一定要做好笔记，并要上交她审阅，对错漏的记录，她会用红笔勾画出来，并写上正确的。朱琏校长非常注重理论联系实际，让学员在自己身上扎针体验针感，手把手地教会学员针灸的手法。理论课结束后，便组织学员分组到南宁市工厂、郊区公社去实习，用学到的针灸技术为广大人民服务，检验学员们的学习成果。在实习期间，为激励学员们的学习和工作热情，她建议各实习点创办学报，刊发学员们的学习心得体会和为群众服务的事迹，每个实习点的每一期学报，她都亲自阅览和批改。

朱琏校长十分关心学员学以致用的情况。她教导我们学好针灸一定要用来为伤病员服务。当她得知我们毕业后到医院还没有从事针灸医疗工作时，便亲自打电话给医院医务处领导，要求尽快安排我们做针灸工作。那时恰好提倡要求各业务部门一定要学以致用、学为所用，于是我被调入理疗科，从事针灸医师工作。

我用针灸技术为广大伤病员服务，解除他们的痛苦，并在实践中不断总结提高，取得了一定的成绩，写了30多篇论文，先后参加了广西、中南、西南、全国针灸耳穴会议，参加国际性针灸耳穴会议4次，荣获军队科技进步四等奖4项，被编入1999年人民日报出版社珍藏版科学中国人丛书《中国专家人才库 3》，并被收入中国专家人才信息数据库。在医院领导支持下，继承和发扬朱琏校长的作风，为部队举办了多次针灸耳穴学习班，带教部队及来医院进修学习的医务人员，在部队推广针灸疗法。在此，我深深地感谢共产党培养了我，感谢医院领导让我上了针灸大学，更衷心感谢针灸大学的朱琏校长给我无私地传授了针灸技术。

（书于 2020 年 11 月 26 日）

朱琏老师，我们永远怀念您

作者：罗成菊，南宁市第七人民医院针灸退休医生

　　朱琏老师是我国著名的针灸学家。我是朱琏老师1976年创办的南宁市七·二一针灸大学的第一期学员。全班共有52名学员，均来自广西区、地、市、部队、教学单位及广西企事业单位的医务室，从事临床工作多年的医务工作者。由朱琏老师和她的得意门生、朱琏针灸学术传承人韦立富为我们上针灸课并亲自做针灸示范，人体解剖学、生理学、诊断学、神经内科、中医基础、政治学等其他课程则是由当时的广西医学院、广西中医学院、广西区人民医院检验科等单位的教授、主任来授课。他们都是德高望重、医术精湛、不计报酬的好老师，授课非常认真。

　　学了针灸后，我们又多了一门为患者服务的本领，真是受益匪浅。当我看到中央电视台播出屠呦呦教授发现并提取青蒿素，为世界人民做出了巨大贡献，并获得诺贝尔奖的事迹时，不由得想起当年朱琏老师在为我们上针灸课时提到过，她当年在八路军部队当医生时，部队里患疟疾的患者也不少，在当时物资匮乏、缺医少药的情况下，她把患者放在心中，尽量想办法来解决缺医少药的问题，后来她在野外采了青蒿这种草药配合针灸为患疟疾的军人治疗，疗效很好。由于她的智慧和努力，解决了当时缺医少药的问题。当时我深受感动，觉得朱琏老师真是一位有学识、有品德、有灵魂的革命军人和医生。

　　我很珍惜这次针灸学习的机会，针灸这门科学是我们老祖宗遗留下来的宝贵遗产。《新针灸学》是朱琏老师和她的传承人伏案疾笔、费了不少心血而著成的好书，书中朱琏老师以高级中枢神经系统的调控作用来诠释针灸治病的原理，符合科学、与时俱进，我们应当好好地应用与传承下去。所以在针灸大学的第二、三、四期学习班中，单位领导派我去具体负责办班，我是很乐意接受这一任务的，决心尽职尽责把学习班办好，并分担了内科学中常见病、多发病及头面部针灸穴位的教学工作。爱岗就要敬业，在朱琏老师在天之灵的鼓舞下，我努力完成了组织交给我的各项任务。

　　朱琏老师是革命的老前辈，是医务界的先驱者与领头人，是我们针灸研究所

的创办者与奠基人，也是一位女中豪杰，她功德无量、功不可没，我们都非常敬重和爱戴她。虽然她已离我们而去，但她给我们留下的新针灸学这一宝贵遗产，将会引领着一代又一代的白衣战士去与病魔交战、治病救人，朱琏老师的针灸事业后继有人。朱琏老师，我们永远永远怀念您，并衷心祝愿您老人家在天堂安好，继续奋勇前行，再立新功。

（书于 2020 年 10 月 10 日）

朱琏同志永远活在我心中

作者：陶爱今，南宁市第七人民医院针灸退休医师

我的大伯父是陶希晋，大伯母是朱琏。1960 年，大伯母随着大伯父从北京调来广西南宁，任中共南宁市委常委兼南宁市副市长，分管文教卫生工作。大伯父任广西壮族自治区科委副主任。1967 年，伯父伯母让我来广西照顾他们的生活起居和学习针灸。

我和他们相处了 10 多年，他们平时一心扑在工作上，任劳任怨，生活上艰苦朴素，对待同志平易近人，对待患者关爱有加。遵照组织的指示，伯母除了做好行政工作外，还要为党和人民培养针灸人才，她将大部分时间和精力投入到了她热爱的针灸事业中，对针灸临床治疗、教育培训和科学研究工作不遗余力。

到广西不久，伯母就组织开展了大大小小的针灸培训班二十多批次，培养了近千名针灸人才，晚年她还亲自创办了全国唯一一所针灸大学——南宁市七·二一针灸大学，大大提高了广西地区的针灸水平，改善了广西民间医疗的落后状况。慕名而来的患者络绎不绝，伯母总是不辞辛苦，有求必应，将家中仅有的客厅和走廊作为临时诊室，接待患者，在繁重的行政工作之余耐心诊治每一位患者。无论是为党和国家的领导人治疗，还是为平民老百姓看病，伯母都一视同仁，认真对待。1968 年冬天，大院里有位 60 多岁的家属把煤炉放在卧室取暖，第二天一早她的女儿发现她已无意识，就赶紧找到伯母，伯母二话不说就让我带上针具去救人，她判断是一氧化碳中毒，立刻在患者的人中穴、十宣穴和十个手指上施针，当针到第三个手指的时候患者苏醒，恢复了意识。伯母让我回去煮白萝卜水给患者喝，当我再次返回时，患者已经可以与伯母正常对话了。这件事情给我留下了深刻的印象：在关键时刻针灸也可以救人一命。伯母亲自操作的时候总是叮嘱我要好好看，认真学，手把手地教我。每当医好一位患者，伯母就很开心，并告诉我，这是医生的职责和义务。

只要伯母有时间，就会经常讲她成长的故事和工作的经历给我听。伯母家境贫寒，9岁才能上小学，由于她刻苦努力，1930年3月以优异的成绩从苏州志华产科学院提前毕业；1935年成为石家庄市第一位女共产党员；1937年奔赴抗日前线，进入太行山抗日根据地，成为八路军一二九师卫生部副部长兼野战医院院长；1944年参加陕甘宁边区文教工作会议，积极响应毛主席提出的西医要向中医学习的号召，拜任作田老先生为师学习针灸；1951年创建了我国第一个针灸研究和医疗机构——中央卫生部针灸疗法实验所；1955年任中国中医研究院副院长兼针灸研究所所长；1960年随夫来到广西南宁市工作，任中共南宁市委常委兼南宁市副市长；1961年主持创办了南宁市针灸研究组，1962年改为针灸门诊部，后于1976年元旦，正式揭牌成立南宁市针灸研究所。

……

她为党的革命事业和医疗卫生事业献出了一生，由于长期操劳过度，积劳成疾，于1978年5月18日离开了我们，我们感到很痛心。算起来她离开我们已经有42年了，每当回忆起和她相处的时光，她那和蔼可亲的音容笑貌，循循善诱的教导，又重新浮现在我的眼前。伯母永远活在我的心中。

（书于2020年10月10日）

我跟朱姨妈学针灸

作者：范林燕，朱琏友人之女

朱姨妈这一称呼是我儿时至今对朱琏的称呼。该称呼源于朱琏在广西南宁市担任副市长的时候，我父亲（范清涛，时任南宁市委副书记）和母亲（宋文辉，时任南宁市人民法院院长）均称呼她为大姐。我们家曾两次和朱姨妈家成为邻居，我的父母酷爱和支持针灸医学，并时常通过针灸治疗身体的不适。我父亲学针灸得到朱姨妈真传，我儿时父亲常常给家人行针去除病痛，针灸对我们家人而言，是最为熟悉和常用的医疗手段，一直沿用至今。

一、朱姨妈使我童年时认知针灸

在我童年时经常随母亲到南宁市人委后院朱姨妈家看望朱姨妈。在朱姨妈家里，给我最深刻的印象就是朱姨妈家书特别多、针灸的针特别的多（许多长短不一的玻璃管，存放着各种用于针灸的银针）。朱姨妈常常给我妈行针治疗病痛，我常在一旁看得津津有味。朱姨妈看到我非常喜欢针灸，就常常教我做棉签和酒精棉球，给我讲些针灸治疗的穴位，还手把手地教我二三指掐压法治疗背部疾病的手法："拇指掐压大杼穴，中、食两指掐压颈根部近、轻、稳地由浅入深，三个指头逐渐夹拢，一旦患者产生感觉以后，拇指先适当地重压穴位，然后轻快地向上弹拨，随即松开。可以连续做两三次，不宜过多。"还让我坐在板凳上，亲自给我在肩背处示范，让我亲身体会二三指掐压法的效果。也正是因为得到朱姨妈的真传，这二三指掐压法我一直运用至今，常常采用二三指掐压法给家人做肩背部治疗。

二、朱姨妈教会我针灸

"文革"后期，朱姨妈家搬到了南宁市委大院，与我们家斜对门，当时专业学校很少，大学也没恢复高考，我正在就读南宁二中初一年级。朱姨妈为了治病救人，弘扬中国针灸传统医学，在自己家开办学习针灸的少年学习班，学员主要是来自我们中学放暑期的学生，我也是学习班的一员。学习班中还有空七军高炮部队针灸学习班的刘光泗、王志明等好几位医生，以及朱姨妈的弟子们，他们负责辅助朱姨妈给我们示范行针和给患者治疗疾病。由于条件有限，朱姨妈在自己住的家，腾出了两间房作为治疗室，客厅作为授课室，每天朱姨妈亲自给我们授课，手把手地教我们进针、行针、取针、艾灸、拔火罐等技术。当时因为物质紧缺，棉球、棉签都是自己做，用过的酒精棉球，用清水洗过后再消毒使用。朱姨妈给我们授课时非常认真细致、生动有趣。为了激发我们学习针灸的兴趣，她给我们讲了一个在延安时期的故事，我至今记忆犹新。朱姨妈在延安时，有一天，她经过一个小商铺，听见商铺的店员说话声音沙哑，呼吸困难，朱姨妈便上前让店员伸出手掌，给他掐住三间穴（食指桡侧、第二掌骨小头的后方，指尖掐得的凹陷处），不一会儿店员感觉好多了，气也顺畅了。这个故事大大激发了我对针灸学的兴趣。如今我都当奶奶了，还经常用这个穴位给我自己及孙子，治疗咽喉不适等五官疾症；还用艾灸治疗肚子痛、拔火罐消除腰酸背痛。也正是因为朱姨妈对弘扬中医针灸学的严谨和执着的精神，感染和激励我自学针灸。当时，我每天都拿着针灸书在认真地阅读，并背记针灸穴位，还在自己身上试针。我父亲看我这么喜欢针灸，便给我买了针管、银针、镊子、艾条和酒精灯等一套针灸工具。直到我上山下乡插队，都随身携带着这一套针灸工具以及一本简装六十四开的针灸学穴位书。在插队期间，我经常给我的队友行针治疗病痛。因为各种原因，我没能坚持学习针灸，但是，我依旧喜爱针灸，买过很多有关中医针灸推拿这方面的书籍来学习。由于有着学习过针灸的基础，虽然已经不行针了，但仍然喜欢运用针灸穴位实施指压、推拿、艾灸、拔火罐等方法来去除病痛。

三、朱姨妈精湛的中医医术让我酷爱中医至今

1970 年 5 月，我们家和朱姨妈家都相继搬到了邕江大桥桥头民权路 104 号的南宁市政协宿舍，当时我父亲说：朱大姐身体不好，怕吵，让朱大姐住楼上，我们家住楼下。1977 年，我已从农村抽调回广西电业公司工作，有一天在家门口看我外甥和小朋友们在玩耍，突然间就听到一个孩子哭泣说我外甥拉着他胳膊了。这时候朱姨妈正好下班回家，从轿车上下来听到孩子的哭闹声，便快步走到哭泣的小孩面前。询问情况后，只见朱姨妈托扶着该孩子的手臂，轻轻地一个扶推动作，孩子

不哭了。紧接着，听见朱姨妈很干脆地说了声：好了！这孩子的肘关节脱臼对上了。这是我又一次见识到朱姨妈高超的医术和治病救人的高尚情操。因为朱姨妈，我更加坚信我国中医学的伟大及中国针灸医学的神奇。虽然我早已不行针，但我有病痛时酷爱看中医，时常去接受针灸治疗，在家里也常常给家人运用艾灸、指压、拔火罐等中医治疗法医治日常病痛等疾症。

朱姨妈对中国针灸事业发展呕心沥血，对传承针灸学无私奉献的精神，永远是我学习的动力；朱姨妈平易近人，和蔼可亲，对学员耐心，对事业一丝不苟，是我一生学习的榜样。

（书于 2020 年 11 月 29 日）

印象·朱琏——我们的针灸事业

作者：吴海标，副主任医师，韦立富徒弟，南宁市第七人民医院在职针灸医师

针灸是我们的瑰宝

它承载着祖国医学数千年的历史

从砭石到青铜

从九针到燔针

从扁鹊到华佗

从皇甫谧到杨继洲

它传递的不仅是"针"的情结

更是历代"医"者之仁心

万里传针灸

能人遍市乡

从古至今

针灸一直是人们健康的守护者

它每一次的"成长"

都蕴含着一代代针灸人的呕心沥血

它的传承和发展

更是需要一代代针灸人的薪火相传

沧海桑田

历史变迁

近代的西学东渐

使我们的祖国医学遭受了"灭顶之灾"

针灸几经被贬为历史之"糟粕"

大众皆称便的针灸

孤贫更不忘的针灸

却被弃于民间

几乎被遗忘

医者哀叹

病者呜呼

道路辗转曲折

就在这关键的时刻

是历史的偶然

又或是历史的必然

这个历史的接力棒交到了新针灸的创始者

朱琏同志手中

1951 年

这是一个重要的历史节点

《新针灸学》出版发行了

贯穿着中西医结合的新时代理念

伟人毛主席的举杯祝贺

更是为之增添了深远的时代意义

针灸不是土东西

将来全世界人民都要用它来治病

其背后延续的是千年的中医针灸梦

朱琏领导下的针灸事业

从新中国成立前的针灸革命到新中国成立后的针灸外交

从举办各层次针灸培训到创办针灸大学

从创建针灸研究所到成立针灸医院

从创新针灸思路

到建立实验针灸

奠定新针灸学理论

体现的是朱琏传承针灸

培养后继人才的迫切心理

同时更多表达的是

朱琏要创新针灸和推广针灸的决心

承上启下

借着改革开放的东风

朱琏的弟子团队正在高举"中西医结合"的旗帜

新一代的针灸人正在砥砺前行

从发挥中医药特色到扩大针灸病房

从联合中国针灸研究所到共建中国针灸学会南宁专家工作站

从传承团队建设到成立朱琏针灸国际研究基地

针灸事业蒸蒸日上

针灸团队不断壮大

由区内到国内

由国内到海外

每一次的进步

都离不开针灸人的辛勤汗水

每一次的跨越

更离不开医院领导的正确引导

在"一带一路"合作倡议下

已正式与波兰的医院建立了针灸疼痛中心

也正式开启了针灸的国际篇章

不忘初心、牢记使命

在圆梦针灸的路上

不管明天是否有风雨

不管未来是否有荆棘

针灸人的团队都一定会

昂首阔步，勇往直前！

……

（书于 2020 年 12 月 30 日）

朱琏针灸——我执业生涯的指路明灯

作者：潘小霞，主任医师，韦立富徒弟，广西针灸学会
副会长，南宁市第七人民医院退休针灸医生

一、初识朱琏——红色基因

当年考大学，冥冥之中，连报了两所中医学院：广州中医学院和广西中医学院，由于分数不够，最终就读于广西中医学院。广西中医学院当时只有中医医疗和药学两个专业，我毫不犹豫选择医疗系，其实那时对中医并无了解，只知道中医需

要把脉，而且不用打针（孩提时代特别怕打针留下的阴影），并不知道有针灸这种疗法。第四年实习，我们这届实行改革，可以选择专科实习，我就报了针灸专科，10 个月的实习期，有 6 个月在针灸科，从此爱上针灸。1986 年毕业，几经周折，如愿以偿分配到南宁市针灸研究所（现为南宁市第七人民医院），从事针灸临床工作直到退休返聘，都没有离开南宁市针灸研究所，一生结缘针灸。来到南宁市针灸研究所，读到的第一本针灸书，是朱琏先生 1980 年版的《新针灸学》，在大学本科所学的传统针灸，讲的是阴阳五行、经络、补泻。对于《新针灸学》提出的抑制法和兴奋法不能理解，只是非常好奇朱琏是什么样的人物？为什么从北京来到南宁？如何创立南宁市针灸研究所？如何创办针灸大学？为什么有那么多的医生护士学习新针灸学？

上班报到第一天，没有入职培训仪式，被安排在针灸病房，人事科长把我领到陶爱今医生身边，陶爱今医生马上安排一个患者给我，让我给她开中药和针灸。患者是什么病已经记不得了，但当时紧张和缺乏自信的心情仍时时会想起并提醒我。针灸病房在 1986 年 1 月刚刚成立，收治一些老年、慢性患者，如中风病、震颤麻痹、腰腿痛、三叉神经痛等很多突发的急症、痛症，都用针灸处理，尤其在值班的时候，经常半夜起来给患者做针灸，留针到天亮才起针。很多患者找陶爱今医生针灸，都说她针灸取穴准确、针感强烈、效果明显，我非常钦佩她，心生羡慕，也想要好好学习朱琏针灸。当时并不知道陶爱今医生是朱琏先生的侄女，她为人谦逊、低调，从未在科室提起朱琏先生。后来，读了《新针灸学》，再了解针灸所的历史，才慢慢知道朱琏先生。

1909 年，朱琏先生出生于江苏省溧阳市，17 岁考进苏州志华产科学院学医，26 岁就加入了中国共产党，为了掩护党的地下工作，在石家庄开设朱琏诊所，成为我党地下工作联络站。参加八路军，先后担任八路军一二九师卫生部副部长兼野战医院院长。在缺医少药的延安，朱琏先生响应毛主席"西医要学习中医""中医要科学化""中西医要团结合作"的号召，拜当地著名的老中医任作田先生为师学习针灸，应用针灸为解放区军民防治伤病，深受欢迎，并开设针灸班，传授针灸疗法。新中国成立后，任中央卫生部针灸疗法实验所所长、中国中医研究院副院长兼针灸研究所所长。1960 年 10 月，朱琏先生来到广西南宁，任中共南宁市委常委兼南宁市副市长，先后创办了南宁市针灸研究所和南宁市七·二一针灸大学，并在部队、地方开办各种针灸培训班、师资班，对新针灸疗法在广西的推广以及改变广西民间医疗落后状况起到了重要推动作用。朱琏先生在运用针灸治病的同时，开展科研与教学，在讲学中融入巴甫洛夫高级神经活动学说，在其上课讲义的基础上完成了《新针灸学》，并于1951年由人民出版社首次出版发行。《新针灸学》是首部提出"用神经学理论来阐明针灸治病原理"的著作。1978年5月18日，朱琏先生因操劳过度，引发第二次中风发作，不幸病逝。遵照她的遗愿，她的骨灰一半留在她最早参加革命的石家庄，余下的一半，全部撒入南宁市美丽的母亲河——邕江之中。

二、进入朱门——拜师学艺

韦立富老师于1961年12月受广西中医学院委派，来到我国当代著名针灸学家朱琏身边进修深造。韦立富老师在针灸研究组边工作边学习，直到1978年5月朱琏先生逝世。他是跟随朱琏先生学习和工作时间最长的学生，也是朱琏的得意门生，是全国第三批名老中医药专家及学术经验继承指导老师。2003年，韦立富老师问我，是否愿意跟他学习，我毫不犹豫就点头答应了。有幸成为他的徒弟后，我每天会安排一定时间跟随在他身边，侍诊学习。由此，我开始正式学习朱琏新针灸学，成为朱琏流派的传承弟子。

韦立富老师工作细致，一丝不苟，教学过程中言传身教、讲解耐心、毫无保留。他性情沉稳浑厚，虽然言语不多，却给予我们父爱般的关怀和温暖。除了在临床上手把手示范操作，还经常给我们上课，讲透讲通理论知识。有一次在上课时，为了给我们讲解机体抑制和兴奋的基本表现，他举了一个生动形象的例子。他说，一个婴儿在满足其生理基本需要（饥饿、二便）后，要其安静入睡，只要舒适抱着，并轻轻地在一个部位（如臀部）上有节奏地拍打，就可以停止其哭闹，使其安静入睡。如果东一拍、西一揉，婴儿反而哭闹，无法入睡。因此，如果人的机体处于异常兴奋状态，如疼痛、痉挛，就采取相应的抑制法。反之，则用兴奋法。

韦立富老师还常怀忧患意识，关心国家和中医针灸的发展，他时常鼓励我们年轻的针灸医师，对我们寄予厚望。他谆谆教导我们认真学习针灸技术，严格要求自己，养成从严过细的作风。要求我们做到"五要""五不要"：要庄严和蔼、要聚精会神、要细心耐烦、要观察病情、要审查感觉；不要轻浮暴躁、不要分散精神、不要粗心大意、不要不看不问、不要乱扯滥谈。这样，在诊治过程中，才能使患者情绪安定，获得良好的感觉，有利于提高疗效。

韦立富老师踏出国门，参加援助非洲医疗队，去到尼日尔，为非洲人民、联合国官员、各国援尼日尔人员以及中国驻尼日尔使馆工作人员诊治疾病。韦立富老师还先后应邀到波兰、泰国、越南开展讲学活动和为当地人民群众诊病治病，运用朱琏针灸技术挽救患者的生命和治疗患者病痛。这些都体现了"专家有国籍，针灸技术无国界"的国际人道主义精神。韦立富老师在波兰举办了 2 期大型针灸学习班，传授朱琏新针灸医学理论及其独特的操作技术，使中国针灸医学在波兰生根并开花结果。韦立富老师继承和发展朱琏针灸学术思想，在临床上大胆实践，形成他自己的学术观点，积累了丰富的临床经验，成为针灸学术界神经学派的代表人物和忠实践行者，带领老中青三代针灸人共同努力，在广西形成具有特色的以"神经学说为指导"的朱琏针灸流派。

我师从韦立富老师后，全面掌握了朱琏《新针灸学》中的学术思想，熟练掌握针灸兴奋法和抑制法，擅长运用毫针缓慢捻进法，治疗中风病、面瘫病、痉挛性斜颈、小儿脑瘫、颈椎病、腰椎间盘突出症等病症。曾担任国家中医药管理局"十一五"重点专科学科带头人，2019 年获南宁市卫生健康委员会授予的"南宁市名中医"称号，曾担任《针灸治验——桂派中医大师韦立富学术经验集》主编。

三、领悟精髓——缓慢捻进

《新针灸学》明确提出针灸治病的原理："针灸之所以能治病，不是直接以外因为对手，而是激发和调整人体内部神经系统，尤其是高级中枢系统（包括大脑皮层）的调节和管制机能的作用，从而达到治愈疾病的目的。"并根据神经系统的特点，总结出抑制和兴奋的针灸操作手法。并且提出：针灸刺激的手法、刺激的部位和刺激的时机这三个因素，是针灸治病的关键。韦立富老师反复强调的就是朱琏针灸手法中的缓慢捻进法。缓慢捻进法不单单是一种进针法，而且是朱琏针灸手法的基本功，是最重要的手法，贯穿针刺治疗的全过程。缓慢捻进法的口诀：指实心清紧执针，针尖刺穴近轻稳；肘平腕举手抬起，虚实交替捻入深。为了找到缓慢捻进法的感觉，我首先在餐巾纸、硬纸板练习，持续不断地捻针 1 ～ 2 分钟，直到手指、手腕发酸疼痛，以练习指力和腕力；其次针刺水盆中的苹果，以练习持针的稳定性，也练习自己的专注力；再其次是在带皮五花猪肉上练习，用长短不同的毫针针刺，熟悉针刺皮肤肌肉的指感，最后是在自己身上体会针刺的酸麻胀痛各种感觉。经过不断反复练习，终于掌握毫针缓慢捻进法。其要领：医者抬肩平肘举腕，拇指、食指和中指持针，拇指指关节屈伸运动，捻动针柄，食指、中指稍微弯曲，指关节不动，协助拇指，完成捻针。手腕的屈伸动作带动毫针的上下提插。指实指虚灵活掌握：破皮指实、出针指虚；指下实则虚、指下虚则实等。掌握了缓慢捻进法，可灵活运用于进针、行针、出针，融入抑制法和兴奋法，可以减轻患者大痛苦，提高治疗神经系统疾病的疗效。

　　本人积极将针刺手法在临床及科研中进行实践，主持"朱琏针刺兴奋法对缺血缺氧性脑损伤幼鼠的实验研究"和"朱琏针灸疗法调控 2 型糖尿病人糖化血红蛋白优化方案的临床研究" 2 项科研课题；发表《朱琏针灸兴奋法在中风病偏瘫中的运用》《针灸治疗腰椎间盘突出症 53 例临床分析》《韦立富针灸治疗痉挛性斜颈经验》《朱琏新设穴针刺治疗神经根型颈椎病 62 例》《针刺治疗非洲小儿麻痹症 69 例疗效观察》《朱琏针灸临床特色与经验》《针刺治疗小儿脑性瘫痪的临床随机对照试验文献质量评价》《朱琏针刺兴奋法对缺血缺氧性脑损伤幼鼠脑组织氧化应激的影响》等朱琏针灸相关论文 10 余篇；主持参与《朱琏针灸标准化方案》的制订。

四、传承发展——国际针灸

　　2010 年 10 月，我沿着韦立富老师的足迹去到非洲，克服炎热酷暑、干燥风沙的天气，在缺水停电的环境下工作生活，而且还要面临疟疾、黄热病、艾滋病等传染病肆虐的威胁。在四面透风的亭子中给病患针灸时，我们没有任何防护。面对物资匮乏、生活贫困的病患，我们感受到了小小银针的强大优势，尽最大努力发挥朱琏针灸的巨大作用。来针灸的儿童患者占日门诊量的 2/3，我们对此感触很深。主要病种有小儿脑瘫、小儿麻痹症、脑型疟疾后遗症、脊柱结核、颅脑外伤后遗症、强直性脊柱炎、面瘫、中风病等。

2017 年，南宁市第七人民医院与马来西亚中医师暨针灸联合会合作，我随韦立富老师来到马来西亚，在首都吉隆坡，挂牌成立朱琏针灸国际研究二级基地，同时举办朱琏针灸培训班，韦立富老师还接受了当地媒体的采访。朱琏针灸在马来西亚落地生根。

2018 年 12 月，朱琏针灸再次走进波兰，有了韦立富老师 1991—1992 年在波兰举办两期大型朱琏针灸培训和 2017 年南宁市 7 名医学专家代表团访问波兰的基础，中国针灸惊艳波兰民众，在波兰格鲁琼兹地区专家医院顺利建立中医针灸推拿和慢性疼痛治疗中心。我作为工作组组长，和 3 位中医医护人员，来到当时千里冰封、万里雪飘的波兰，给当地民众带来了朱琏针灸和中国传统太极拳、八段锦、五禽戏等养生操。很多来接受针灸治疗的患者，最终成为我们的朋友。亚佳，一位偏头痛患者，也是一个中医爱好者，业余时间参加波兰中医学校的学习，他从媒体上知道，自家门口（格鲁琼兹市）开了一家中医中心，马上预约就诊。经过用朱琏针灸治疗后，10 年的偏头痛未再发作，非常高兴，亲手给我们做蛋糕，上面写了一个中文的"福"字。经常向我们讨教中医知识，也介绍自己的父母来针灸推拿。还有很多这样的例子：夫妻、兄妹或者一家人一同来治疗的。

近几年，我参加朱琏针灸在东南亚的推广活动，连续 2 年在中国 – 东盟传统医药发展与保护暨"朱琏针灸"学术培训班上讲授朱琏针刺基本手法、朱琏针灸治疗中风病、朱琏学术思想特点及传承等课程。另外，积极参加名老中医走基层活动，到广西宾阳、天等、南丹、宁明、凭祥、梧州等地市医院进行临床带教查房和培训，让朱琏针灸服务基层百姓。

（书于 2021 年 3 月 3 日）

我是如何认识朱琏针灸的

作者：岳进，主任医师，韦立富徒弟，南宁市中医医院院长

　　1984年，我从广西中医学院（现广西中医药大学）毕业，很荣幸地被分配到南宁市针灸研究所工作。也是从那时起，我正式走进了朱琏前辈所创办的针灸研究所，并加入这个团队从事针灸工作。

　　初到研究所报到，韦立富所长就安排我进入针灸科工作。作为针灸"新兵"，当时面对着诊室外排着长队等候的患者，我感觉心理压力很大。多亏有针灸科吴怀清主任和陶爱今医师（朱琏之侄女）的悉心鼓励和耐心指导，我开始独立为患者针灸。刚开始时，我用在学校学习掌握的传统针刺手法进行针灸，部分老病友反馈说感觉有针感但觉得不够强烈。对此我感到有些困惑，不知道为什么会有这种问题。于是，我就留心其他医师的针灸操作过程，发现他们的行针手法与我的不一样，他们进针都是捻转刺入，而且捻转很快，一气呵成，患者没有痛感，针感很明显。询问后才知道，他们用的是朱琏《新针灸学》所介绍的缓慢捻进法进针。看着他们进针，患者几乎没有疼痛的表情，我也试着用缓慢捻进法进针，但大多数患者仍表示有明显的疼痛，我才意识到自己对这种进针法还不熟悉，还未真正掌握，虽然在学校时也看过《新针灸学》这本书，但对其要义、精髓仍不了解。于是，我开始在工作和业余时间重新学习《新针灸学》的内容，同时在工作中经常向许式谦、韦立富、吴怀清、陶爱今等前辈学习，请教朱琏针灸方法的操作和要点，从理论和实践上使自己对朱琏针灸疗法有了初步认识。

　　而我对朱琏针灸方法有更深的体会，是缘于后来自己的一次治疗。有一次我患上了面瘫，因为针灸是治疗面瘫的最有效方法，于是，我请韦立富老师帮助治疗。韦老一边操作，一边细心地为我讲解操作方面的问题。那次的治疗，让我切身体验了韦老师实施朱琏针灸法从进针、行针到产生针感、出针等的全过程。针刺时感受到了明显的舒服感，再加上雀啄灸的方法，使麻木和僵硬的脸部感觉，得到明显缓解，治疗效果非常好。那次经历，让我从自身感觉上认识和体会了朱琏针灸法的运用及效果，对朱琏新针灸学有了更加深刻的认知和体悟，坚定了我学习、运用

朱琏新针灸学独特的针刺手法服务患者、为患者解除病痛的医者之心。

2003 年，我有幸作为全国第三批名老中医学术继承人，跟随韦立富老师学习朱琏针灸，成为自改革开放后南宁市第一批朱琏流派传承弟子。韦立富老师通过系统的理论授课、操作演示，在临症中带我们实际操作，及时纠正我们不恰当的手法。他特别注重选穴、手法、进针法、行针法、出针法以及患者的针感、治疗感受等重要细节的处理，并从穴位选择、刺激方法和针刺时机等 3 个关键点，指出了针灸取效的关键。他教导我们，要想获得良好的疗效，就必须把这些细节和关键点研究透、操作好。经过 3 年的跟师理论学习和临床侍诊，我得以系统地学习了朱琏针灸的学术思想、理论体系和操作方法，并在临床实践中得到了体会印证，加深了认识，提高了诊治水平，学术上有了更大的进步。

3 年的跟师学习虽然很短暂，却让我受益匪浅，非常感谢韦老师及各位前辈！

（2021 年 3 月 6 日夜）

感谢韦立富老师及朱琏针灸

作者：李季，副主任医师，韦立富徒弟，广西医科大学附属医院中医科针灸医师

吾师韦立富，是朱琏针灸学派的直系继承人，于 1961 年 12 月开始就一直跟随著名针灸专家朱琏先生进修学习及工作，直到 1978 年 5 月朱琏先生逝世。韦老是跟随朱琏先生学习和工作时间最长的学生，也是朱琏的得意门生。他深刻领会和实践朱氏针灸医学科学理论及其独特针灸手法，擅长运用朱琏针灸治疗内、外、妇、儿疾病及各类疑难杂症。曾协助朱琏先生举办多期针灸培训班和师资班，为广西地方和部队培养了大批针灸专业人才。南宁市七·二一针灸大学创办时，韦立富老师就担负教师职责，协助朱琏先生开班和带教实习，同时还负责整理朱琏先生的科研资料、临床实践病历等工作。朱琏先生逝世后还参加了朱琏先生遗著《新针灸学》第三版的整理编写工作。

　　我于2010年开始就有幸跟师韦老学习针灸，对其严谨的工作作风和精湛的针灸技术钦佩不已。韦老虽然言语不多，却经常给予我关爱和鼓励，除了在临床上手把手示范操作，还经常用一些浅显的例子来讲通讲透一些针灸上的机理。例如他经常用"打电话"为例子来帮助我们理解针灸治病的原理，他说："针灸就像打电话，我在这边喊，你收到了信号才会做出反应；如果光是我在喊，但是信号传不到你那，那就没有回应。同理，针灸治疗时医生在做手法，但患者的大脑皮层收不到信号，自然也不会产生作用了。"他还谆谆教导我们一定要认真学习针灸技术，要严格要求自己，要按照《新针灸学》上提出的"五要"和"五不要"要求来做。韦老这些丰富的教学经验，我知道都是与他的老师——朱琏先生以前对他的指导要求及工作锻炼是分不开的。

　　韦老以前跟师期间都是实施教学与实践合一的，经常会在具体的病例和人体身上来体验针灸的治疗。以前我就很佩服那种"一针见效"的神奇，没想到在我跟师期间，就有机会目睹这种针灸运用且能立竿见影的治疗效果，在此与大家分享一二。印象尤为深刻的是腰椎间盘突出症引起的坐骨神经痛的针灸治疗。坐骨神经痛其疼痛一般呈放射性，往往是沿坐骨神经通路从臀部放射至大腿后侧、小腿后外侧和足外侧等，严重时可影响活动，甚至不能自理。

　　患者肖×，36岁，男性，左侧臀部及大腿放射样麻痛半年，加重1周，影响行走及腰部活动，已行推拿、贴膏药等治疗，上症稍好转，但仍麻痛，甚至夜间不能眠，经熟人介绍来韦老处就诊。韦老详细询问病史，认真检查患者腰部情况后，嘱患者于治疗床上侧卧，暴露腰部及左侧臀部、下肢。取环跳穴，在股外侧部，侧卧屈股，股骨大转子最凸点与骶管裂孔连线的外1/3与中1/3交点处，韦老用右手的拇、食、中三指的指面指实紧执针柄，执针的上肢姿势平肘、举腕、抬手，将针尖近、轻、稳地落在穴位处的皮肤上，针尖接触穴位皮肤后，即指虚地将针在原地速捻，几秒钟后，停留一下，再指虚速捻，捻捻停停，停停捻捻，反复数次。然后，指实稍加压力，速捻，将针尖捻进皮下，立即停留，当针尖刺破皮肤后，用均匀的力量继续将毫针捻入肌肉层，快慢配合，随着毫针不断深入肌肉层，患者感觉到环跳穴酸胀感在不断增加，直至毫针针尖触碰到环跳穴骨骼表面，并快速提插捻转，使针感随坐骨神经传递至脚踝甚至足趾端，同时还可沿脊柱向腰部感传；出现此放射性针感后，再次快速提插捻转 2～3 次，使针感持续放射性传导至足部维持 10～15 秒。同时配合双侧肾俞拔火罐，留罐 10 分钟，留针 15 分钟，抖擞出针法。出针后，患者下地行走，顿感左侧臀部及左下肢放射性麻痛感明显减轻。患者大喜，道谢后离开。随后连续针灸 3 天，痛去病除。3 个月、半年、一年随访该患者，未复发。

在此后的 10 年中，我一直按照韦老师教导的方法开展针灸实践，在对腰痛病的治疗中结合运用环跳穴针刺，经常可以获得良好的疗效。而且在一些盆腔痛的患者中，经常也可以产生一些意想不到的好疗效。心中不禁再次感谢韦老师，感谢朱琏针灸。

（书于 2020 年 3 月 12 日）

朱琏学术思想及治疗方法对我职业
生涯的影响

作者：马玲，主任医师，南宁市第七人民医院退休针灸医生

我是一名退休医生，与朱琏老师从没谋面，然而她的学术思想和治疗方法对我职业生涯的影响很大。在 20 世纪 80 年代初大学的一堂针灸课上，曾经跟随朱琏老师学习工作过的王登旗教授在讲授常用针刺进针手法后，向我们简单介绍了朱琏老师和她的缓慢进针法。由于王登旗教授只是简单介绍了这一进针方法，没有进行课堂及课后练习，所以我当时并没有掌握缓慢进针法，但为针灸事业发展做出贡献的朱琏老师的名字却留在了我的脑海里。

大学毕业后，由于时代条件限制，我的专业知识掌握非常单一有限，对当时名老中医及专家的学术思想和治疗方法的了解、认识为零。工作后我有幸调到了南宁市针灸研究所工作，在这里曾经跟随朱琏老师学习工作过的老同事和得到过朱琏

老师治疗过的患者都跟我谈起过朱琏老师，都赞其人品好、医术高，治疗方法疗效好。她创办了南宁市针灸研究所，同时也为这个研究所赢得了荣誉和好口碑。作为当时刚参加工作几年仍年轻的我很敬佩朱琏老师，决定向她学习。那时朱琏老师已不在世，我就到单位图书室找到朱琏老师的《新针灸学》进行学习。经过学习，在理论上是有了初步的认识，但临床应用和手法操作上并没有掌握，老同事有时也简单教我一些手法操作，但我觉得学到的东西还是非常皮毛，学习进展缓慢，临床运用也无法展开，自觉进步不是很大。

1988年，韦立富老师援非归来。韦立富老师回国后，除临床工作外，还担任领导工作和社会工作，工作很忙，但他仍在百忙中多次抽空组织年轻医生学习。从朱琏老师运用现代医学理论探讨中医针灸原理，到朱琏针灸手法的操作、临床运用以及艾灸和针具的发明、改良等内容，韦立富老师都认真细致地给我们做了讲解。关于朱琏针刺手法，韦立富老师更是多次给我们做示范，讲解手法要领，为我们学习朱琏老师的学术思想、掌握朱琏老师的治疗方法，并运用于临床架起了一道桥梁。

在此期间，我有幸能跟韦立富老师在一个诊室工作几个月，除了能近距离观察韦立富老师的治疗操作手法外，还得到了韦立富老师的亲自指导。一次，韦立富老师的一个坐骨神经痛的患者来治疗，老师外出开会不在诊室，我告知了患者情况后，征求其意见，看能不能让我按韦立富老师的治疗方法给他治疗一次，患者同意后我按老师的方法针刺了左环跳穴。第二天患者复诊，我问其情况怎样，他说：效果没有韦立富老师的好。韦立富老师了解情况后，让我给患者再做一次治疗。看完我的治疗操作后，点评道：患者男性，40多岁，体质较好，坐骨神经痛症状较重，针刺环跳穴出现针感到脚后，即停止刺激，刺激量不够，因此止痛效果不好，应该再稍加点刺激，效果才好。然后亲自给患者捻了捻针，并询问患者：有什么不舒服吗？患者回答没有，他才去接诊下一个患者。

韦立富老师就是这样带领着我们，在传承和发扬朱琏老师学术思想和治疗方法的路上一步一个脚印地向前迈进。我也逐步学习掌握了朱琏老师的学术思想和治疗方法，并将其运用于临床。长期的临床实践使我对朱琏针法治疗疾病有了体会，也取得了较好的治疗效果，特别是在面瘫、痛症治疗、中风瘫痪和小儿脑瘫肌张力增高的调整方面效果较好，得到了患者的好评。

2007 年，在上级卫生部门和院领导的关心支持以及大家的共同努力下，针灸科成为国家重点专科。获得这一殊荣，对医院特别是针灸科的发展起到了很大的推动作用，使针灸人才的培养、临床和科研工作的开展都得到了很大的提升，朱琏学术思想和治疗方法的传承推广亦由院内发展到了自治区内和自治区外及国外。看到针灸事业得到发展，朱琏的学术思想、治疗方法得到进一步的传承推广，我心中感到很欣慰。多年来，我的学术论文和科研课题内容多与朱琏学术思想及治疗方法有关。回顾自己的职业生涯，朱琏老师学术思想和治疗方法对我的影响真的很大，让我受益匪浅。

"功成不必在我，功成必定有我。"这正是如朱琏和韦立富两位老师那样的老一辈医学工作者，为了中医针灸事业不懈努力的真实写照。同时也激励着我，在有生之年不忘为中医针灸事业尽自己的绵薄之力。在此非常感谢两位老师，是两位老师的影响和指导使我在临床工作中得以成长和提升。谢谢！

（书于 2021 年 3 月 6 日）

"针途"良师——记跟师学习朱琏针灸

作者：崔丽萍，副主任医师，桂林市中医医院针灸科退休医师，桂林市针灸学会秘书长

全国名老中医韦立富老师是朱琏先生的学术传承人，朱琏先生是中国著名的针灸学家，她编著的《新针灸学》是新中国成立后第一部针灸学巨著，学术思想影响了几代针灸人。韦立富老师继承了朱琏先生的针灸学术理论并进一步发展创新。1980 年，我有幸成为韦立富老师的学生，参加了南宁市七·二一针灸大学的学习，并在南宁市针灸研究所临床进修。在跟随韦立富老师临床学习的过程中，蒙得老师教诲，受益良多。韦老师对待每位患者都很细心、和蔼，他耐心地诊察病情，观察患者的感觉，并制订相应的治疗方案，他高尚的医德和严谨的态度深深地影响了我，一直为我所师。通过韦老师的指导，我努力学习钻研祖国医学——针灸医

术，学习《新针灸学》，并通过不断努力，不断充实，成长为一位从事针灸专业的中医人才。在此，我要深谢韦立富老师，谢谢老师当年在我临床学习时的悉心指导。

当年，我的一位从医的前辈听说我在南宁进修，学习针灸专业，还赠送了我一本朱琏先生1951年版的《新针灸学》。《新针灸学》一书中，运用现代医学科学的知识，整理和发扬祖国针灸医学，阐明了针灸治病的科学原理。在总结前人经验的基础上，根据现代神经生理学知识和巴甫洛夫高级神经活动学说的启迪，朱琏先生认为：针灸之所以能治病，主要是激发和调整了机体内部神经系统，尤其是高级中枢神经系统的调节机能和管制机能的作用，从而治愈疾病的。在这个思想指导下，她又提出针灸治病的3个关键，即刺激的手法、刺激的部位和刺激的时机。她还对针灸进针手法进行了大胆创新，创立了缓慢进针法、快速刺入法、刺入捻进法等3种针刺进针手法。这3种进针法各有特点，各有所用。其中缓慢捻进法是进针手法中的核心，其特点是可以使患者产生一种特殊的皮肤上的感觉，主要用于慢性病和年老体弱的患者。缓慢捻进法有5个优点：①痛感小，患者易于接受；②可以产生特殊的皮肤感觉，提高疗效；③不易刺伤血管出血；④不易弯针；⑤预防交叉感染。印象最深的是韦老师深得要领的操作，平肘、举腕、抬手，进针时要近、轻、稳，进针后对得气的把握，以及熟练的5种行针的操作（进、退、捻、留、捣）。

2000年，我在日本医院工作期间，曾经为日本的针灸同行演示缓慢进针法，并对此进行了专门的学术讲解。操作此法必须很细致、很耐心，急于求成是不行的。日本针灸师认为缓慢进针法很适合老年患者，并可以作为针灸师练习基本手法的基本功，掌握了缓慢进针法再操作其他手法就不难了（因为日本针灸师大都是采用管针进针法）。因此，熟练灵活地掌握不同的针刺进针方法，在不同的国度也是同样的，是每一个针灸医者的一项基本功。

朱琏先生在她的《新针灸学》中指出，祖国医学中的经络穴位虽然分属十四经，但其所在部位，大都符合人体神经系统的解剖部位。因此，她在十四经穴的基础上，将全身各部位的穴位，按解剖部位及神经区域分布，重新编排并绘制了穴位位置和解剖概要图。同时，朱琏先生在临床实践中，又发现了在治疗中有效的19

个新穴位，并给予了取名，同时列出解剖的位置、可对应治疗的疾病以及相应的针灸操作方法，以便于临床应用。这19个新穴位，在临床中我经常会使用到，针对相关的病症，取而针之，确实有效。例如鱼腰、水沟、下巨髎、下禾髎、新会等，经常用于治疗面部神经麻痹等头、面、口疾病；新设、新社、新主常用于治疗头、颈、肩等疾病；新建、内犊鼻常用于治疗下肢疾病或骨关节、运动障碍等疾病。19个新穴既继承了传统的十四经穴，又有所创新，而且认识到穴位确有它的特殊性与普遍性，以及全身性与局部性的作用，这就特别需要我们针灸医师用现代科学的方法，深入学习及研究了。

总而言之，40年前我有幸跟随韦立富老师学习针灸，并得到老师的悉心教导，激起了自己对针灸专业工作的热爱，也为我的医学生涯奠定了基础。感谢老师！

（书于 2020 年 3 月 15 日）

我与朱琏针灸

作者：莫智珍，韦立富徒弟，南宁市第七人民医院针灸科副主任医师

细细算来，我有幸跟随韦立富老师学习朱琏针灸已经13个年头，由一个未经世事的青年不知不觉已步入中年人的行列，由原来的临床小白成长为经验较为丰富的副主任医生，这都要归功于韦立富老师的悉心指导、归功于朱琏针灸。

记得当年第一天到南宁市第七人民医院报到时，人事科科长非常骄傲地介绍说：我们医院是由现代著名针灸学家朱琏先生一手创建的。对于朱琏先生，之前只是略有耳闻，并未深入了解，直到能跟随韦立富老师学习，才有了深入的了解，对朱琏针灸也有了更全面而系统的认知。

跟随韦立富老师上临床的第一天，韦老师递给我一本书，书名是《新针灸学》。我在心里想："《新针灸学》？我们以往在学校的时候，接触的都是《针灸学》，没有听说什么新针灸学啊？那这本书到底'新'在什么地方？"带着疑问，我开始对

朱琏老师的这部著作进行仔细的阅读。

朱琏老师的书，阅读起来非常地轻松、愉快，就仿佛是她在轻声地给你讲课一样。她把她给患者的诊治过程编撰成一个个具体的案例附在治疗方案后，非常生动、非常精彩，犹如我们跟随着她一起临床实践一般，让我们收获很大，印象深刻。她的书，与传统的《针灸学》不同，不单是形式上"新"，内容上也非常"新"：她的针灸理论体系、治病原理、治疗手法、取穴原则、配穴方法、穴位定位及解剖等，处处都体现了"新"的概念，真的给我很大震撼。

虽然朱琏老师表述得那么轻松、惬意，可是，若要熟练掌握和运用朱琏针灸，谈何容易！我自己的切身体会就是，若你想学好朱琏针灸，首先要把自己原来学习的传统针灸清空掉，在一种空的状态下运用一种全新的思维去看待它、学习它，如果还存在原有的固定思维，想学好朱琏针灸非常困难。

朱琏针灸的治病原理是根据巴甫洛夫的神经理论建立起来的，朱琏老师认为：针灸之所以能治病，不是以"外因"为对手的，而是以"内因"为主要对手，通过大脑皮层的中枢神经系统，特别是高级中枢神经系统，来激发和调整人体内部自身的调节机能和管制机能，从而达到治愈疾病的目的。所以，治病的过程，就是自我调节的过程。而提出这个理论，在当时是非常大胆的。紧接着，朱琏老师根据这个理论，开创了独属于她的治疗手法，即兴奋法和抑制法。

朱琏老师把针灸治疗手法分为兴奋法和抑制法，为什么这么分呢？因为朱琏老师认为，大脑皮层在疾病状态下所呈现出的信号分为兴奋状态和抑制状态。例如，人体在疼痛的情况下，大脑皮层所呈现的就是异常兴奋状态，如果想治疗这个疼痛，就应该用抑制的方法进行治疗，抑制异常兴奋的大脑皮层病理性兴奋灶，使它从异常兴奋状态转为正常状态。俗话说，就是让它冷静下来。大脑皮层一旦逐渐进入抑制状态，疼痛就会随之逐渐减轻，这就是疾病治愈的过程。相反，如果对于面瘫的患者，他的大脑皮层就处于一个抑制的状态，治疗此类疾病，就应该使用兴奋针法，通过针灸手法刺激大脑皮层，让大脑皮层兴奋起来，从而调动局部肌肉的活动，以实现面部肌肉的运动功能恢复，从而治愈疾病。

韦立富老师给我详细讲解了朱琏针法的精髓。朱琏针法通过进针手法、留针时间、起针手法等因素来区分兴奋法和抑制法。具体来说就是，用缓慢进针法进针，留针 15～30 分钟，平稳拔出法出针，此为抑制型手法；用快速刺入法进针，留针 5 分钟甚至不留针，用抖动法出针，此为兴奋型手法。在整个朱琏针法中，缓慢进针法是最大的亮点，也是最大的难点。韦立富老师为了让我领会这种进针手法的要诀，一边示范一边讲解，他说："在实施这个手法的过程中，需要把针尖停留在穴位皮肤上，缓慢地捻转，捻捻停停，停停捻捻，让穴位产生一种轻微的麻胀感，而不是单纯的疼痛感。因为是轻微的麻胀而不是疼痛，患者是可以接受的。如果是疼痛，患者会非常抵触。在短暂的轻微麻胀之后，针尖在患者不经意时已滑入皮肤了，这就完成了进针。"为了实现韦立富老师所说的无痛进针，我每天都在自己身上练习无数次，用拇指和食指去感受捻转针体时的力度（横向）、手指给予针体的压力（纵向）、捻转的频率等。根据所握持的针体粗细施加合适的力量，通俗地说，就是手指给予针尖的压强大小。压强过大，会引起皮肤的疼痛感，压强过小，针尖长时间无法穿透皮肤，给患者造成过大的心理负担。在我练针的过程中，我沉心静气、专心练习、细心体会，而韦立富老师则在一旁认真观察。有时遇到我进针困难，韦立富老师还默默地站在一旁替我紧张，手指不由自主地捻动，似乎是在告诉我："应该这样捻针啊，幅度小一点，拇指不能动！"我感觉韦立富老师就像个孩子一样，不敢发出声响生怕打扰我，可心里头又着急，暗暗地替我紧张。在韦立富老师的耐心指导和默默关心下，我苦练一年，终于通过自己细心体会、反复练习，精准地掌握了这个压强的大小，并能精准地操作出来，小有收获。进针时疼痛感越来越小，患者的反馈也越来越好，疗效也随之提高，乐意给我治疗的患者也越来越多，这就是苦练后的收获，我自己也非常高兴。

　　在运用朱琏针灸治疗疾病时，对于疾病的判断，是有严格要求的，如果判断错误，有可能加重病情或者误治。例如，有一次我们接诊了一位面肌痉挛的患者，正确判断为：因大脑皮层的兴奋过度导致疾病的发生，治疗的方法我们应该采取抑制法进行治疗，选抑制法一型手法进针，局部面部取穴加远端肢体取穴，久留针，大约 30 分钟，甚至可以留更长时间（1～2 小时），只要有条件就可以留针，后用平稳拔出法出针，不可抖动出针。可是如果从一开始就对疾病有所误判，或者在随后的操作过程中发生失误，就有可能导致治疗无效，甚至有加重疾病的风险。当时，因为我还没有完全掌握朱琏针灸的精髓，在出针过程中，我运用了抖动法出针，导致第二天患者病情反复，韦立富老师知道此事后，并没有严厉地批评我，只是和蔼地说："你回去多看看《新针灸学》这本书，朱琏针灸的手法有许多要严格遵守的操作，不能随心所欲或者想当然。认真严谨地操作，不仅能提高临床疗效，而且可以让你少走许多弯路。"经此一事，我痛定思痛，认真阅读《新针灸学》，仔细辨别疾病的类型，针灸操作一丝不苟，终于体会到朱琏针灸中所涉及的治疗要素是非常重要的，无论是进针手法还是留针时间，还是出针手法等，每一个因素都有它占比的分量，不可小觑，只有足够的重视，才能收获较高的临床疗效。

（书于 2020 年 3 月 10 日）

我与朱琏《新针灸学》

作者：吴新贵，广西医科大学第一附属医院针灸主任医师

大学上《针法灸法学》课时，曾听老师介绍过强刺激、弱刺激针法，但那时并不知道朱琏先生与《新针灸学》，也不知道朱琏针法。1987 年大学毕业到广西医学院附属医院（现广西医科大学第一附属医院）工作后，才知道南宁有家针灸研究所——南宁市针灸研究所，是从北京到广西工作的朱琏先生创办的，她还在南宁办过针灸大学，科室有位老师就是在南宁市七·二一针灸大学学习的针灸。临床上大家也常用朱琏先生发现的新设穴治疗颈项部、枕部、肩部的疼痛，效果很好，但那时并没有读过朱琏先生的著作《新针灸学》。

一、结缘《新针灸学》

1988 年，下乡期间遇到一例肩周炎患者，患者为一老年（72 岁）女性患者，经诊查后我给她予针刺治疗，拔针后当时即有好转，次日来诉昨日疼痛缓解约 1 个多小时后疼痛如故。当时考虑总的治疗思路是正确的，而疗效不能维持，应为刺激量不够所致。即予加大刺激量，针约 5 分钟后出现晕针：头晕、目眩、恶心欲

吐。即予拔针平卧，测血压正常，心率每分钟 80 次，律齐，呼吸正常，脉细。予饮温糖水，约 5 分钟后缓解，1 小时后诉肩关节疼痛消失，肩部活动正常。以后也遇到过类似情况的病例，一例为呃逆患者，另一例为急性腰扭伤患者，都是晕针后取得很好的疗效。晕针后反而提高了疗效，而且疗效还很稳定，这是大学教科书没有提及的现象。大学教科书一般都将晕针列为一种针刺意外情况而加以预防。当时百思不得其解，不知道其他人是否遇到过这种现象，文献中是否有记载，其机理如何。回工作单位后到广西医科大学图书馆找了几本针灸书籍，没有找到类似案例的报道。在一次南宁市的针灸学术活动上，我将遇到的临床案例和疑惑讲出，韦立富老师当即告诉我，《新针灸学》有这一现象的记载和机制的解释。随后，我查阅了1980 年版的《新针灸学》，发现朱琏先生在《新针灸学》一书相关记载有 3 例：一例肩痛患者，一例痔疮出血患者，还有一例为严重流涎症患者。她认为：患者感觉过强，体位不当与心情紧张等因素，都能成为不良刺激，使神经的高级中枢产生保护性抑制。这一过程中，都对原有疾病产生良好的作用，当保护性抑制解除以后，原有病症即好转或消失。

这是我第一次阅读朱链先生的《新针灸学》，发现她归纳、整理、解释经络、孔穴及针灸治病机理的方式方法和大学教科书的有很大的不同，令我耳目一新。朱琏先生运用现代科学观点和方法，解释阐述传统针灸学，对腧穴的解读趋向于运用西医术语，如解剖学厘定腧穴、主治病名均为西医病名等。这是国内第一本运用现代神经科学理论解释传统针灸医学的著作，体现了朱琏先生的针灸科学化思想，是现代中西医结合思维模式研究发展应用于中医针灸学的典范。朱琏先生是西医学习中医的先驱、楷模，《新针灸学》是朱琏先生长期辛勤耕耘的结晶，书中展示了朱琏先生针灸实践的科学探索、思考和经验总结。

二、《新针灸学》的特点与学术贡献

阅读朱琏先生《新针灸学》著作，我发现《新针灸学》有以下特点，这些特点其实也是朱琏先生对现代针灸学的重大学术贡献。

1. 厘定穴位，对穴位进行立体描述，将传统定位转为现代描述，并发现 19 个新穴

腧穴定位的传统表述较为模糊、粗略，多采用表面解剖标志或骨度折量寸，甚至是以穴定穴等方法，近现代医家在这些描述的基础上，逐渐开始有人对腧穴周围组织及其深部组织分布的血管、神经、比邻器官等展开研究，并将其与穴位作用、功效、针灸安全等相联系进行分析研究探讨。朱琏先生作为先行者，最早对此进行系统的研究探索，并将研究和临床实践得到的成果、经验撰写介绍于《新针灸学》一书中，立体化呈现、描述穴位之下的血管、神经、肌肉等组织，甚至不同针刺角度、方向、深度针尖所通过的组织层次。

西医学出身的朱琏先生将西医解剖学知识引用到腧穴的厘定，对腧穴的解读趋向于完全西化。解剖学厘定腧穴，主治病名均为西医病名，将腧穴的厘定与陈述由传统向科学转变，为后人学习、研究腧穴奠定基础。为现代针灸学教材及学术专著在基于传统对腧穴的解读的基础上，引入西医解剖学知识厘定腧穴，主治病症中西医合参的现代立体描述奠定基础。

朱琏先生充分用好、用足她的西医学背景，根据古代针灸医籍及当时中医学名家的著作，融合她稔熟的西医解剖学知识，重新校正、审定腧穴的位置，并详细描述穴位的解剖结构。在《新针灸学》一书中，她附列了 25 幅彩图，按身体正面、背面、侧面标注腧穴在体表位置，并形象而具体地绘出人体神经、血管、肌肉、骨骼等组织的解剖结构，这样读者在学习时既能准确地定位腧穴，又可以明确了解腧穴部位的神经、血管、肌肉、骨骼等组织的解剖结构，还可以相互参照。

尽管朱琏先生在其著作《新针灸学》中并未给腧穴确定定义，但她通过她的临床实践观察，肯定了腧穴作为针灸治疗的特殊刺激点、疾病诊断的反应点这一客观现象及腧穴存在的意义，亦即腧穴的特异性。承认并使用传统的"穴""孔穴"的命名，并且确认腧穴的主治和治疗作用的确有它的特殊性与一般性、全身性与局部性的差异，亦即确认不同的穴位主治和治疗作用既有共同的特点，与当代针灸学教材归纳腧穴的主治作用——近治作用、远治作用以及特殊的主治作用已经非常接近。

朱琏先生还发现了十四经穴和经外奇穴以外的 19 个有效新穴，并用具有鲜明时代特点和革命色彩的腧穴名称命名一些腧穴：下睛明、鼻梁、海泉、鱼腰、内犊鼻、下巨髎、下禾髎、下承浆、水沟、凤眼、虎门、剑门、革门、新建、新设、新社、新会、新主、新义（后 6 个穴位寓意为：建设社会主义）。

此外，在对待穴位的分布排列上，与传统多数医家按十四经循行流注顺序排列不同。在《新针灸学》一书中，朱琏按部位划分，每部位又划分若干线或区，重新排列穴位。如头部和颈部按头顶部正中线、头顶部第一侧线，头顶部第二侧线、头顶部第三侧线、眼区、耳区、口鼻区、颞区、颊区、颈前区、颈后区等排列穴位。

2. 重视针具穴位的消毒，并对传统的禁针、禁灸穴位从解剖角度重新解读

历史上，古代医家针具、穴位是不消毒的，甚至有隔衣针刺。朱琏先生在其《新针灸学》中强调用高压消毒法或 75% 的酒精浸泡 30 分钟消毒针具，针灸医生的手及患者的针刺部位（穴位）一般应用 75% 的酒精消毒，必要时先用碘酒消毒。这有助于提高针灸治疗的安全性，减少甚至杜绝针刺导致的感染。

古人所述的禁灸穴歌中列有 45 个禁灸腧穴，承淡安《针灸学》三部曲中的禁灸之穴也一直沿用此说。朱琏先生发现，古人所列禁灸各腧穴都是神经分布表浅之处或动脉搏动之处，灸之容易损伤神经、血管等组织，认为古人的禁针、禁灸一说较片面，不可完全相信。因此未完全按随古书所记禁针、禁灸之穴，而是根据自己临床经验和解剖学知识，提出哪些腧穴在针灸之时避开神经、血管即可针刺或艾灸，哪些腧穴应禁止瘢痕灸，而可以用温和灸或其他灸法。在《新针灸学》的再版序中讲道："有些以往认为禁针或禁灸的穴位，也根据古代资料及近年来的临床经验，改为能针或灸。"如人迎穴的针灸说明："此穴列为禁针穴。如果掌握局部解剖，注意避开颈总动脉，可针 1 厘米深，不可深刺。此穴也列为禁灸穴，尤其禁用瘢痕灸。如果该处患有皮炎或疮疖，可用艾卷熨热灸法，灸 3 ～ 5 分钟。"（见朱琏所著《新针灸学》，广西科学技术出版社，2008 年第一版第 110 页）

3. 发明艾卷，总结艾卷灸法，将艾灸量化为多少分钟

发明艾卷，总结出三种灸法：温和灸、雀啄灸、烫热灸。艾卷灸通过调控艾卷灸燃端与皮肤的距离、艾灸时间等因素把握艾灸温度；对艾卷灸量大小以艾灸时间衡量，如温和灸一般灸 10 分钟或几十分钟；雀啄灸一般灸半分钟到 2 分钟；烫

热灸灸 10 分钟到 15 分钟。相较过去用多少壮来衡量艾灸刺激量，用时间衡量可能更客观而便于临床掌握灸量。朱琏应该是较早明确有针灸量学思想的针灸学家。

4. 创兴奋手法、抑制手法，提出针刺刺激强度的量学概念，对传统针刺手法，强调用现代科学知识加以挖掘整理和研究提高

朱琏先生认为，针灸治病，无论针刺或艾灸，都属于外界给予机体的一种良性刺激，它能治病的原理，在于调节神经系统特别是中枢神经系统的大脑皮层。要发挥针灸治病的效果，必须使针灸对神经系统起到应有的兴奋或抑制作用，因而创立了兴奋法、抑制法。兴奋法分为兴奋法一型手法、兴奋法二型手法；抑制法分为抑制法一型手法、抑制法二型手法。兴奋法一型手法主要对运动、感觉、分泌机能衰退的病症，可起到激发、解除过度抑制，发挥正常兴奋的作用，适用于休克、虚脱、迟缓性麻痹、感觉减退或丧失、张力不足、反应迟钝甚至昏迷或精神运动抑制等病症。兴奋法二型手法的作用与兴奋法一型手法相似，适用于感觉和运动机能减退或丧失的病症，也可治疗血管和肌肉张力减低的病症，如局部充血。抑制法一型手法主要对运动、感觉、分泌机能亢进的病症有缓解、抑制作用。临床上用于疼痛、痉挛、哮喘发作、高血压危象发作与精神运动兴奋状态，以及一切炎症的急性期。抑制法二型手法主要用于程度较轻的运动、感觉、分泌机能亢进的病症，如一般的疼痛、痉挛、高血压、神经衰弱的兴奋期、舞蹈病、肌张力过强、慢性疾病等。事实上，兴奋法一型手法、兴奋法二型手法、抑制法一型手法、抑制法二型手法，可以理解为在两大类针刺手法下，再按针刺强度划分的两种针刺手法亚型，这应该也是早期的针刺刺激强度大小的量学思想。

5. 针感的现代描述

朱琏先生认为，针刺治病时，患者会产生一定的感觉，这种感觉就是针感。出现针感时，不仅患者感觉到，有经验的医生也会感觉到，即执针的手也会感觉到沉、胀、松、紧、跳动一类的反应。医生可以根据不同的病症采取不同的手法，控制刺激的强度，产生多种多样的针感。强调针刺治病，必须达到一定的针感，这是必不可少的要求，必须要有针感才能获得相应的疗效。她根据临床实践，归纳针感有以下 13 种：酸、麻、痛、胀、痒、凉、热、抓紧、压重、轻松、触电样、线条牵拉样和线条徐徐波动（波浪式地慢慢放散）。这种针感的描述具体，还介绍了针感产生的部位、针刺的深浅等，有助于学习者练习体会。这些都是基于丰富的临床经验和细心的临床观察得出的总结。

6. 用神经科学的观点解释针灸效应机制

朱琏先生在其《新针灸学》中明确指出，针灸作用的原理主要是激发和调整机体内部神经系统的调节机能和管制机能，并提出了针灸治病的 3 个关键：刺激的手法、刺激的部位和刺激的时机。

7. 为现代医学教育提供借鉴

朱琏先生自 1946 年起在河北武安县先后开办了 3 期针灸训练班，并在时任华北人民政府董必武主席的支持下，于 1949 年 2 月又在河北平山县创办华北卫生学校并亲自兼任校长。华北卫生学校分设医生、妇婴卫生、助产、针灸 4 个班。学校除每班都开设针灸课程外，针灸班还开设生理卫生、细菌、解剖、病理、诊断等西医课程，朱琏先生亲自编写教材并授课。她还根据当时的环境和临床实际，在医生、妇婴卫生、助产等西医类的班别中增加针灸课程，在针灸班的课程设计中，开设讲述必要的西医课程、知识。这些都体现了朱琏先生的中西医结合的思想和办学理念。这些开创先河的医学教育经验和理念，为新中国成立后我国医学教育的课程设计提供了很好的经验和借鉴：在各级医学院校的各类西医专业普遍开设中医学课程，体现了中国医学教育对自己传统医学特点、特色的重视。针灸班开设的课程也为现代中医高等教育，特别是针灸专业的创办及课程设置提供了经验和借鉴。

8. 重视古文献医籍的学习，结合临床实践、科学研究，运用现代科学、现代语言解读表述针灸学

朱琏先生是"西学中"的领头人，却非常重视古文献医籍的学习，但她不是尽信古书、尽信古人，而是结合临床实践、科学研究，批判性地继承学习，运用现代科学、现代语言解读表述针灸学。这正是现在倡导的传承精华，守正创新的精神。

三、拜师学习，重读新版朱琏《新针灸学》的体会感悟

我是在 1995 年读神经病学专业的研究生时，开始神经病学及神经科学的课程学习和研究的。当年大学毕业时，想先在临床积累一些经验，没有选择考研究生，

直至而立之年，感到有必要读研究生进一步提升自己理论和科研水平。大学实习时，曾跟过 2 位老师，他们有较好的神经病学基础，能够根据全面的神经系统体格检查，给患者一个定位诊断和初步的定性诊断，当时非常佩服他们，这些经历影响了我。因为我当时所在学科还不是硕士研究生培养点，可以跨专业考研究生，所以我决定报考本校神经病学科的研究生。机缘巧合，使我有机会学习神经解剖学、神经生理学和临床神经病学，对神经科学有了一些了解。这些年在开展针灸治病原理的研究时，因为经络的实质仍未清晰，自然而然就想到针灸对神经系统的影响调节，这些影响调节更容易在理化指标及形态学的改变上找到依据。如我们利用血氧水平依赖功能核磁共振技术，实行事件相关功能磁共振（fMRI）的单组块设计，探讨足三里穴、三阴交穴、太冲穴三穴的联合针刺对相关脑功能区的影响，结果发现联合针刺以上三穴，后扣带回、海马等脑功能区受到明显激活。提示足三里穴、三阴交穴、太冲穴配伍的针刺协同效应可能是通过调节与认知功能、内脏系统有关的脑功能区后扣带回和海马来实现的，至少可以部分解释此三穴配伍应用治疗神志疾病及其他内脏疾病中枢机制。我们还在脑梗死大鼠身上，发现电针足三里穴与内关穴有促进脑梗死大鼠梗死区及对侧神经元侧枝发芽、促进轴突再生和对轴突的导向作用来加强中枢神经系统的神经重塑、完善和再建突触的结构与功能，促进其受损的神经组织在结构和功能上的重塑等作用。不仅如此，电针刺激足三里穴与内关穴在促进脑梗死大鼠运动功能恢复的同时，还对脑梗死大鼠摄食、饮水等生理活动的恢复具有促进作用，对脑梗死后肾功能损害有所改善。提示针刺可多途径、多层次调节神经系统功能和内脏机能，证明针刺对神经系统的影响调节是客观存在的。

如今，历经数十年针灸基础研究，针灸学术界对神经机制作为一种重要的针灸效应机制的观点已得到广泛认可，也证明了朱琏先生的远见卓识。

今年重读 2008 年新版朱琏《新针灸学》，再次为朱琏先生实事求是的科学态度以及远见卓识所折服，而这种远见卓识正是基于朱琏先生实事求是的科学态度和科学方法。这种实事求是的科学态度和科学方法在《新针灸学》一书中得到充分体现。如《新针灸学》一书中朱琏先生系统的针灸临床观察：对每一例针灸治疗的患者的病情及针灸后的反应、疗效都做了记录与跟踪随访，并做了统计分析，这是朱珐先生在当时的条件下，开展的早期临床科研。这些实践经验、资料成为《新针灸学》提出学术思想的主要依据和来源。这充分展示朱珐先生实事求是的科学态度、科学方法。正如张树剑和张立剑在《朱珐"新针灸学"与针灸科学之初曦》一文（见《中国针灸》2015 年 11 期第 1199 ～ 1201 页）总结的那样："朱珐致力于建立针灸临床操作的科学规范，引入科学理论以解释针灸机制，推动针灸科研机构设立，并开始了规模较大的临床观察与严格的科学实验……她从事临床的目的不是谋生计，写书的目的也不是为名利，所有的努力都是为了破除针灸界的旧俗，建立新的理论与秩序，以科学的方法研究针灸科学。"

朱珐先生实事求是的科学态度，对患者认真负责的医者仁心，做学问淡泊名利的思想，对针灸学术的不懈追求……在今天仍然值得我们学习。

基于朱珐先生对传统针灸治病机理的独特认识与丰富的实践经验，为更好地学习、传承朱珐先生的学术思想和临床经验，我于 2019 年 9 月荣幸地得到朱珐先生的嫡传弟子韦立富老师的首肯，拜韦立富老师为师。韦立富老师是全国名老中医，是资深的中医针灸主任医师，早年长期跟随朱珐先生学习，深得朱珐先生真传。我有幸得此机会，决心认真跟师学习，潜心研读朱珐先生的《新针灸学》及相关学术专著、医案，在临床医疗、教学、科研工作中传承朱珐先生实事求是的科学精神和对患者、对工作高度负责的态度，掌握朱珐先生的学术思想和临床经验。

云山苍苍，江水泱泱，先生风范，山高水长。正值清明时节，敬仰于朱珐先生的高尚风范和崇高品德，受韦立富老师的嘱托，撰写此文怀念我们敬爱的朱珐先生。今天我们缅怀先辈朱珐先生，一定要学习发扬朱珐先生实事求是的科学态度，传承精华，守正创新，让中医针灸学发扬光大，为祖国的医学事业、人民的健康贡献自己的智慧与力量。

（书于 2021 年 4 月 3 日）

永远的怀念——我亲爱的奶奶朱琏

作者：陶涛，朱琏嫡长孙女

我亲爱的奶奶、爷爷先后离开了我们，但与他们一起生活的往事历历在目，他们在生活中给予我的美好与幸福永远在我的心中不曾离去。我谨以此文表达我对他们永远的爱与怀念。

一、刚直不阿的性格

我上中学时，问奶奶：为什么爷爷被调到广西科委，不再干原来的工作了？为什么爷爷说他无用武之地，他还老要求我们要学一技之长，才能更好地为人民服务？奶奶告诉了我爷爷离开北京的原因，并说：你看你爷爷并没气馁，虽然不让他干法律工作了，但他却在新的工作岗位上"而今迈步从头越"，他马上阅读大量书籍，边学习、边调查、边实践地用科技知识继续为党、为国家工作。广西当时是全国有名的穷省（区），我爷爷提出：首先要科学服务于农村，他创办了五塘实验区，成立了五塘耕读大学，创立了广西史上第一个自然保护区——花坪自然保护区。为当时很多贫穷地区解决了吃饭问题。我的爷爷奶奶就是这样刚直不阿地为党、为人民工作着。

"文革"时期，有次一拨人闯进我家，让我奶奶交出一些文件，我回家看到此景就戴上那拨人的徽章，心想他们认为我和他们是一拨的就不会伤害我奶奶了。事后奶奶很生气地批评我：你忘了你爷爷跟你讲的芦苇草和墙头草随风倒了？你今后遇事要像你爷爷一样，做事动脑筋思考，做一个像你爷爷一样有原则、有立场、为真理永不低头的人。

二、中西医结合的先锋

奶奶是一位学者，她原来学习的是西医，是一名妇产科医生。当年参加革命到延安，因当时延安条件非常艰苦，缺医少药，许多军人和老百姓需要治病，奶奶就积极响应毛主席"中西医结合"的号召，虚心地向当地老中医学习了针灸医术，用中西医结合的方法为当地的军民解除疾病与痛苦。奶奶的医术高明，为人和蔼可亲，受到当时的领导与老百姓的称赞。奶奶后来通过总结从延安学习的中医针灸知识与诊疗实践经验，写下了《新针灸学》一书，受到了中央一些领导人的肯定与赞扬，并为她的书做了题词。后来她还带出了许多中外学生。她的新针灸学术除了在国内广泛传播，还传到了当时的苏联、越南、日本、印度等国家。但是有些人指责她是"土八路"，说她只是位革命者，不是学者——这种推理不是太荒谬了吗？正因为她是革命者，同时又是一位学者，才有魄力站在中西医结合的最前列。

奶奶非常热爱她的针灸事业，并希望将之传承下去。我上小学时她就手把手地教我学习针灸。为了让我对人体神经有真实认知，她特意请她的爱徒韦立富医生带我去解剖教学研究室看尸解的神经走行，并结合穴位所在处与神经相交点的关系，给我讲解针灸治病的原理。我为了学习针灸，勇敢地在自己身上扎了第一针，奶奶高兴地夸我有神农尝百草的精神。后来在自己身上针灸多了以后，就领会了奶奶说的神经传导。我还用针刺法一针就治好过一位同学的痛经，与这位同学40多年后再见面时，她还当众提及此事，称赞针灸的神奇，一针就治好了她的病。奶奶就是这样：为了弘扬祖国中医针灸这一块宝，无论大人与小孩，只要你愿意学习针灸，她都愿耐心地教会你。

"文革"时期面对不公平的对待，奶奶依然坚定地说："就是打倒我，也不能不让我为人民服务！"她和爷爷把房子腾出来做诊所，为来求医的人针灸治病，无论来者身份高低她都全心救治。她曾为部队与地方办了许多期针灸学习班，成立南宁市七·二一针灸大学，亲自编写教材《新针灸学》，为缺医少药的边远地区培养了一批又一批的针灸学员，如今，他们中有很多人都成了针灸骨干和专家。

奶奶筹备出版《新针灸学》第三版时，既忙于她的工作又忙于出书，过度劳累突发了脑出血，病稍好些就要求出院，继续进行《新针灸学》第三版的修编工作，再次因劳累过度，使大脑大量出血而永远地离开了我们。她就是这样为了祖国的针灸事业，过早地献出了她宝贵的生命。她是一个平凡而伟大的中西医结合的先驱，她正像我爷爷在她去世后的家祭中称赞的：她是创造中国新医学的先锋。

三、心中装的是党的利益，他人第一

记得我上小学时，一次奶奶生病较重，全家都很担心，围在她的床边。奶奶稍微缓过来后，第一件事就是用微弱的声音叮嘱爷爷，让爷爷帮她交党费。我问爷爷什么是党费？爷爷告诉我，共产党是由千千万万的党员组成的，每个共产党员都要遵守党的纪律，交纳党费。你奶奶是担心她因生病耽误了交党费。我很感动，还把这件事写在日记里。

"文革"时期，一些人闯到家中要奶奶交出她给中央首长治疗的记录文件，奶奶义正词严地告诉他们："你们如果拥护党中央就不能抄这些文件。目前这仍属于机密，如果一定要抢就先把我的命拿去！只要我活着，绝不允许你们这样做！"在危险中她想的是党的利益。

有次我在外面，我的一位小伙伴告诉我说："有人要'游斗'你奶奶。"我上气不接下气跑回家去保护我奶奶，到家中一看无外人，奶奶问我："为什么这样慌慌张张？"我告诉她缘由，奶奶却说："大人的事你别管那么多，你是小孩子。首先要学会保护自己，别让一些凶恶的人伤了你。"此时她想的是自己孙女的安危。

还是在"文革"时期，奶奶被要求搬出市政府大院中的家。搬家时，一些职工不让我们把所有的沙发和椅子搬走。我当时年少气盛，说："有什么了不起的，不要了！"事后奶奶感叹地说："你小孩不要管大人的事，那些东西我是为了给来针灸的人准备的，不能让来治病的患者都站着治疗呀！"此时此刻她想的还是他人的利益。

四、动之以情晓之以理

我从小生活在爷爷奶奶身边，爷爷很疼爱我，他重拾篆刻后，很早就给我刻了一枚印章，我非常喜欢，把它珍藏在身边。过了很长一段时间，一天，爷爷把我叫到他身边说，要用另一枚石头来换给我刻好的印章，我使起小性儿不肯。爷爷逗我说，你看这枚石头多好，我会刻得更好。可我还是不肯，爷爷为难了，因为他从来不勉强我做任何事情。这时奶奶出面劝我说："你是个懂事的孩子，你看爷爷手上这枚石头也很好呀，他说了会用心地给你刻个新印章。因为有一位于大夫求你爷爷给他们夫妇刻一对印章，可成对的石头目前只有你的印章和另一枚石头是成对的，你别让你爷爷为难好吗？"我当然不忍心让爷爷为难了："那就换呗。"奶奶总是动之以情、晓之以理地与我谈话，让我做什么事情都是高高兴兴地去做。

那时爷爷奶奶住的地方，多数是在二楼且家里多是铺木地板，奶奶怕影响楼下的邻居，就经常提醒我们轻轻地走路。一次，我爷爷的侄子和我奶奶的外甥孙来家中，他们比我大不了几岁，邀我在家里地板上弹玻璃球玩，爷爷因此批评了我，我不服气，生了气。奶奶就给我讲了一个她经历的真实故事：她到外地开会住宾馆，房间也是铺的木地板，上面住的同志走路声音大，还睡得较晚，而且换鞋时还扔皮鞋，奶奶会后在楼下办公觉得很吵，思维受到影响，奶奶心脏又不好，第二天委婉地请那位同志注意，当晚他就注意了。奶奶就是这样用亲身经历告诉我：爷爷批评我是对的，也是在提醒我，应该多为他人着想。

五、从生活点滴中教我做人

我小时候，组织上给爷爷奶奶配有保姆和工作人员，奶奶却告诉我："保姆和工作人员是组织上为了我们有更多的精力工作配给我们的，其他家庭成员不应该享有他们的工作成果，你应该帮助他们做些事，吃完饭洗碗、擦桌子的事应该是你做的。你虽小，可作为家庭成员也要对家庭负责，并且你要懂得尊重他们，他们也是你的长辈，人与人是平等的。"

我上小学了，奶奶叮嘱我不要对同学提起自己的家庭。我当时不明白，奶奶解释说："像你这样的家庭身份会让周围的人另眼看待，也让你有优越感，更会影响你的进步。"一次，学校让填家庭成员身份，奶奶填的是革命职员，她不希望我因家庭而骄傲，影响了进步。

我上小学后，奶奶特别注意我的握笔方法，教我怎样听课，教我听课时做笔记要有留白，要在学习过程中通过自己的思考，在笔记本留白或书上留白处写下自己听课时领会的心得，这样会更好地吸收学到的知识。奶奶为了让我学会生活，手把手地教我怎样洗衣服更干净、更快捷，教我织补衣服。看到奶奶工作累了就坐下来补衣服已是家常便饭了，我忍不住对她说："你这衣服都补了好几次了，你有钱买件新的吧！"她告诉我，她去看望毛主席时，毛主席在家的衣服也很破了，她还帮主席补过衣服呢。"咱们国家和人民都还很贫困，我们应该艰苦朴素，节省下来的钱可以帮助国家和有困难的人。"我上小学时她就让我帮她去换过国债券。我记得爷爷曾经问我，人们为什么要穿衣服？我说："怕冷。"爷爷说这是其一，其二是要遮羞，其三是文明，尊重他人与自己，最后才是打扮自己，这就是衣服的功能。虽然他们在家穿的衣服大多是补了又补的，但他们又非常注意仪表，总是有两套出门穿的得体大方的衣服。

　　我们住在二楼，一次楼下院中传来滴水声，奶奶马上让我下楼把水管关好。她说：现在很多地方尤其是农村还在饮用井水、江河水，自来水是经过很多工人努力工作才得来的，来之不易，不能浪费。爷爷在我上学前就教我"锄禾日当午，汗滴禾下土，谁知盘中餐，粒粒皆辛苦"等诗句，还用形体动作为我解释诗句，并将诗意延伸到生活的方方面面，启迪我的人生。他们工作时有很多公用纸张，但他们非常节约，甚至把信封和烟盒拆开，用反面写字。到现在，我还保留着他们当时用烟盒反面给我写的信呢。奶奶让我牢记毛主席教导的"贪污和浪费是极大的犯罪"，他们的言传身教让我从此不敢浪费一张纸、一粒米、一滴水……

　　我中学时住校，爷爷奶奶会给我些吃饭的钱。天气热时，我每天买一个小西瓜吃（当时 3～5 分钱一个）。有位高中同学告诉了我奶奶，奶奶就提醒我说："不要忘了奶奶告诉你的要与周围的同学一样，不可搞特殊化。一个小西瓜 3～5 分钱你觉得没什么了不起的，可积攒起来，对一个贫穷的家庭就不是一个小数。"从此就让我把我的零花钱记账报给她看，不允许浪费。

六、对亲人疼爱有加

　　到现在为止，我仍记得奶奶常在我耳边念叨的一句话："穿衣要新三年，旧三年，缝缝补补又三年。"其实她的许多衣服又何止九年。她常常提醒我要艰苦朴素："因为我们要省下钱来支援国家，帮助生活有困难、有需要的人。你看咱们老家亲戚的孩子连鸡蛋都舍不得吃，卖了鸡蛋买书本等学习用品，我们帮助了他们也是减轻了国家的负担。"奶奶机关里有两位职工家中孩子多，又有老人，奶奶就常常接济他们。爷爷机关有位双腿静脉曲张需做手术的职工，他们又出钱帮助。社会上哪个地方有了灾，他们就积极捐款，捐款榜公布名字时，他们的名字总是在最前面。他们是心疼所有的"亲人"啊。

爷爷奶奶虽然处处严格要求我，但更是心疼我。我与他们一起吃饭时，他们总是第一筷子把好吃的夹到我碗里（直到后来我长大从部队休假回家还是老习惯不改）。要求我不要挑食，酸甜苦辣咸，样样都要吃，长大了走上社会，就如同食物的味道，样样都会体验到，要学会应对。从吃饭引申到成长。当我因生病疼痛而哭时，爷爷坐立不安地守在我床边，奶奶则用医生的态度告诉我，病愈会有一个过程，要坚强些！她除了用针灸给我治疗，必要时还按药物的间隔时间叫我服药，哪怕是半夜到了该服药的时间，也要把我叫起来服药，使我的病痊愈得很快。

我参军后，因为枕头太软而落了枕，奶奶看了我的信后，马上用喝过的茶叶给我做个枕头托人带给我。当我去湖南学习时，因对环境不适应与劳累，病倒住进医院，直到我病愈后才给奶奶写信，但并没有告诉他们我生病的事。奶奶复信说："你到了衡阳，没接到你的信，一直让我们非常惦念，几乎每天要嘀咕一次，担心你生病住院了，每当嘀咕一次，爷爷和你姑姑就劝说一次，说不会是生病了，一定是忙的关系。到二十一日你的信到来了，我畅快地深呼吸了几次。爷爷姑姑一方面喜欢，一方面又似乎笑我估计错了。"还有一次因为没有收到我的信，奶奶生气了，写信说：别人给我的信我都能收到，连地址写错了，甚至只写了"广西朱琏"我都能收到，你的信我却收不到？奶奶在短时间内收不到我的信，就会牵肠挂肚地想我，就会不放心。这使我感到愧疚于他们，时时叮嘱自己，一段时间就要给爷爷奶奶写信汇报，哪怕一封短信报个平安也好，生怕他们又对我担心。

我爷爷 1975 年在室外活动时，突然脑部点状出血而半边身体不能动了，奶奶当时在楼下客厅安了张床，用针灸疗法紧急抢救。北京医院的神经科主任来检查后，夸我奶奶抢救及时。奶奶告诉我爷爷的情况后，我立即请假去看护爷爷。当时我自己身体有些不适，奶奶心疼我，不让我晚上陪爷爷，坚持自己晚上陪爷爷。奶奶总是心疼别人不顾自己。

虽然现在爷爷奶奶永远地离开了我们，但他们慈祥的笑容总出现在我眼前，他们谆谆教导的温和的语言总在耳边回响，使我感到爷爷奶奶依然陪伴着我，永远与我生活在一起，感到一生的幸福！

亲爱的爷爷、奶奶，感谢你们！

（书于 2020 年 1 月 20 日）

我的奶奶朱琏

作者：陶杰，朱琏孙女

　　我的奶奶朱琏生于 1909 年，于 1978 年初夏离开我们已经整整 38 年。随着时间的沉淀、时代的变迁、针灸医术的普及和发展，奶奶在我心中的形象更加清晰和丰满。追忆往事，历历在目。奶奶给别人的印象可能就是一个老八路，一位给很多人治过病的针灸大夫，《新针灸学》的作者，传授针灸学术的老师；但奶奶却是我心中的偶像，她既是一位饱经战火考验的革命家，又是一位在针灸医学的历史长卷中有着浓重一笔的新针灸学创始人；更是一位新针灸医学的传播者，一位教育家，是我的人生导师。

一、从医生到革命者

　　奶奶是典型的江南女子，在她瘦小的身体里面，蕴藏着不可思议的力量，在她的身上，我第一次对"巾帼不让须眉"有了真切的理解。

　　奶奶是家中最小的孩子，父亲英年早逝，哥哥身体不好，上面还有两个姐姐，她从小不服输的坚韧性格让她的母亲把她当作男孩来培养。记得奶奶跟我讲过她小时候放鞭炮的故事。在过去，放鞭炮是过年一项重要的事情，有句老话说得好，"过年了，姑娘戴花，小子放炮"。她一个本该戴花的女孩却担负着放鞭炮的任务，当她把一挂鞭炮点燃后伸到门外，噼里啪啦一阵爆响，她顿时感觉到满心欢喜和对新一年的美好憧憬。

　　奶奶个性好强、思想开放，她从骨子里就不愿混混沌沌地做一个旧社会的顺民。年少时抱着医学救国的理想，考入了苏州志华产科学院。大学毕业后，奶奶认识了当时反对蒋介石独裁、领导溧阳暴动失败后被通缉的爷爷。就此，她放弃了自己在上海普善医院稳定的医生生涯，跟爷爷携手一起追求真理和光明，一步步走上了抗日的前沿。

　　土地革命战争时期，她先到安徽，又到石家庄正太铁路医院当医生，协助爷爷的革命工作；1935 年成为石家庄第一个女共产党员；1936 年开办作为石家庄地下市委机关活动地点的朱琏诊所；1937 年带着自己所有的医疗器械随抗日游击队并入八路军一二九师，一面担任行政领导工作，一面用自己的医术救死扶伤。抗日战争时期，她担任过第十八集团军一二九师卫生部副部长和野战医院院长；在延安担任中国医科大学副校长、十八集团军总卫生部直属门诊部主任。解放战争时期，她担任晋冀鲁豫边区政府卫生局局长兼边区医院院长；华北人民政府（中央人民政府前身）成立后担任卫生部第一副部长、哈励逊国际和平医院院长。

奶奶曾给我讲过这样一个故事，当年在部队的时候，她这样瘦弱的年轻女子领导那么多的大老爷们儿，心里也明白有些人还是不太服气的。奶奶眉头一皱计上心来，要和他们比比胆量。一天深夜，大家都睡熟了，半夜两点钟，奶奶突然发出起床令。大家起来一看，奶奶竟然站在手术台前，台上摆着一个头颅："今晚的任务是解剖大脑。"顿时几个大老爷们儿都给镇住了。

一方面，奶奶内心强大，有较强的决策力和执行力。当年在一二九师时，一次日寇进攻太行山，在激烈的战斗中，部队被打散了，野战医院跟师部失去联系。紧急情况下，奶奶果断带领医护人员掩护伤员转移，成功甩掉敌人的追击与师部会合，被授予"刚毅果敢"的光荣称号。另一方面，奶奶内心又非常柔软，对同事谦虚坦诚、关怀备至，加上她的大方气度，群众关系也相当的好。奶奶给我看过她的一个大茶杯，说那个时候这个茶杯的用处可大了，从漱口、喝水，到煮饭、吃饭全靠它。每每有"打牙祭"的机会，她总是要把徐向前这些朋友叫来，用大茶杯煮好一起享用。

新中国成立后，奶奶先后担任中央卫生部妇幼卫生局副局长、中央防疫委员会办公室主任、中医研究院副院长兼针灸研究所所长、中共南宁市委常委兼南宁市副市长、南宁市针灸研究所所长、南宁市七·二一针灸大学校长等一系列职务。表面上看来她是行政领导，事务繁忙，是一位国家干部，但她在针灸医学领域的建树，才是她一生中为祖国、为人民做出的最大贡献。

二、从西医到新针灸学的创始人

奶奶原本是学西医的，1929 年从苏州志华产科学院毕业，到 1945 年在延安真正接触针灸之前，她已经从事西医工作 15 年。1944 年 10 月，毛主席在陕甘宁边区文教工作者会议的讲话中，针对延安缺医少药的情况，号召学现代医学的医生要团结以中国古代医学为基础的医生，向他们学习并帮助他们提高，以防边区人、畜得疾病死亡。不久后，在陕甘宁边区中西医座谈会上，奶奶和多名西医一起签名拜民间针灸医生任作田为师，由于工作繁忙，直到1945年她才真正有时间开始学习针灸。

　　奶奶接触针灸后，随即用西医注重消毒和科学的操作方法对针灸疗法进行改进。在学习和实践的过程中，针灸疗法显现出快捷、简便、神效等优势。就像哥伦布发现新大陆一样，奶奶敏锐地发现针灸具有经济快捷、简便易行、治疗范围广、治疗安全等特点，而且治疗效果好、节省药品、预防作用大、易于掌握和推广，她找到了解决战争时期缺医少药的办法。

　　奶奶最大程度地体现了"师傅领进门，修行在个人"这句老话。她极具科学、严谨、开放的思维方式，突破传统观念和习惯的束缚，学习效率高。尤其善于思考，能掌握事物的本质，所以能很快把握住针灸疗法的核心，学习起来举一反三，具有西医基础的她很快掌握了这种治病方法。战争年代和解放初期，在繁忙的行政领导工作之外，奶奶一方面运用针灸为部队官兵和老百姓治病，另一方面发动各个渠道收集能搜集到的古代和现代的相关医学书籍，研究针灸治病的原理，不断提高针灸疗法的效果。同时广泛开展普及针灸疗法的教学，连续举办针灸培训班，为部队和地方培养针灸医生，倡导并大力推广针灸医术，着力加快改变当时缺医少药的状况，并于1948年创办了华北卫生学校并兼任校长，培养专门的医学人才和针灸人才。

　　针灸医学已经有几千年的历史，上溯内经，下至现代，举凡著作的基本论点大体相同，多因袭旧论，也就是经络腧穴理论。奶奶认为中西方医学都是人类的宝库，不可厚此而薄彼，中西医结合起来研究才是正途。她要将古老的针灸医术从玄妙中解脱出来，去伪存真，通过解剖学、神经学，用人体结构和生理功能来解释和研究针灸学，致力于把这门古老的医术科学化。奶奶从实践出发，结合古今医学理论，明确提出针灸作用的原理主要是激发和调整机体内部神经系统，尤其是中枢神经系统的调节机能和管制机能，并相应地采取抑制与兴奋的手法作为具体措施，还详细论述了刺激的手法、刺激的部位与刺激的时机是针灸治病的3个关键，并把基于这种理论指导下的针灸学命名为"新针灸学"。从 1945 年到 1950 年 4 月，只用了 5 年时间，就在讲授新针灸学编写的讲义的基础上完成了《新针灸学》著作，并于 1951 年 3 月由人民出版社出版。

《新针灸学》的问世，是常人很难在这么短的时间里有精力和毅力完成的事情，也是很多人常常到此为止的做法，但对于奶奶来说，这仅仅是新针灸学研究的开始。奶奶的个性里有一个特点，就是她接触一件事情，认准了它对人民有益，就把它当作自己一生的事业，全方位地深入研究探讨，锲而不舍做到底，做尽每一个细节。奶奶一边主持政务工作，一边用针灸疗法为大众治病，同时全面开展针灸学术研究，并且不间断地进行普及针灸医学的教学工作。从临床到教育推广，从科研到著书立说，奶奶为此投入了后半生的精力。

奶奶于 1951 年创办了第一个针灸疗法实验所，兼任主任。1954 年，《新针灸学》经过修订再版发行，被翻译成俄语、朝鲜语、越南语，也是供不应求。1955年，与鲁之俊先生一起筹备成立了中医研究院，"中央卫生部针灸疗法实验所"更名为"中医研究院针灸研究所"，奶奶兼任所长。在临床上，不仅面对工农兵大众，还创设了高干外宾治疗室，奶奶身体力行为党的领导人和国际友人做了大量的诊疗工作。1953 年得知斯大林中风，奶奶甚至给中央领导人写信提议用针灸为斯大林治疗中风，体现出了作为医者高度的责任感和对友好国家领导人的真切关怀。正当针灸研究所在临床、科研、国际交流和推广普及上取得了丰硕成果时，奶奶也中了"树大招风"的冷箭。

1960 年，奶奶被迫离开中医研究院，离开针灸研究所，跟随爷爷去了广西。那年她已经年过半百。奶奶没有因为受到挫折而放弃针灸事业，面对任何情况，她对医学的态度依然如故，依然保有勇气和力量。奶奶说："无论走到哪里，只要有老百姓，就有为人民服务的环境，到哪里都可以为人民服务。"到达广西后，面对广西少数民族地区缺医少药的情况，奶奶加倍投入推广针灸。她一方面担任中共南宁市委常委兼南宁市副市长的行政领导工作，一方面立即着手在广西开展新针灸医学工作。从 1961 年成立南宁市针灸研究组（后改为针灸门诊部），到 1976 年成立南宁市针灸研究所和南宁市七·二一针灸大学，直到她去世之前，都一直坚持不懈地投身针灸的临床、科研和教学推广工作。

　　奶奶作为新针灸学的创始人，众人的目光容易集中在她神奇的医术、针灸理论的建树、针灸科学研究完成的项目数量、针灸临床的发明数量等方面上。的确，她独创的缓慢捻进针法，她发明的完全留针法及 T 型、图钉型针具，她发现确定的 19 个新针灸穴位，她研究出来的简易取穴法以及她改革的指针和艾灸法，如今都得到了广泛运用。但是我最钦佩的还是奶奶在大力推广针灸医学方面所做出的贡献。

　　新中国成立前，中医是师徒传承，而且有门第之见，局限性非常大。奶奶知道一个人的精力有限，要想让更多的人得到针灸医学的好处，就得培养大量的人才。奶奶掌握针灸疗法后，她不仅带徒弟，而且第一时间就倡导举办针灸培训班，把自己的医学知识和针灸疗法传授给更多的人。

　　新中国成立后，奶奶为了把"新针灸学"大力普及传播出去，她不仅在中央人民广播电台开展"我与针灸"的讲座，宣传针灸疗法，还在人民日报、光明日报等报刊上发表文章，如《针灸疗法的重要性及其原理》《针灸疗法的实验——介绍中央卫生部针灸疗法实验所一年来的工作概况》等。而且 30 多年如一日，坚持不懈地举办各种类型、不同层次的短期或长期针灸培训班。奶奶在学医前，曾经当过 2 年的教员，对教学驾轻就熟，更懂得教学相长的道理。每一期培训班根据不同的对象，她都亲自编写教材，亲自授课，在普及的基础上提高，在提高指导下普及。据不完全统计，她亲自举办的各种类型的针灸培训班就有六七十个班次，上到第一个全国高等医学院校针灸师资培训班和第一个国际针灸学习班，下到赤脚医生针灸培训班。奶奶还在医学院举办西医学中医班，有生之年还创建了华北卫生学校和南宁市七·二一针灸大学两所学校，兼任校长，并亲自执教。

　　30 多年来，奶奶直接培养的人才就有近 5000 人。她的学生遍及祖国各地和世界许多国家，可谓桃李满天下。现在很多全国知名中西医结合专家和针灸专家也都出自奶奶所办的针灸培训班。我也参加过奶奶举办的针灸培训班，非常清楚奶奶的教育理念。奶奶培养的不是一般仅能治病的医生，她培养的目标是"中医"（"上医、中医、下医"的中医），是"良医"，她的教学过程中贯穿着辩证法和做人的道理。奶奶的教育思想逐渐形成了独特的新针灸学教育体系，为后世留下了宝贵的财富。

三、从奶奶到人生导师

很多人都把我奶奶看作自己的人生导师，奶奶一生影响和培养了多少人？无可计数。我作为她的孙女更是近水楼台先得月。

记得在我小的时候，每年只有在放寒暑假时才能从广州或武汉前往南宁去看望我的爷爷奶奶，平日里就是和爷爷奶奶通信交流，那时的奶奶在我的心中只是一个温暖慈祥的形象而已。20世纪70年代后期，我高中毕业后，在爷爷奶奶的身边连续生活了1年多的时间。在那段日子里，爷爷奶奶亲自对我进行培养和教育，这对我的一生起到了决定性的作用。

爷爷奶奶教育孩子，现在回想起来，那是很讲究方式方法的。那时的我正处于求知欲非常强、爱好广泛的年龄阶段，尤其喜爱文学，对自己的人生规划过于理想化。奶奶告诉我说："文学可以学，但是不能学空头文学，一个人要能文能武，要有一门技术特长。郭沫若是学医的，鲁迅也是学医的。"爷爷负责教我古典诗词和书法，奶奶则把一套银针郑重地传给我，引导我走进针灸医学的大门。奶奶除了亲自教我针灸手法，传授针灸医术，还把我送到针灸研究所，参加针灸培训班系统的学习，并把我托付给她的大弟子许式谦大夫，让我师从许大夫学习针灸。

奶奶特别重视做什么人的问题，她告诉我，先要学会做人然后再谈做事。她从来不把人分为好人和坏人，她说："你要做个有口皆碑的人。"奶奶说："做一个医生，首先要知道自己的责任重大，医生的服务对象是人，就要有一颗全心全意为人民服务的心。这不能是一时的想法，要做到一生才行。要让患者见到你以后，感觉病就好了一半。"我觉得这就是为什么同样是给一个人治病，针同样的穴位，奶奶亲自动手，就会有神奇效果的原因所在。奶奶多次从不同的角度给我讲"上医医国，中医医人，下医医病"和"庸医杀人"的道理。我还记得她说的：针灸本来是安全的治疗技术，但是如果乱来，也会置人于死地。如果不懂解剖知识，针后颈部和胸、背部时，就可能造成伤害，甚至危害到生命，这也是庸医杀人的一种情况。

我那时年少轻狂，觉得扎针很简单，不就是把针扎进穴位里，出现针感后行针、留针，时间到了，把针取出来就行了。但同样这根针，到了奶奶手里，那就会变得内涵丰富，变化万千。记得奶奶专门给我讲缓慢捻进法的作用及手法，用我的合谷穴和足三里穴教我操作。从对针具的消毒和不同的穴位采用不同的体位开始，一步步指导得非常细致。先采取简易取穴法确定穴位，避开血管和毛孔，选择入针皮肤点。手指不能触碰消过毒的针体，悬腕进针，细心寻找针从皮上到皮下一层一层的进针感觉，体会针感的放射走向，琢磨针感和手感之间的关系。直到如何起针，环环相扣，要求非常严格。

有一次，奶奶检查我写的病历时，发现我只做了简单的记录，没有及时进行分析、整理和归纳总结。我振振有词地说，反正忘不了，等有时间再慢慢整理。奶奶没有直接批评我，而是从几个方面帮我分析今日事今日毕的重要性。奶奶告诫我，一个人要有气魄，有雷厉风行的优良作风，办事不能拖拖拉拉。该做的事情必须尽快地完成，要坚韧，今日之事不可迟至明时，做事千万不要留尾巴，要有始有终，因为不进则退，没有静止的东西。某些事情可以拖一定的时间，但是不能拖到这件事已无意义。因为每件事情都有它的发展规律，做事有它的恰当时机，天时、地利、人和，拖到失去先机，就把事情拖黄了。奶奶还引申到"亡羊补牢"的故事，告诫我，事后控制不如事中控制，事中控制不如事前控制。听起来这些都是平凡的道理，别人对我说，我可能听不进去，但奶奶说话很有分量，因为她自己就是做人做事的典范。看看她的《新针灸学》中的医案选录内容，你就会明白她对患者是如何进行问诊、检查、诊断、治疗、观察，甚至后续跟踪，对病历是如何加以分析、整理、归纳、总结的。

记得有一次，奶奶针对我办事效率不高的问题，给我看了她前一天的日记，日记记载了她全天的工作和生活情况。她当时快70岁了，一天下来，开会、会客、工作和写作的时间近19个小时，看得我很汗颜。奶奶做事讲究高效率，在感觉疲惫的时候，她最好的休息方法就是换一件事情休息大脑，最常做的就是用缝纫机缝补旧衣物。她脚踏缝纫机缝补旧物的时候，我常常坐在她对面。奶奶操作缝纫机，快速地来回穿梭，伴随着喳喳喳的机器声，给我讲过去的故事。风趣幽默的话语，夹杂着许多做人的道理。她这样既休息了大脑，又缝补了旧衣物，还对我进行了教育，真是一举三得。奶奶不仅善于利用统筹法，做事还很注意细节，就是涮毛巾、擦玻璃这些小事，奶奶都要讲究节约时间、节约水，同时还要提高效率。我的很多生活习惯和做事的本领都是奶奶当年亲手教的。

针灸这个传家宝伴随了我数十年的岁月，由于针灸的疗效显著，往往"手到病除"，女儿看在眼里，觉得很奇妙，我也希望能把这份珍贵的传家宝传授给她。我欣慰针灸事业后继有人，也默默告慰奶奶的在天之灵。

四、从针灸专家到家人的主心骨

俗话说"家有一老如有一宝"，我们家是一个大家庭，爷爷和奶奶就是家里的智慧源泉。奶奶更是家人的主心骨，善于解决家庭中出现的各种问题，将家人紧紧地凝聚在一起。

说起爷爷和奶奶的感情，我们做小辈的都奉为爱情的典范和榜样，周围的人也无不赞叹爷爷和奶奶之间那种相濡以沫、彼此信任、忠贞不渝的爱情。这其中我最为佩服的还是我的奶奶。奶奶跟爷爷相识在爷爷领导溧阳暴动被通缉逃亡的时期，奶奶毅然放弃自己的稳定的生活，跟随爷爷走上革命的道路。后来，爷爷调到广西工作，奶奶再次坚定地选择跟爷爷一起离开北京。两人在任何时候都相互鼓励、相互扶持，一路走过 50 个春秋，就是到了晚年，也是互敬互爱、亲亲热热，家里总是充满和谐温馨的气氛。

爷爷和奶奶的性格里面有很多幽默和乐观的元素。奶奶很会讲故事，讲起往事，不论是战争年代，还是非常时期，都充满了革命的乐观主义精神。记得有一次奶奶给我讲我爸爸小时候的往事，那天我是坐在客厅里，她在客厅和她的卧室之间走来走去，边走边讲，她的身边围着家人。她讲故事的语言非常幽默风趣，把我们逗得前仰后合。

爷爷奶奶常教育我们，做人要不卑不亢。我们家里来来往往的人中有政府官员，有艺术家，有教授，也有前来求医问诊的平民百姓。爷爷和奶奶都一视同仁，热情周到，我们也都受到很大的影响，不仅懂得礼貌客气、不卑不亢地对待每一个客人，也从不趋炎附势。说到不趋炎附势，我想起一件往事。1963 年，某教授宣称自己找到了经络实体并发表论文，一时引起世界级的广泛关注。有人提出，作为资深针灸专家的朱琏，是否也应该发一封贺电？奶奶却冷静地看着这场闹剧，对这个事件只有一句话：我倒要看他如何下台。2 年后，所谓经络系统实验数据造假的手段被揭露，最终以该教授跳楼自杀的方式收场。

　　奶奶就像一块磁石，深深地吸引着周围的人。她走到哪里，跟谁接触都让人感觉如沐春风，其中有一个很重要的原因就是她为人大度，有一颗博爱的仁心。她多次对我说，一个人不能受富贵的引诱，艰苦朴素永远不能忘，省下钱来支援需要的人。从20世纪30年代创办朱琏诊所开始，奶奶对待患者一视同仁，交不起钱的患者，她就免费治疗。她有一个出诊包，包里总放着钱，以便随时接济贫困百姓。"文革"时期，患者到家里求诊，奶奶更是腾出客厅来免费接诊。她当年的工资不低，但钱财不用在自己身上，而是惠及身边的所有人。有困难的人更不用说，她会主动送救命钱。就是对大院门口站岗的战士或者食堂的大师傅，每到过年的时候也要给他们送钱送物，让他们回家孝敬父母。我记得奶奶当年唯一奢侈的食物有两个，一个是鸡汤，一个是麦乳精。鸡汤是她的日常保健品，那也是买一只老母鸡煮了又煮，炖了又炖，鸡肉都柴得不能吃了还在炖。她日常靠喝浓茶提神，麦乳精只是在她感觉太疲倦、精力不够的时候才喝上一杯。奶奶写信的信封都是拆开了翻过来粘好再用，香烟盒和里面的包装纸都是她的稿纸，也常分给我们用。她平日里用旧报纸糊成长长的圆筒形纸袋，每天随手把写过东西的废纸撕碎了放到里面，积攒满一袋的时候，就封上口。等收废品的来了，她走到阳台上，笑眯眯地跟楼下那收废品的妇人打个招呼，聊上几句，然后让我把纸袋送下去，她不卖废品，就是要"给国家造纸用"。

　　奶奶有一床酒红色的缎面被子，这床被子是她离家求学的时候，她嫂子送给她的，已经陪她走过千山万水，盖了近50年，缎子被面满是缝补的针脚，被面的反面是补丁摞补丁，奶奶让我数过，一共有126块补丁。奶奶去世后这床被面成了我们家的传家宝，最后被河北省博物馆征集收藏。

　　奶奶的节俭，表现在方方面面，我在她身边的日子，她的头发都是让我来剪，开始我不敢下剪刀，她鼓励我说："没事，就拿奶奶的头发做练习，一回生二回熟，熟能生巧。"奶奶在家里穿的都是旧衣服，有的衣服还是补了又补，这里有一个家人都熟悉的故事："文革"期间，有一天，一群红卫兵闯进家里试图揪斗奶奶，看到她穿着这么朴素，误认为是奶奶的保姆，弄出一场笑话。奶奶出门时非常重视仪表，讲究礼节，装在口袋里面的手帕也是洗干净后贴在玻璃上晾干，叠得平平整整。她虽然从来不化妆，但乌黑的头发梳得一丝不苟。说到这里，我不禁想起奶奶当年快 70 岁的人，头发一直乌黑发亮，直到发病之前，都没有白头发。奶奶虽然朴素，但衣服整洁搭配得体，走在大街上，远远看去，年近古稀的奶奶，脚蹬高跟鞋，身板倍儿直，神采奕奕、风度翩翩、气质不凡，走到哪里都是一道风景线。即便是处于妙龄的我们，陪伴在奶奶的身边都被她抢去了"风头"。爷爷奶奶在南宁工作期间，搬过 3 次家，居住条件一次比一次差，但他们从来没有任何怨言。奶奶跟我说过，人要能上能下，在什么条件下都能泰然处之，不能被环境左右。

爷爷奶奶在"文革"期间一直住在民权路 104 号政协大院的一座两层小楼的楼上，平日里，从来不让我们有大动静，就是走路也要轻轻地，说是不能影响楼下人的生活，有一段时间我还专门揣摩过无声走路的技巧。为此她还给我讲过一个故事，那一年出差到广州，住在一座小楼的一层，楼上吵得厉害，大皮鞋咚咚地敲着地板，她根本没法休息，严重影响工作。后来才知道，楼上住着的也是一位高级干部。她说：越是高级干部，越要为别人考虑。

在"文革"后期，我们家小楼的旁边盖起了一座六层楼，两楼之间挨得非常近，直接把阳光和视野挡住了，用现在的话就是侵犯了我们的隐私权和采光权。但是爷爷奶奶从来没有怨言，还不许我们议论。他们认为新盖的大楼能够改善机关工作人员的居住条件，是件好事。

1978 年 1 月 19 日，奶奶突发脑出血，身体左侧瘫痪了。清醒后奶奶亲自主持治疗，制订治疗方案，病情稍一稳定奶奶就开始进行康复训练，坚持进行她《新针灸学》第三版的修订工作。正在我们感觉奶奶痊愈的希望就在眼前的时候，5 月 18 日，奶奶再次出现大面积脑出血，永远地离开了我们。

奶奶这一生，从她走上革命道路的那一天，就已经将个人的生死置之度外。战争年代和中华人民共和国成立初期，不分昼夜地工作是常态，就是在和平时期，她为了能更快地推进祖国医学的发展，在担负繁重的行政工作的同时，一心扑在针灸事业上，用有限的生命投身到无限的为人民服务中去。奶奶工作忙碌起来，就根本不顾自己的身体，废寝忘食不说，有时连续几昼夜不睡，连爷爷也都劝不住。奶奶这个病根就是在 1956 年她 48 岁那年过度疲劳中落下的。那年 4 月，根据中苏技术交流协定，由奶奶主持创办了新中国成立后的第一个国际针灸学习班，为 3 名苏联专家培训针灸，为期 3 个月。那段时间，奶奶每天通宵达旦赶写讲稿，上午交给翻译去译成俄文，下午给专家讲课，连轴转忙了近 2 个月时间。专家学成回国，奶奶也病倒了，从此患上了高血压和心脏病。

我长大记事以后，就知道她的作息习惯是经常彻夜地工作，早上八点过后才上床休息，中午就起床和我们一起吃饭了。每天最多睡 4 个小时左右。她的身体状况一直不好，但是她很坚强，从不显露出病痛，唯一享受的就是每天家人给她做的足三里按摩。她用自己生命的长度换取了新针灸学事业的发展速度。

每逢清明节，我和家人都要到河北省英烈纪念园去给爷爷和奶奶扫墓，站在爷爷和奶奶的墓前，仰望着奶奶的塑像，她那慈祥刚毅的脸庞在蓝天的衬托下栩栩如生。微风吹过，松涛低鸣，好像又传来了奶奶的谆谆教诲，感觉内心是那样温暖，又汲取了一次精神力量。

人生那样短暂，转眼就是百年。奶奶曾经送给她的学生王登旗一句毛泽东语录："中国应当对于人类有较大的贡献。"我想这也是她一生的追求。奉献的一生，一定是幸福的，我仿佛看见奶奶欣慰的笑容。

追忆在三伯身边的往事

作者：朱政法，朱琏侄子

江南许多地方对姑妈叫"伯伯"，音"baba"。溧阳也不例外。朱琏在家排行老三，所以我叫她"三伯"。

一、我参加过三伯在广西举办的多种类型的针灸学习班

她行医数十年，对全身穴位了如指掌。但她在每次讲课前，仍要认真备课。每期学习班都有单独的备课笔记，内容根据授课对象各有不同。后来，我从事眼科临床，每次手术前，也会认真地复习手术中的每一步骤。哪怕常规的手术也从不马虎，并且形成了习惯。这就是三伯言传身教对我的影响。

　　三伯讲课时，端坐在讲台上，有条不紊地讲解针灸的各个穴位的部位、解剖关系、治疗作用和典型病例。她如数家珍，滔滔不绝。她在针灸治病的原理上广征博引，把枯燥的针灸课讲得形象生动，妙趣横生。有时还加上点小插曲，活跃一下气氛。几个小时的课下来，学生们觉得还不过瘾，又都跑上讲台围着她，问这问那，她又不厌其烦地一一作答。甚至，在她要上车离开前，还有一群学员围着跟随着，直到车子开出了才回到教室。

　　我在南宁的时候，参加过三伯在广西举办的多种类型的针灸学习班。每次学习完回家后，我都会整理笔记，把记下的内容在另一本子上重新抄写工整，再送三伯批改。用这种方法巩固刚刚学到的知识真的很管用。晚饭后已近 10 点，三伯带着我们为等在治疗室的患者进行治疗。这些来自各地的患者，都是在外面治疗效果不理想，才通过熟人介绍找上门的。除了干部、军人、学生，还有工人和边远山区来的农民，有时因我们不懂方言，询问病情要请人翻译。她完全没有高级干部的架子，热情地接待每一位患者，认真研究他们的病情，制订周密的针灸计划，免费为他们治疗。其实她自己的身体并不好。等家里的患者、客人全回去了，已过十二点。我们再聚集在客厅，听两老轮流为我们上针灸课和哲学课。经过两老修改过的笔记，我至今仍珍藏着。

　　刚开始学习针灸，她要求我们在自己的身上练习。看着那么长的针要在自己的腿上刺进去，我犹豫了，她就让我先在她的手上练习，渐渐地我也不怕了。为了学习针灸，体会得气的感觉。我们相互扎针，在自己的身上找穴位。

　　把我们的课讲完，两老才回到各自的卧室兼办公室，再继续工作到凌晨 2 点，甚至直到天亮。我常常在凌晨两三点钟后，刚躺下又被叫去，要我谈溧阳和我的学习情况。后来，只要一到南宁，或完成他们交办的工作后，看他们放下手上的工作了，我马上主动进去汇报。

　　三伯经常因为工作，连续几天不休息，拉着窗帘，办公台上的灯就这么日夜亮着，有时弄得好伯（陶希晋伯伯）也很着急，轻轻地吩咐马上去买只鸡，做点汤送进去。当发现她房间的灯熄了，好伯又过来低声关照我们，走路轻一点，不要影响她休息。

二、三伯的生活十分简朴

　　往往是工作了一个通宵，早餐只吃一小碗开水泡饭，就几粒溧阳的酱油豆。晚饭稍稍好一点，也就是我去买的极普通的菜。我还保留着一张当年她要我买菜的纸条——早上起来就看到纸条放在我的台上，还是香烟纸写的——要我买的也只是苋菜、鱼、豆腐之类的菜。这些菜就是当时看来也真是太普通了。

　　如果冬天寒流来了，她在家里常穿一件旧背心，那是在北京时，表姐给她从寄售店买来的，她穿了多年，在上面还打了补丁。由于这样，还闹了个笑话。"文革"初，一批上门闹事的学生，看她这身装束，以为是家里的保姆，把好伯误认为是朱琏。学生围着她做工作，动员她说：你这么大的岁数了，给穿得这么破旧，不要再给他家当保姆了。要她和他们站在一起与朱琏做斗争。好伯等他们闹得差不多了，就说：她就是朱琏，你们事先还不打听清楚朱琏是男是女，就来了。开始他们真不敢相信，等到出去证实的人回来后，只好一哄而散。

　　三伯嗜烟能酒喜茶。她去客厅和人谈话，决不会忘记拿上她的烟，我们赶紧把她的大号烟灰缸放到她的面前。这只烟灰缸像只老虎鞋，我们拿得稍慢，她就在喊"小老虎"了。早上，我去收拾客厅，桌子上有一大堆烟头，连地上都有，就知道这是她坐的地方，她又一晚没休息了。工作告一段落，她还喜欢喝上几杯，而且一定要白酒，酒瓶就放在手边，自饮自酌。她的酒量很大，我们担心她的血压和心脏，见她喝了几杯，就悄悄把酒瓶拿走。她发现酒瓶不见，很不高兴，非要你拿来不可。酒后，她还要来上几段字正腔圆的京剧。我们见她能放松一下都很高兴，可惜这种情况不太多。她爱喝西湖龙井，自己在房间的电炉上烧点水，用她的小壶小杯在喝。

　　她很爱自己的家乡。如果她现在还在世的话，我要用宜兴最好的紫砂壶，冲泡溧阳最好的茶，来孝敬这位老人！我们有时趁她不在房间里，给她收拾一下，尽量不让她发现。但你再当心也逃不过她的眼睛。有次她的孙女涛涛从她的茶杯里喝了一小口茶，她马上就发现了。她女儿有意在她台上的胶水瓶盖上用针刺个小洞，试试她能否发现，没两天她就在查问是谁干的了。

　　没有我这样经历的人，是很难理解我对她的感情的。我在13岁时，久病在床的父亲去世了，是朱琏和陶希晋两老负担了我的学习和生活，并且培养、激发了我的求知欲望。三伯对我说：我们祖上是从安徽紫阳堂出来参加太平军的农民，失败后在溧阳的南渡定居下来的。她要我好好学习，做一个堂堂正正的溧阳人。

有次后半夜，好像隐约听到从卫生间传来流水声。是谁忘了关水龙头啦？我马上起来，推开虚掩的卫生间，只见三伯蹲在地上用布擦着抽水马桶，为了减小声音，浴缸的水龙头上包着毛巾。她看到我站在那儿，抬头说：我工作累了，出来活动活动，也是休息，你去睡吧。后来我才开始注意到：原来卫生间始终保持得那么干净是她后半夜擦洗的！

家里打扫卫生的工作，分工由我负责。我只知道扫地，并不知道还要收拾卫生间。三伯不说，但她在用她的行动来教育我该怎么做。后来我也学会留心观察，是我应该做的事，都会主动提前做好。

家里还是溧阳吃晚饭的习惯。大家围在餐厅里，交流着从外面听来的消息。开饭时，只要三伯一坐下，我们就争着请她先尝自己做的菜，都想得到她的肯定和表扬。我为了露一手，跑去买了条八斤的胖头鱼，担心刺多弄不了，就把肚皮的油取下来，用半天时间做成我理解的鱼丸，除了盐什么都没放。之前我只听说过鱼丸，既没见过更没吃过。等蒸好，老远就闻到满屋的腥气，打开一看，简直就是一盆鱼油！我壮胆端上桌，三伯要我先吃，我一尝，马上知趣地端走了。两老这才讲了做菜的学问。做菜应注意色、香、味、形四要素，但营养是首先要考虑的，一桌菜，还得考虑荤素关系和色彩的搭配，最好吃的拿手菜不能多，一人只能吃到一筷，想吃第二筷，就没有了，越没越想吃，更会觉得好吃而忘不了。还让我跟在明园饭店的大师傅后面看几天。这时候，我才知道做饭还有这么多的讲究和学问。

学校通知我回校上课，三伯中午也不休息了，亲自为我做了几件衣服。先用报纸做个样子，试穿大小，然后再按着纸样裁剪。她踩着缝纫机，我在旁边看着。突然她问我：有首诗是写出门前做衣服的，你知道吗？我答道：孟郊的《游子吟》？我把诗背了一遍。她没说不是。我背着行李要去车站，她已经站在阳台上了，边擦眼泪边向我挥手。再三叮嘱：路上当心。一到站，给我们寄张明信片报个平安！我答应着，双眼也被泪水迷糊了。在她去世后，追悼会结束了，我将要回溧阳的前一晚，我一人坐在三伯生前住的空荡荡的房间里，陪伴着她的遗像，照这张相时我也在她身边。她中风在家抢救一阵后，转送医院。我扶着她担架下楼梯，她突然从担架上伸手抓住我说：现在人多热闹吧？以后就不会这么热闹了。话语就像昨天说的。想到三伯在我成长中，生活上关怀，学习上严厉的情形，而她已经永远不在了！我忍不住再次失声痛哭！

三、三伯曾与我们谈起的学医生涯

三伯 16 岁借了大姐的毕业证当了 2 年教员，2 年后又去报考了苏州志华产科学院。毕业后在上海普善医院当妇产科主任。当年，在溧阳当县长的好伯，因举行反蒋暴动失败逃到上海，是溧阳许闻天介绍他与三伯认识的。后来，他们去了安徽的明光中学，好伯当教师，三伯当校医，因闹学潮再次遭到政府通缉，又辗转去了石家庄。

三伯先在石家庄正太铁路医院当医生，后开办朱琏诊所，掩护党的地下工作。她白天是位医生，晚上关上大门编报刊。挂着"朱琏诊所"铜牌的旧址，其实是石家庄地下市委，在双凤山陵园内有复原展厅。在石家庄人的心目里，她是位传奇式的人物。有关她当年的许多动人故事，仍在石家庄铁路工人和街道群众中传颂。

三伯原先是西医。1944 年，在延安开始学习、使用针灸。30 多年来，在繁忙的行政工作之余，她对针灸的医疗、科研、人才培养和著书工作，从未间断。她的《新针灸学》前后出过三版，在长期的医疗实践中，她总结确定了 19 个新穴位、改革了指针和艾卷灸法、发明了安全留针。在理论上，她创立了新针灸学说，早在 20 世纪 50 年代，她就认为机体的整体性是通过神经、体液等维持的，起主导作用的是神经系统。她提出针灸的作用原理，主要是调整激发神经系统，尤其是它的高级部分——大脑皮层的功能的论点。并相应地采取了抑制与兴奋的手法为具体措施。并明确指出：刺激的手法、刺激的部位、刺激的时机这三个因素是针灸治疗的三个关键。经多年的实践和国内外研究资料证明，她早年提出的这些原理、观点和方法都是正确的。她的学说和治疗方法，早已编入中医学经典教科书，并在中医临床上得到广泛应用。她是位国际上享有盛誉的著名的针灸学家。

抗战时期，她先在太行山，任八路军一二九师卫生部副部长兼野战医院院长。负伤后回到延安，担任中国医科大学副校长、晋鲁豫边区政府卫生局局长兼边区医院院长。当年印度援华医疗队员巴苏大夫，就是在她主持的军委卫生部总门诊部工作的。

1948 年，三伯任华北人民政府卫生部第一副部长。新中国成立后，她在中央卫生部担任司长参与筹建了中医研究院，创办了针灸研究所，任中医研究院副院长、针灸研究所所长。1960 年以后，她调任中共南宁市委常委兼南宁市副市长，分管文教卫生工作。

四、逝世前后的经过

在三伯逝世前的几年里，她夜以继日地加紧修订即将再版的《新针灸学》。我从眼科的角度，对原著中有关眼病的描述、病种的选择，认为有值得商榷的地方，就大胆谈了自己的看法。谁知她立即来信，赞扬了我，并要我告假 3 个月，去帮助她整理书稿中的眼病部分，还要我告诉医院领导：她付我工资。在那个年代里，竟没有一位领导敢支持我去。她还来信要我代她向医院建议：在肾病的内科治疗上，宜采用中西医结合的方法，并建议委派 2 名出色的医生，去她创办的针灸大学深造。这些建议当时都没能得到应有的重视。她的学生遍布世界许多国家，在他们学成回国后，掀起了中国针灸热。而在她的家乡，却没有从事新针灸事业的医务人员，这不能不说是件憾事。

1978 年 1 月 19 日，她在客厅谈话时，由于过度劳累，突然脑出血。她当时就告诉身边的人：我脑内出血了，快扶我在沙发上躺下。躺的过程，她抓住表姐的手叮嘱道：要照顾好伯伯（陶希晋）！说完就昏迷了。事后，等我们赶来，知道了这事，都为两老的感情感到敬佩：在这种情况下，首先想到是对方，她根本就没考虑自己！事后，好伯为她的病情常常垂泪，我们都能理解了。

为了方便，客厅立即改成临时病房，在家就地抢救。自治区党委非常重视，组织抽调了广西最强的抢救队伍，每天会诊。我们每天凌晨把她的病情用小黑板抄了挂在门外的楼梯口，院内的干部们上班前都会骑自行车绕过来了解了她的病情再离去。她在高烧昏迷时，正是她的生日，我们按家乡的风俗，各人为她准备了生日礼品摆放在她的病房，盼着她清醒后有个惊喜。

经过多方积极抢救，她从长时间的高热昏迷中清醒过来，没休息多长时间，又带着半侧不能动弹的身体，坐在轮椅上，由别人推到办公桌前，继续她《新针灸学》的修订工作。1978年5月18日凌晨，她在书房里又一次脑出血，没完成的书稿还摆放在台面上。这次抢救没有成功，三伯终年69岁。她逝世后，由她的学生集体整理完成了书稿，为了尊重原著，只能在前一版的基础上做些文字上的改动，许多珍贵资料均没能收录，这是十分可惜的。

当年，三伯逝世的消息传出后，许多党和国家领导人送了花圈，党和国家的多个部委机关纷纷发来唁电、唁函。她的追悼会一再升格。追悼会的那天，会场的里里外外成了花圈的海洋，参加悼念的各界代表有数千人，大家都因为失去了她，和我们一道泣不成声。追悼会已经结束了，还有许多郊区山里来的农民，肩上扛着旗帜，脸上挂着泪珠，风尘仆仆地陆续赶过来。我们看到这种场面，除了悲痛，又增添了一丝宽慰。她的骨灰，一部分撒在南宁的邕江，另一部分安放在石家庄双凤山陵园。

三伯逝世已经快40年了，石家庄和南宁人民始终没有忘记当年为他们奋斗和服务过的女英雄——朱琏医生，多地为她树立铜像，永久地纪念她。他们不断在各种报刊上发表文章怀念她。她的《新针灸学》已是医学院校的经典教科书，她创立的新针灸学说越来越受到国际医学界的重视，她的针灸理论和针灸手法在我国各地及世界许多国家得到发扬和传承！

在溧阳这块土地上，能出现这样一位伟大的女性，溧阳人民为此感到骄傲！三伯在南宁生活了18年，她在这里创办了针灸研究所和针灸大学，她的针灸学术在广西得到了传播，她还为广西培养了多名全国知名的针灸学家。

南宁是幸运的，广西是幸运的！

白驹过隙　即是永恒——朱琏和
她在广西的弟子们

作者：陶波，朱琏嫡孙

　　朱琏，是我的奶奶。奶奶是学西医的。她自从 20 世纪 40 年代在延安向当地名老中医学习针灸，在此后有限的生命里，无论是在华北人民政府卫生部副部长、华北卫生学校校长任上，还是在北京创办卫生部针灸疗法实验所、受命筹建卫生部中医研究院（中国中医科学院的前身）并兼任该院针灸研究所首任所长期间，抑或是在广西南宁市担任分管文教卫生副市长的 18 年间，以及这期间她知行合一、克服各种困难和阻力创建南宁市针灸研究所、南宁市七·二一针灸大学并亲自兼任所长、校长的时光里，她都没有停止过对新针灸学的学习、研究、完善和传播。而我所说的传播，主要就是指奶奶矢志不渝地通过举办各种类型的针灸学习班培养针灸人才这件事。

　　说到奶奶举办各种类型针灸学习班，就必然会联系到她和她的弟子们的那些故事（我在文中之所以选用弟子而不是学生这种称谓，是源于我国自孔子始就有了将学生称为弟子的传统，以及当下的语境使然。奶奶生前自己是称学生的）。诚然，说到奶奶的弟子们，又有谁能理解当年的我每念及此，就会倍加羡慕甚至是妒忌，有时内心还充满委屈——我相信我的奶奶是更愿意将时间和精力投放在那些弟子的身上的！记得中学时代，有一年夏季我从武汉到南宁爷爷奶奶身边度暑假，可直到假期临近结束才见到奶奶，原因就是奶奶带着几名弟子在外地培训农村针灸人员。

　　奶奶对她和她的弟子们的关系有着自己的定位。奶奶有一次在对我讲解学习方法时以她自己为例，说："给患者针灸的过程和给学生讲授针灸的过程，也是我自己学习针灸的过程。"可能是看出了我的疑惑，奶奶补充道："学生提出的问题有助于我对病历的研究，学生困惑的地方可以帮助我修改教案讲义。""啊！您是说您还需要向学生们学习吗？"我抢着问道。"是呀，教学相长嘛。"奶奶的最后这句话，莫名引起了我的兴趣。"原来学生也可以帮到老师啊。"因为在那段时间，爷爷为我设计的人生长远规划就是要充分利用现在每年的两个寒暑假集中精力学习书法、绘画、篆刻、古诗词等，以便将来可以选择做一名中学美术老师，因此我才会对奶奶当时说的这段话特别地入心。从此我对奶奶的弟子们少了嫉妒，增加的是尊重。

奶奶的弟子众多。我这里能讲到的仅是我自己印象较深的几位：他们中有的追随奶奶的时间长达几十年，有的有着在北京、广西两地与奶奶共事的经历，有的更早甚至可以追溯到华北解放区的年代；他们中有多位可以说是奶奶开拓的新针灸事业的接棒人；他们中有后来成为奶奶举办各类针灸学习班的主要教员；他们中既有"朱琏遗著整理编写组"的组成人员，还有多位是奶奶病逝后由亲属们组成的"家祭朱琏"活动的参与者；而且我本人还曾受惠于他们中几位的精湛的针灸医术或与他们有过深度的交流。

一、许式谦（1921—2008）

许式谦先生是河北省涉县人，他自幼随叔祖父等学习中医，1946 年在晋冀鲁豫边区卫生学校学习后便师从校长朱琏继续学习研究针灸。许式谦先生 1956 年至 1969 年任中医研究院针灸研究所临床治疗研究室副主任，中国驻蒙古使馆及友谊医院针灸室副主任，以后多年在青海省中医院任内科副主任。1975 年 2 月 11 日祖母在写给当时的南宁市委书记、副书记并市委组织部的一封信中是这样介绍许式谦夫妇（妇：洪瑛）的："这两位医生同志，在全国解放初期就和我在中央卫生部针灸疗法实验所一起工作，其中许式谦同志还是 1946 年在解放区就和我在一起进行针灸治病工作。他们对于针灸和中西医合作的工作，都是积极的，并有相当经验的。"可以说许式谦夫妇是奶奶费尽周折引进到南宁的人才。

1978 年 5 月祖母在南宁病逝，许式谦先生不仅接过了奶奶的接力棒——兼任南宁市针灸研究所所长一职，还承担起针灸大学繁重的教学任务，同时他还是朱琏《新针灸学》第三版整理工作的担纲者。奶奶生前曾不无骄傲地对人称自己为广西人民引进了一位优秀的针灸人才，后来的实践也充分印证这句话是没有虚夸的。许式谦先生实至名归，当选为广西针灸学会副会长（当时的会长按规定是由自治区卫生厅厅长兼任的）、中国针灸学会理事、全国中医学会广西分会常务理事。

我最早知道许式谦这个名字是来自董老（董必武）为 1951 年版《新针灸学》写的序，董老在序中写道："我患过左膀酸痛病，举动困难，有数年之久，曾试过一些治疗的方法都无效。后来朱同志和她的学生许式谦同志为我施行针灸，我的左膀逐渐恢复原状，屈伸自如。"由此，"许式谦"这个名字烙印在我的记忆中。

我生也晚。我第一次独自有机会接触到许式谦先生这个人，并请他为我针灸已经是 1976 年的夏天，也是祖父 1975 年 1 月在北京出差突发脑出血回到广西后，我第一次从下乡插队的湖北农村前来南宁探望的日子。这天上午，已经定下返乡的日期，我抱着有一搭无一搭试试看的心态，步行到位于南宁市共和路 209 号的南宁市针灸研究所，原本是想找个人问问自己近几年来所患的一种奇怪的病——每年的春夏之交，大约 10 天或半月的时间里，每日近午时分就会莫名地发生一阵阵剧烈的头痛并伴有两眼怕光的症状，不知针灸治疗有没有效果。所以去到针灸研究所后我先在里面转了一圈，见一间房中患者较多，想到跟着患者选医生一准不会错的道理，我在门外等了一会儿，见有了空出来的凳子，我便进去坐下。直到坐在一张小板凳上背对着我正给患者扎针的医生转过身来时，我才发现恰巧是许式谦先生。因为之前在家里已经和他见过面，他见是我，眨眨眼帘笑问："你怎么来啦，家里有事吗？"想起祖母说过许式谦先生出生于中医世家懂得号脉，我突发新意，不想问诊了，而是伸出手去请他号脉。他号过脉后对我说了四个字："试试看吧。"这下倒让我有点沉不住气了，他没问病情上来就说试试看吧？我也不再做戏，赶忙将自己的症状一股脑地抖落了一遍，不料他仍然是那样眨眨眼帘不疾不徐地说："那就试试看吧。"又补充道："因为你这种症状已经有几年了。"他伸出一个巴掌在我眼前反转了一下，说："至少需要一个疗程（12 次）。""怎么？需要十几天啊！"我不再淡定，告诉他自己再有一个礼拜将要回湖北了。他还是那句话："试试吧。"边说边开始为我针灸。

我没有学过针灸，自然也就不知道他为我针或灸的是什么穴位，但有一点是可以肯定的，那就是他真的就是用的朱琏针灸手法，进针缓慢而几乎没有疼痛感，可当他捻针时却又无比的神奇。他若问是什么针感吗，就一定是什么针感。如他问"胀吗？"那一定是胀的感觉；他问"酸吗？"那就一定是酸的感觉；他问"麻吗？"那一定是麻的感觉，甚至还会产生又酸又胀的感觉，而且各种针感还有程度上的轻重变换和时间上的持续长短，太神奇啦！在接下来的几天里每天近午时分患者少的时候，我就去他那里针灸半个小时。一周后我就离开了南宁。直到以后连续几年都没有再出现以前的症状，我这才猛然间想到，经过许式谦先生的针灸治疗，我已经完全康复了！真的就像董老说的那样"他们为别人针灸也多生效"。

另据相关资料显示许式谦先生生前设计领导的"针刺对冠心病50例的临床疗效观察及治疗冠心病主穴的差异性观察""针灸治疗心血管病高血脂51例临床疗效观察""针刺内关穴对106例正常人和100例心脏痼疾患者左心功能影响的观察"等多个项目的研究成果，也都具有研究针灸充实祖国医学宝库的珍贵价值。

我相信就凭着许式谦先生的医术、医德和他在中国针灸学界的名望，奶奶病逝后他若想调回北京工作应该是没有什么障碍的，但他最终选择了留下，作为曾经在北京的中医研究院针灸研究所，甚至更早的卫生部针灸疗法实验所和广西南宁市的针灸研究所两度辅佐奶奶工作过的大弟子，他不仅留下了，还完成了奶奶一直放不下的事情——帮助因为长期处于"借调"状态而耽误解决组织问题的韦立富入党，并最终见证将南宁市针灸研究所所长这副担子交在韦立富这位由老师精心栽培的壮族嫡传弟子手里的全过程。最懂朱琏老师的他，真的就是在帮助老师完成心愿！

许式谦先生于2008年3月在南宁病逝，享年87岁。1981年，许式谦先生作为第一作者与韦立富、陶爱今合写《朱琏事迹》一文，被收入黄文东主编的《中国现代医学家丛书之一：著名中医学家的学术经验》一书，这应该是南宁，乃至广西献给朱琏老师的最早的一片馨香的花瓣。

奶奶去世后，缅怀她的一生，我常常会问自己一个这样的问题：人无欲则刚，除了"刚"，是不是同时还会进入到一种无我的奉献境界。如人世间果有此说，则我的奶奶朱琏和她的大弟子许式谦都是这样的人。

作为朱琏的后人，作为亲身接受过许式谦先生精湛的针灸医术惠及的患者，我将永远感念他！

二、韦立富

韦立富先生1939年生于广西融水县，壮族人。他是全国第三批名老中医药学专家，桂派中医大师，第二届国医大师候选人，中国针灸学会第三、四届理事会理事，广西首届由专家出任的广西针灸学会会长、名誉会长，更是公认的朱琏针灸学术的传承人。曾获国家"中医药学术成就奖"。

韦立富先生于 1961 年 7 月从广西中医学院（广西中医药大学的前身）毕业并留校，后于当年 12 月就被派来跟着初抵南宁的朱琏进修深造，可以说自那时起直到 1978 年 5 月奶奶病逝，他除了 1969 年一度回到广西中医学院工作不足一年外，几乎都是在"借调"或"赴外地执行医疗任务"中度过的，换言之，他从没有离开过朱琏的左右。现在经常会听到人们谈论说谁谁是某某人的嫡传弟子，这句话往往还带有传人的意思，我以为这句话如果用在韦立富先生与朱琏的关系上，倒是十分的贴切。

也正因此，如果说许式谦是朱琏为广西人民引进的一位针灸大家，那么韦立富先生就是朱琏为广西人民培养的一位最突出、最具代表性，在当今广西针灸学界取得成就最高、做出贡献最巨的壮族人民自己的子弟。奶奶曾经夸口说韦立富先生是她值得骄傲的壮族弟子，我对此深信不疑。

奶奶健在时，韦立富先生有时候就像我们家庭中的一员，在某些方面甚至比家庭成员还受重视。后来他结婚了，夫人张洁仪是南宁市第二人民医院的一位护士，我们全家人都为他高兴；再后来他们的第一个女儿出生，名字还是我爷爷起的，奶奶有时在与他的通信中还不忘写上一句"陶伯伯嘱笔问候"或"我们在南宁的全家都嘱笔问你好"。不知道从什么时候起我也开始私下里叫他韦叔叔，而不是像对待奶奶其他弟子那样，始终叫他们某医生、某老师，多少有一点距离感。

韦立富先生在奶奶众多的弟子中还有一项指标无人能及，那就是他作为弟子和助手是跟随奶奶去外地出差、为领导人针灸治病最多的一位。其中有一次却也让他留下终身的遗憾。

1974 年 3 月，时任国家卫生部部长的钱信忠（祖母在八路军一二九师时的战友），找到正在北京出差的奶奶，谈到他们共同的老首长刘伯承元帅的病情——西医西药已经束手无策，征求奶奶拟采取针灸介入治疗的意见。奶奶在对刘帅的病情进行跟踪观察并经过初步针灸后得出结论：刘帅的病适宜用针灸治疗。奶奶随后根据刘帅的情况制订了一套治疗方案，并郑重地推荐自己的弟子韦立富先生来具体实施。韦立富先生于 1974 年 3 月 11 日飞抵北京，经过卫生部组织的考核测试，立即加入在解放军总医院的"刘伯承元帅治疗组"的工作。自从韦立富加入，采取针灸配合药物的方式治疗后，刘帅的治疗取得了相当不错的疗效。韦立富先生得到了大家的信任和支持。我自己就偶然亲耳听到奶奶与爷爷私下议论说（大意是）：韦立富先生若是没有精湛的针灸医术，并在短期内扭转西医西药给刘帅身体造成的恶果，取得让人信服的、明显的疗效，在这个主要由西医组成的专家医疗组中是根本待不下去的。而结果是西医西药部分退出。

　　一年多后，奶奶在写给韦立富的信中叮嘱他："你长时间借调在那边，是否就在那边向组织上申请入党。"但是，就因为军、地隶属的不同，来自地方的韦立富先生在北京两年半的时间里尽管得到了各方面的认可和表扬，最终还是没能解决入党问题。

　　而韦立富先生后来返回南宁的原因今天想起来也仍然让人唏嘘不已。刘帅的病情稳定后，1976 年 8 月初，他接到弟弟从家乡拍来的加急电报，告知祖父病重，自知来日无多的老人是多么希望在自己临终前能和为家族赢得荣光的长房长孙见上一面啊！而韦立富经过一路奔波辗转回到融水县永乐乡福蒙村的老家，他的祖父韦进修先生已于 3 天前去世！从而给两位隔代人留下终身的遗憾。"老吾老以及人之老"，我爱自己的祖父，许多年后每当想起发生在韦立富身上的这件事，我都难以自持。作为医生的韦立富先生所付出的是超乎寻常的。

　　还有一个是发生在我和韦叔叔之间的故事。记得那一年也是我从武汉去南宁在爷爷奶奶身边度假期间，有一天接近中午，一位市政府的工作人员到家里来给奶奶送两张下午观看体育比赛的票。我紧跟在他后面走进祖母的办公兼起居室，听来人说是中国国家男子排球队去越南进行友谊比赛归来，按照惯例要在归国后的第一站与当地省一级的排球队进行一场指导赛。当听到奶奶说她没有时间去，让这位同志把票拿回去时，我的心都快跳到嗓子眼了。当奶奶瞥见跟在工作人员身后的我时，笑了。奶奶既像是对来人说的，又像是对我说的："那就让这个小朋友来帮我完成这项任务吧，反正主席台上不能缺席得太多，显得我们南宁人不够热情。"得到观看国家排球队表演赛的机会，吃午饭时我就再也顾不上吃相了，结果人还没有出门，肚子已经痛得让我冒汗。这时恰巧韦立富叔叔来了，原来他也是知道有排球比赛的消息，来碰碰运气，看看老师这里有没有票。听了我讲述肚子的痛法，他让我坐直挽起裤腿，他一边和我说话，一边蹲下伸出两只手同时用大拇指按压在我两条小腿的某处。结果没过一会儿，我一把拉起他就往门外跑，穿过民权路104号大院，再向右跨过邕江大桥，这时我才想起来不知什么时候自己的肚子已经不痛了。我问他："这是怎么一回事？"他说："刚才我不是给你针灸过啦。"我认真地回想着刚才和他见面的那一刻，反问他："可你手里根本没有针具呀？"他说："你不是什么肚子痛，是饭吃得急了，胃出了毛病，我用指针给你针了足三里，你就没事啦。"我想笑他，他见我不信接着说："这种指针也是你奶奶教我的，就是用手指用力按压穴位来治病的方法。"又问我，"你就说灵不灵吧？"我不禁惊呼："真灵！"从那一刻起，我更加崇拜韦叔叔了！

其实，没有学习过针灸的我，对于韦立富先生在新针灸学方面的研究和取得的成就以及所达到的高度，就连姑妄说之的"份"也不具备。但这并不影响我热衷于持续地关注他，我有幸见证他所发表的一系列具有学术价值的论文，如《针灸治疗32例无黄疸型病毒性肝炎（甲型10例、异型22例）的临床观察》《针灸治疗131例神经麻痹的临床疗效观察》《针灸治疗多发性抽动—秽语综合征15例》《针灸学家朱琏老师的学术思想简介》《朱琏针灸临床特色与经验》，以及与陶爱今合写的《针刺配合雀啄灸治疗遗尿症99例》《针灸治疗腰椎间盘突出症90例》，和他与岳进、潘小霞合写的《现代针灸学家朱琏学术思想简介》等。在北京、南宁，我还有幸聆听他宣读的论文《朱琏老师首创"针灸治病的三个关键"》《我国现代著名针灸学家朱琏老师的针灸学术思想及其对针灸的贡献》。这一切，使我更愿意相信这也是韦立富先生化蛹成蝶的过程，我认为韦立富先生是国内当前研究朱琏新针灸学的一位集大成者。

由韦立富先生主编的《医路求索——朱琏科学针灸的发展与传承》出版在即，因知道先生对奶奶书信收藏的质量和数量在朱琏弟子中也是无人可及的这一点，我相信韦立富先生此次能奉献给读者的，也是值得我和朱琏的弟子们所共同期待的。先生实际上在我的心目中早就被定位成朱琏旧物的"聚宝盆"主。喜爱奶奶书法的我和希望洞见朱琏老师当年如何指导弟子韦立富对疾病发动围剿的你，都将从中获益。

三、薛崇成（1919—2015）

薛老是四川省梓潼县人，1939 年毕业于四川国医学院，1948 年毕业于华西医科大学，获美国纽约州大学医学博士学位。薛老性格异常的突出，经历也颇为坎坷，在他身上发生的"异地再就业"也不止一次两次，他是位在针灸圈子里研究神经外科的专才。我奶奶病逝后，他由广西重返北京回到奶奶生前一手创办的中国中医科学院针灸研究所，出任神经系统疾病研究室主任、研究员，晚年是中国中医科学院荣誉首席研究员，享受国务院政府特殊津贴的专家。

客观地说薛老是不能算在朱琏的弟子之列的。可能就是因了这一点，才使得他在后来缅怀朱琏其人其事时少了忌讳多了直言，也让我们在许多年后从多个侧面得以见识朱琏其人的人格魅力、胆识以及她的光明磊落。

我之所以在这里选择写到薛老，还包括以下几个方面的原因：①他与奶奶有工作关系的时间较长，而且分成几个不同的时间段，用他自己的话说仅在广西一地就长达 16 年；②他一生中有过 3 次重大的抉择，其中有 2 次都是奔着朱琏"这位能理解、支持自己工作的领导"去的；③奶奶生前他已经开始着手将《新针灸学》翻译成英文版的工作（我下面要专门记述他曾主动与我谈及的情况）；④ 1978 年奶奶在南宁病逝后，他参加了《新针灸学》第三版的整理工作，其间他充当着南宁与北京之间联络人的角色（此时我爷爷落实政策已经回到北京工作），薛老最后能回到北京工作，也有我爷爷帮助的成分，不仅是薛老自己提到的是陶希晋和朱琏同志在广西帮助他完成一篇关键的论文这么简单。

在我的眼里，无论薛老个人的经历有着多少的坎坷，也都还没有超出那个时代的烙印。1953 年朱琏《新针灸学》在全国引领风向的时候，他从南京给奶奶写信，被调到奶奶在北京创办的中央卫生部针灸疗法实验所工作；后来他又慕名去天津投到著名神经外科专家赵以成的门下；1963 年奶奶接到薛老的来信，得知他在天津已沦入闲置在家、工资口粮无着的困境，再次向天津方面提出"商调函"（这是当时调动工作的程序）将他调到南宁，先是在奶奶创办的南宁市针灸门诊部任副主任，后到南宁医学专科学校任教，再后来调到广西壮族自治区人民医院神经科工作。

奶奶一再地在薛崇成身处困境时向他伸出援手，是一件在许多人看来颇费猜疑的事情。但，不是我今天夸口，真可以说这件事在我是比较容易想明白的。

2008年3月我去北京参加中国法学会董必武法学思想研究会"纪念当代法学家陶希晋同志诞辰100周年"活动的筹备工作。在北京半年多的时间里，我与薛老打过几次交道。有一天，他拿出一页打印的文件，是他2007年11月12日写给中国中医科学院针灸研究所各位党政领导同志并抄送陶鲁笳同志（我爷爷陶希晋之弟）的一封信的复印件，其中提到他用英文翻译《新针灸学》一事。这件事的起因是这样的：因此前韦立富老师告诉我说，由于《新针灸学》英文翻译工作薛崇成拖着老没有下文，自己准备让香港的弟子来做这件事，要求我问问薛老的意见。我理解：这样做既是和薛老打招呼，也有催促薛老的意味。当我就此事向薛老征询时，记忆中薛老仿佛看过香港的译稿或是他主观认为的，薛老向我讲解（大意是）：他（指韦老师的香港弟子）做不好这件事，甚至连"针灸"这个词也不会翻译，比如是"针"与"灸"分开翻译，还是作为一个"动词"或"名词"翻译？……表示这件事还是得由他本人来做。因此，这封信中才有"已经翻译完"，"译稿仍在我手边，其中关于朱德、董必武等同志的题词与序言等是否翻译未定，故这部分仍缺，图像还要加工。当时是笔译，现在还有再校阅与输入电脑工作"等内容。薛老让我去问问"陶鲁笳同志现在的态度"，我如实向三爷爷做了汇报，不料三爷爷说出一句让我始料不及的话来："我们不考虑再和这个人来往了。"听话听音，这分明是话里有话，但我没敢多问。又因，我之前提出过如果北京针灸研究所愿意英译出版第三版《新针灸学》，可否争取在朱琏诞辰100周年之际在北京组织一个与朱琏有关的针灸国际会议，届时一并推出，而且就此事征求过陶晓林的意见（陶晓林是我爷爷陶希晋的二弟陶国芠的小儿子，当时在中国法学会办公室任副主任）。所以，才有薛老又要求我去问问陶晓林"已有人（指陶晓林）愿资助40万元人民币做筹备费"这件事还算不算数。我也如实转询，后者只是苦笑。再有一次，是薛老带着我和我大姐陶涛、大姐夫张英福专门去中医科学院针灸研究所与朱兵所长、喻晓春副所长当面谈这件事。记得朱所长当时对薛老表态说："你先交过来，余下的事情归我们解决。"再后来，在一次于南宁举办的有关朱琏学术活动后的聚会中，朱兵所长回答我的询问时说："不是钱的问题，是薛老没有交给我，是我自己做的英文翻译，没有出版的原因是出版社认为书中的观点有些过时了。"而此时薛老已经作古。

很多年后，我看到薛老发表在1995年针灸研究所征集出版的《难忘的四十年》书中的一篇文章《缅怀朱琏同志》，薛老写道："就在朱琏同志去世的前几天她仍在为修改《新针灸学》第三版而忙碌着，弥留之际，她握着我的手勉励我继续为中西医结合与针灸事业奋斗，并委托我将《新针灸学》第三版修改出版，继续将英文版完成。"我理解：薛老想表达的是，翻译英文版的《新针灸学》这件事是朱琏同志委托他的，而且在朱琏同志生前他已经在翻译了。总之，这件事始终是我的一个心结，此处权作立此存照。

记得有一次在南宁，爷爷奶奶带着我去火车站送人，返回时奶奶突然决定去看望住在不远处的薛崇成，我也嚷着要跟着去，奶奶没有允许。回到家里奶奶很认真地对我讲了不让我去的理由，她说："薛不属于我的学生，我们是同事关系，这点你一定要记住，这个人学有专长，个性也很强，他不愿意做的事情，我们应当尊重他。"30多年后，当我当面向薛老讲述这个故事，尤其是说道"不是师生关系，是同事关系"时，薛老显得非常的激动，他极力控制着情绪，对我说道："我也是长期追随朱琏同志工作的，你婆婆，你叫奶奶，她是一位刚正不阿的党的好干部。我们这种人不是遇到她这样的领导要想做点工作是很难的！"薛老在他的《缅怀朱琏同志》一文中用这样一段话为他与朱琏的关系作结："从1952年起我便与朱琏共事，其间我先调离，后又重聚，非止一次，但一直保持着联系。虽然我们只是领导与被领导的关系，又属道义之交，除学术观点相同外，她熟知我的性格，并一直关心和支持我的工作，我常感到得一相知领导实属不易，姜尚无文王，也不可能有所作为。"无论是性格使然也罢，还是自恃清高也罢，自比"姜太公"的他"得一相知领导（朱琏）"，应该是他一生的幸事。

在《朱琏与针灸》这本书中有多张图片——朱琏举办各类针灸学习班的合影——就记录着薛老"长期追随朱琏同志工作"的身影。

四、黄鼎坚

黄老师被称为"从大山走来的教授"。他1939年出生于广西东兰县大石山区农村，7岁上小学，12岁入中学，1959年考入广西中医专科学校，4年的医疗专业学习，成绩优秀，毕业后被分配到广西壮族自治区人民中医医院①针灸科工作。黄老师常戏称自己是"入校未出门就退休"的医生，实不尽然，他曾任广西中医学院第一附属医院副院长，在教学之余，坚持在临床医疗第一线工作，结合临床科研、带教45年。

黄老师称自己早年师从朱琏，自谦他也是朱琏的弟子。这是有些说道的。黄老师与奶奶的实际接触有些机缘巧合，年代也较晚。他与1961年毕业留校，当年年底即被学校派到南宁跟随奶奶朱琏进修深造的王登旗、韦立富不同；与1963年和他同班毕业的肖继芳也不同，肖是他们班的班长，毕业后留校，当年就被学校派来跟奶奶朱琏进修。黄鼎坚是毕业后分到广西壮族自治区人民中医医院工作了很长一段时间后，才于1976年的5月被临时指派去协助奶奶朱琏执行一项医疗任务的。

1976年对于奶奶来说是极其不平凡的一年。这一年的元月经历过针灸研究组、南宁市针灸门诊部，终于熬出了头的南宁市针灸研究所正式挂牌；3月，南宁市七·二一针灸大学创办并开学；加上许式谦由青海省中医院调入南宁市针灸研究所，韦立富也从北京"刘伯承元帅医疗组"归来（而且韦立富的工作关系随后也由广西中医学院正式转入南宁市针灸研究所）。而这一年的10月对于整个中国来说也是一个足以载入史册的一年——国家"四个现代化建设"的开年。

可以说1976年既是奶奶在广西开创新针灸学事业迎来收获的一年，同时也是忙得最不可开交的一年。因此，也才会有了1976年5月的某一天，黄鼎坚老师被中医学院派来接替因工作不能脱身的肖继芳老师，作为祖母的助手去继续执行为自治区领导针灸治疗的任务。任务交代的同时是提出了纪律要求的：凡进出朱琏老师家和那位领导家，一绝对不能告诉任何人，二是不能固定一个时间段（以领导的时间为准），三是定时向朱琏老师汇报，可以参加会诊旁听病情讨论等。如此这般，可见当时组织上对这件事的重视程度。

这件事给黄老师带来两种效应，一种是正面的，即黄老师的患者从此会辐射到自治区的高层领导人群；一种是负面的——后来还真的造成单位对他的误会，说他时常有早退，这成了当时不给他评一级工资的原因，甚至说他外出不请假，上

---

① 后曾更名"广西中医专科学校附属医院""广西中医学院附属医院"，1970年，定名为"广西中医学院第一附属医院"。

纲上线为无组织无纪律。之后，他将委屈向罗部长、王院长反映，但因评审时间已过，也就不了了之。很多年以后，直率的黄老师又一次提起此事，还有一种不甘和无奈。

但是，在我看来黄老师还有人可以倾诉就比憋在心里好，可如果今天我不说出来，恐怕朱琏的弟子都不知道，就连他们的朱琏老师——南宁市人民政府副市长也遇到过同样的尴尬。我在奶奶留下的一本活页记事本里看到过这样一行字："我为出差诊病，受到过许多非议。"任谁能想到朱琏初到广西还是"中共南宁市委常委"，几年后却被降为"中共南宁市委委员"，这其中就与她为保守党的机密，经常请假，甚至是连续几个月抑或是更长时间地脱离工作岗位而又不能说明理由的情况是有直接关系的。奶奶当年也就只能权当是组织在为自己减压罢了。

我也曾私下猜度过，各方面都那么优秀的韦立富老师工作关系在广西中医学院时，其组织问题始终得不到解决，原因一定也不简单。想来还真不是一代人面临的问题。无巧不成书，1978年的下半年又因肖继芳老师带学生下到县里开班办学无法抽身，经韦立富向陶希晋推荐，黄老师得以参加朱琏《新针灸学》第三版的修订整理工作。

依我的理解黄老师与奶奶不是经过"长期亲授"或"耳提面命"的那种弟子关系，在这方面与韦立富等人不甚一样。有书为证，说黄老师"特别推崇朱琏前辈的缓慢捻转进针手法""常用著名针灸学家朱琏前辈的经验穴'曲池透少海'以治心绞痛，以及'肩井透颈根'治疗中风偏瘫出现的患侧肩背酸重疼痛的症状，效果均较为显著"。这无疑是从诊疗方法等技术层面而言的，至于说他"还受到朱琏大师西学东渐思想的影响"，诚如黄老师自己关于"针灸理论内涵"的论述，就与奶奶在《新针灸学》阐述的针灸理论思想是不同的。此事，自有黄老师煌煌巨作在籍，当然是不容抹杀的。我说这些不是对他的弟子身份（有感于黄老师本人也已自愿认领）有什么怀疑，相反，是旨在突出黄老师有自家之长。

我向来认为区别、差别决定个体的存在，对于没有区别和差别而千篇一律的人或事，写他也无益。

2007年10月，年届90的罗立斌罗老，也是祖爷爷奶奶生前的好友，在为黄老师的《针灸临证经验集要》作序时写下这样一句："……它的面世会把'新针灸学'

推进一大步，这是我的一点儿期望。"我思忖这一定与当年黄老师作为朱琏的助手为自己针灸，以及黄老师曾经参加朱琏《新针灸学》第三版的整理工作有关。

奶奶于1978年5月18日凌晨5时40分在南宁病逝，南宁当天即组成治丧委员会并发出讣告，由于陆续接到多位领导和战友的唁电，以及奶奶任职的全国政协、卫生部、全国妇联、全国科协、中华医学会等纷纷要求敬献花圈，导致5月20日重新组成治丧委员会、二次发布讣告，将以南宁市为单位举行的追悼会升格为由自治区举行。同时，祖母生前唯一的憾事——《新针灸学》第三版最后一部分临床医案整理工作尚未完成，也成为一件牵动着包括市、自治区领导和爷爷奶奶共同的战友，以及奶奶众多的弟子们的心事，完成朱琏这一遗愿一时间成为关注、热望和期待的焦点。由此可见薛崇成、许式谦、韦立富、黄鼎坚四位当年能够列名成为朱琏《新针灸学》第三版整理工作的参与者，或多或少都有着某种身份定位上的意义。

2008年12月，《黄鼎坚针灸临证经验集要》出版，黄老师题写"陶波存阅"签名后赠我一册，令我获益颇多。之后我与黄老师有过几次邂逅，但都没有单独交谈的机会。2017年9月，在南宁明园饭店举行朱琏针灸学术研讨会暨第二期韦立富全国名老中医临证经验学习班的会场，我终于有机会与黄鼎坚、王登旗等诸位老师留下一张珍贵的合影。

黄老师的学生们总结老师的教学实践，称他具有"务实人生的信条"：低头做事，昂头做人，处处尽心，即是快事，举步踏实，便是坦途。我深以为然，同时我相信"谦虚是行远的助力器"这句话用在黄鼎坚老师身上同样是恰当的。

五、王登旗（1934—2019）

王老师，汉族，广西玉林人，曾任广西中医学院针灸教研组组长、针灸教研室主任、《广西中医药》常务编委、《广西医学》编委、广西针灸学会副会长、全国中医院校研究会理事、广西针灸学会荣誉会长，是广西中医药大学针灸学科学术带头人。

王老师是奶奶初抵广西那年，即由广西中医学院派到奶奶身边进修针灸的该校两位留校任教员中的一位（另一位是韦立富）。在那个唯成分论的时代，王老师由于家庭出身好，入党较早，在两个同时来进修的学生中又是年龄偏大的一个，也让他成为朱琏所带学生中能有机会较早跟随奶奶为中央领导人看病的助手之一。

假若说薛崇成是性格较突出的一位，那么王登旗老师就是朱琏弟子中颇有"造反精神"的一位。2011年10月下旬，我应邀去广西出席南宁市第七人民医院举办的朱琏雕像揭幕仪式暨朱琏学术思想研讨会，会议结束我应王老师之约去他府上拜访。他指着墙上悬挂的董必武书赠他的一幅书法条幅（董老自己作的一首七言绝句诗，巧的是还是当年董老与我爷爷陶希晋唱和的一首诗）和我爷爷陶希晋书赠他的一幅书法作品《录杨万里诗》，对我说："这些是我的家珍，另外还有一宝。"说着他小心翼翼地取出用纸和布包了几层的——奶奶1975年12月14日赠送他的——一本笔记本，扉页有奶奶用钢笔书写的"伟大领袖毛主席指示我们：中国应当对于人类有较大的贡献"，下书"送给王登旗同志"，在签名的旁边还钤盖了一方"朱琏"白文印。他动情地回忆着当年跟随奶奶朱琏去广州为董必武同志针灸的幸福时刻，当他说道"朱琏老师就像对待儿子一样对待我！"时，他双手紧紧地握住我的手，已是泣不成声。此情此景，又让我联想到这样一宗旧案。

王登旗曾写信给奶奶，批判奶奶，觉得自己不受奶奶重视。奶奶知道他这是在和韦立富比，就为他打圆场，解释说："可能是这件事，没有在事后向他解释清楚，他心里不痛快。"奶奶接着说："那还是带他去广州为董老治病期间发生的，有三次交接班因为他对北京医院牛福康大夫说的话有明显的错误，怕牛大夫写进病历引起误判，所以我当面批评王登旗说他说错了。事后忙也没顾上和他交流。还有王登旗在给董老指针点按时按得很痛，董老很反感，很不耐烦地要王停止点按，赶快离开。加上后来跟随董老去武汉、北京等地，又偏巧是带韦立富去的，他可能思想上一直没有想通。"许多年后，每当想起那天我"偷听"来的这番对话，我都在想奶奶可真是爱护自己的弟子啊！即便是遇到这种事也不忘护着他，而且还要从自己身上查找原因。奶奶去世40多年后，亲历王老师当面的哭诉，仍然让我为之动容。

王老师前年病逝后，他的学生范郁山、赵彩娇为他整理出版《妙手神针：王登旗针灸医案实录》，称他是"著名针灸学家朱琏先生亲传弟子"。以我之前与王老师的接触以及拜读过他的《回忆跟朱琏老师学针灸》《学习朱琏老师针刺手法的体会》《朱琏继承和发展了祖国的针灸学术》和《永远怀念朱琏老师》等几篇论文

（见《中国当代针灸专家——朱琏针灸学术思想研讨会暨广西针灸学会发展年会论文集》，2008 年 7 月），我以为关于王老师是"朱琏先生亲传弟子"之说是不容置疑的。

在我的印象里，以前广西针灸学会会长由自治区卫生厅厅长兼任的年代，许式谦、王登旗都担任过副会长；在自治区卫生厅厅长不再兼任针灸学会会长以后，韦立富被选举为首届由专家出任的广西针灸学会会长，王登旗仍为副会长。韦立富卸任后由王登旗的弟子范郁山接棒出任会长。这种以朱琏嫡传弟子和再传弟子为首接续组成的学术团队，也让南宁市针灸研究所和广西中医药大学成为名副其实的朱琏科学针灸在广西的两大重镇。

我在以上记述黄鼎坚老师时说过：黄老师是唯一参加"朱琏遗著整理编写组"而没有进入"家祭朱琏"活动的弟子。那么，王登旗老师则是进入了"家祭朱琏"活动，而没有参加"朱琏遗著整理编写组"的弟子。这其中可能并没有什么特殊的意义，但却是能帮助我自己唤起对他们记忆的参照点。

在祖母众多的嫡传弟子和再传弟子中我现在还能叫得上名字的有不少，但就不在这里一一提到他们的名字了。

欣闻在人民卫生出版社出版《朱琏与针灸》后，南宁也正准备推出《医路求索——朱琏科学针灸的发展与传承》，前者是由奶奶于 20 世纪 50 年代在北京创办的新中国第一家针灸研究所作为一项科研项目立项完成的，后者是奶奶六七十年代来广西后创办的第二家针灸研究所所长之一，也是奶奶最为得意的壮族嫡传弟子韦立富先生倾全力主编的，不由得让我倍加关注和期待。

所以，在接到约稿后，我不避浅陋，根据个人回忆和查阅材料，完成以上文字。目的就是希望借此机会向我知道的、不甚了解的、见过的，或只闻其名的，包括已经离世的朱琏的嫡传弟子以及朱琏的再传弟子们献上我崇高的敬意！你们选择针灸，旨在为人类的福祉，你们有缘和朱琏成为同事既是你们的，也是我奶奶朱琏的幸事。在我写下这些文字的过程中，我终于懂得了我的奶奶是多么地爱你们。奶奶学习针灸、研究针灸，矢志不渝地传播针灸，希望的就是让针灸医术能为更多的人解除病痛，而这一切又都是依靠你们中的像她一样选择终身献给治病救人事业的弟子们共同践行的。

抗疫之际　感谢逆行者——回忆朱琏伯母

作者：陶松林，朱琏侄子

2020 年的春天，本该是阖家团圆、举杯祝愿的幸福时刻，一场突如其来的疫情，席卷了整个中华大地。在病毒肆虐的危急关头，总书记的一声号令，全国人民总动员！万众一心，众志成城！"只要坚定信心、同舟共济、科学防治、精准施策，我们就一定能打赢疫情防控阻击战！"看着 84 岁高龄的钟南山院士来回奔走的疲惫身影，我想起了我的伯母——朱琏。她当年也如钟南山一样奔走在抗击"瘟疫"战线的前沿。

20 世纪中叶，血吸虫病曾给我国长江流域及其以南的十几个省区市的劳动人民带去深重的灾难，夺走了很多人的生命，被称为"瘟神"。随着血吸虫病这一问题日渐引起毛泽东主席等高层领导的关注，群众性的血防运动逐渐拉开了序幕，并在毛泽东主席的一再倡导下，声势不断壮大。朱琏伯母当时任中央防疫委员会办公室主任、中共中央妇女委员会执委、中医研究院副院长兼针灸研究所所长。在党中央及政府的领导下，伯母带领研究所的多名科研人员，奔赴多个省区市进行调研，发动群众从多个方面进行围歼血吸虫病防治战役，挽救了千千万万人的生命。

我是陶希晋、朱琏的亲侄子，与二老生活在一起的时间特别多。我清楚地记得，伯母朱琏曾多次与我谈起当年军民万众一心送"瘟神"、围歼血吸虫病的场景。

有人说，我们这个民族，遇事总能万众一心，"筑起新的长城"，显示了中华民族强大的凝聚力和战斗力。千万个如伯母当年一样意气风发的防疫工作者，也总能践行"夫医者，非仁爱之士不可托也；非聪明理达不可任也；非廉洁淳良不可信也"。我期待着，也坚信着，我们一定会迎来黎明胜利的曙光。

正值抗疫热情高涨的今天，溧阳市人民政府整理总结了当地在卫生防疫事业中有过突出贡献的先进个人及事迹，以激励众多逆行贡献的人们。伯母朱琏，就是他们选中的代表人物之一。

1960 年伯母跟随伯父迁到广西南宁，任中共南宁市委常委兼南宁市副市长，分管文教卫生工作。在广西南宁，伯母还是一如既往地致力开展针灸的科研、培训和治疗工作。日常不仅为当地群众、干部及领导治病，还举办了多期针灸学习班，为广西培养了一大批针灸人才。她坚持服务大众的理念，经常深入工厂、农村、部队一线开展工作，将行政工作与丰富的医学体系相结合，坚持理论联系实际，使各方面工作卓有成效。她坚持言传身教，兼任南宁市七·二一针灸大学校长，为国为民做出了应有的贡献。

为了发扬中华医学，朱琏伯母在延安跟随当地有名的老中医学习针灸，并在其后来的 30 多年里一直为针灸学的发扬光大而奋斗。为了提升中华民族的中医学水平，为了人类的幸福安康，她根据自己的临床实践，编撰了其代表著作《新针灸学》。这部著作由朱德题词、董必武作序，由人民出版社于 1951 年 3 月出版，后续也在不同的出版社不断修订再版。该著作享誉国内外，译成不同文字出版，影响深远。

1978 年 5 月 18 日，朱琏伯母因再次突发脑出血离开了我们，党和国家失去了这位著名的针灸学家。朱琏伯母用毕生的精力，为党和国家做出了重要贡献，无论是在战争年代，还是建设时期，始终"不忘初心、牢记使命"。其创立的新针灸学术思想和丰富而卓有成效的临床经验，永远是中国中医和针灸学界的宝贵财富。她用革命一生的共产主义精神，践行了"为天地立心，为生民立命，为往圣继绝学，为万世开太平"。朱琏伯母作为为石家庄革命做出重大贡献的第一位女共产党员、石门女英雄，2006 年荣获石家庄"现代十大革命名人"称号，朱琏雕像和朱琏诊所被列为文物保护单位。2019 年 10 月 28 日，国家卫健委系统和河北省委、石家庄市委等单位，在中国中医科学院针灸研究所隆重举行朱琏同志诞辰 110 周年暨朱琏针灸学术思想研讨会，中央有关部门的领导和江苏省溧阳市有关知名人士参加了纪念活动，深切缅怀了朱琏同志的一生，充分肯定了她为针灸事业所做出的突出贡献。活动反响热烈，并收集到大量的纪念文章。朱琏就是人民心中的不朽丰碑，再次高呼"针灸万岁"！

溧阳市《族群文化》杂志主编宋仁年同志，作为《人民领袖毛泽东》的编剧之一，受邀赴京参加庆祝中国共产党成立 100 周年献礼片《人民领袖毛泽东》的新闻发布会。他根据当年毛泽东主席接见朱琏伯母的相关史实材料，还专门创作了独幕室内剧《毛泽东与朱琏》，并发表于 2020 年 5 月 22 日溧阳时报（05 版）。内容翔实，基本再现了国家领导人的务实作风和朱琏伯母当年敢于探索的工作风采。剧中提出的"中西医结合，走符合中国国情的医学发展之路"的方针，以及朱琏伯母在此基础上实践的针灸"分级办班"培训和"结合多学科"发展的思路，至今还值得我们进一步深思和探索。该剧同时也再现了上一代革命者和广大卫生防疫工作者全心全意为人民服务、毫不利己、甘于奉献的精神。

再次感谢为疫情防控辛苦付出的各级工作者，感谢为中西医结合事业默默奉献的人们。在朱琏伯母诞辰110年后的今天，正值韦立富、吴海标等传承弟子们把她的针灸学术全面总结之际，也感谢他们为此所付出的辛勤汗水。他们用9年多的时间，收集整理了大量朱琏伯母在广西南宁的真实事例，激起了我对伯母的无尽追思，令我想起了在南宁街边熟悉的一砖一瓦、一花一木、潮湿的空气和鲜美的特色小吃，还有和伯父、伯母一起生活的点点滴滴。同时，我也希望他们能继续沿着朱琏伯母的足迹，努力去实践、推广、探索和提高针灸，去完成她未了之事业！

（书于 2020 年 12 月 30 日）

我邦古医术　赖尔好宣扬
——记董老对朱琏同志的勉励

作者：何莲芝，董必武夫人

去年夏天，正当我跋涉在巴山蜀水之间，突然传来噩耗，我们党的好干部、人民的好医生朱琏同志在广西南宁病逝了。多少年来，朱琏同志用她深入学习祖国针灸学的知识，为董必武同志和其他同志治疗疾病的形象，不时萦绕在我的脑际。

朱琏同志是一位精通针灸医术、积极执行毛主席关于中西医结合的政策、全心全意为人民服务的女医生。她从 1935 年加入中国共产党之日起，就勤勤恳恳地致力于革命工作和医学业务。接受她的治疗，解除了痼疾，得以重返战斗岗位的患者，不计其数。董必武同志和我有病时，就经常得到她的精心治疗，得以恢复健康。一个患过病的人，对于为他治好病的医生，总是怀着一种异常亲切和感激的心情，期望妙手回春的医者能比别人更为健康长寿，更多地治病救人，并把医术更好地传授给下一辈。出于这种心情，朱琏同志逝世的噩耗对我来讲，更是一件不愿置信的事。特别是在向"四个现代化"进军的今天，祖国医学的宝贵遗产——针灸疗法，多么需要她在实践中去继续挖掘、研究、整理和提高啊！

我沉思过去，低声朗诵着董老 1966 年年初赠给朱琏同志的两篇未发表的诗稿，忆起历历在目的往事。

我和朱琏同志相识，是 1947 的冬天，在华北解放区的石家庄。人们告诉我说，朱琏同志是我们党内最早响应毛主席关于西医学习中医号召的一个女医务工作者，也是我们党内最早运用马克思列宁主义、毛泽东思想以及近代科学知识，研究祖国医学宝贵遗产针灸疗法卓有成效的一位女大夫。当时，她担任华北人民政府卫生部和华北卫生学校的领导工作。董老是华北人民政府的领导干部之一，朱琏同志经常关心董老的身体健康。中华人民共和国成立后，董老生病时还常请她来进行针灸治疗。六十年代初，董老得了三叉神经痛的顽症，连续被折磨了几年。病发时疼痛难忍，虽经医院反复用过多种疗法，都不能取得比较稳定的疗效。1966 年年初他在广州时，三叉神经痛第三次发作了。如刀割般的剧痛，使他坐立不安，无法进食，夜间更是辗转反侧，不能入睡。当时已从中央到南宁市的朱琏同志闻讯赶来，排除了一些不合适的疗法，确定用针灸治疗的方案，并亲自细心施针。经过 20 多天有计划的针刺和艾灸，终于止住了病痛。病愈后，董老以切身体会，生动而恳切地写了题为《赠朱琏同志》的诗。他是这样写的：

"余久患三叉神经痛，剧发已二次矣。入今年又发，时在广州，请南宁市副市长朱琏同志为余针灸，二十余日而病愈。其间陶希晋同志常自南宁来电话询问治疗状况。陶朱夫妇深情妙技，均可感也，为诗纪之。老顽生病亦称顽，千里深情电话传。顽病应用顽法治，毛公耐字我知先。金针控制第三枝，二叉功能有异歧。唇吻翕张难自在，齿龈舌颚失调司。三叉神经皆服帖，口腔面颊已如常。埋针先后逾旬日，艾灸相资亦异方。一月将完病榻过，幸同针灸共消磨。累年痼疾从兹愈，聱矣安听国际歌。"

　　不久，董老又激情地写了另一首五言诗，题为《又赠朱琏同志》:"万里传针灸，能人遍市乡。随身带工具，行箧即药囊。大众皆称便，孤贫更不忘。我邦古医术，赖尔好宣扬。"

　　董老不仅热情地赞扬朱琏同志的高深医术，更重要的是对她那种科学态度，即不抱偏见，不盲目否定祖国古老医术，而且善于继承发扬其中精华部分的研究精神，给予充分的肯定。董老早就认为针灸疗法有许多优点:工具简单、疗效好、不用药、花钱不多、方便易行，应当大力推广。1948年，在华北人民政府时，董老就支持朱琏同志搞中西医结合的平山医疗实验区;新中国成立之初，董老又大力支持朱琏同志在北京创办第一个针灸研究所。勉励她要把针灸事业不断发展提高，并且培养更多针灸人才，使这门古老的祖国医学遗产能更好地服务于人民。董老还热心地为朱琏同志所著《新针灸学》第一版撰写了序言。

　　我还记得，毛泽东同志曾对朱琏同志说过:针灸不是土东西，针灸要出国，将来世界各国人民都要用它治病的。在党中央的支持下，1956年我国办起了外国医生训练班，朱琏同志第一个讲课，传授针灸技术。与此同时，朱琏同志著的《新针灸学》，也被译成数国文字。在医药卫生战线上，朱琏同志不愧是毛主席的一个好学生、好战士，她也没有辜负董老对她的期望和支持。她把古老的针灸医术用科学的方法和理论加以整理，使之普及全国并走出了国门，传播到世界。

　　朱琏同志的一生是革命的一生。她原是一位西医医生，参加革命后，就以医生职业为掩护，从事地下工作。她一方面积极进行革命活动，一方面努力学习自己的业务。四十年代初期，她在延安担任医大领导工作的时候，首先响应毛主席要西医学习中医的号召，亲自拜一位民间的针灸医生为老师，认真学习针灸。许多医务界的同志都知道，从那时起，她一直走在前列，为实现中西医结合、创造中国新医学而努力。

（发表于《人民日报》，1979-05-24 第 3 版）

我的老师是朱琏！
——开启尘封 55 年的记忆

作者：廖西川，桂林市中医医院退休针灸副主任医师，
桂林市针灸学会理事长

1962 年 7 月，经过 4 年的学习，我这个广西中医专科学校五八级的学生终于毕业了。承蒙老师错爱，我成了三个留校任教的毕业生之一。3 年内任职于学院诊断教研组和研究所文献研究室，从未想到会与针灸结下不解之缘。1965 年年中，桂林市中医院院长来南宁要人，得知我曾是桂林的考生，征求本人意见是否愿意回桂林工作，我欣然同意到桂林市中医院工作。一到医院我就被分配到针灸科。当时的中医各科中，针灸科不被看好，因为许多医院把上了年纪，不能值班的护士都往针灸科、理疗科安排，大学毕业生去搞针灸，总有"低就"之感，不像凭三个指头和一个枕头就能开方的中医内科、妇科医生那样洒脱，受人敬重（针灸行业热火起来是在墙内开花墙外红，世界范围针灸热兴起之后的事）。

到医院上班不久，医院就接获了朱琏老师办班的通知。于是，从南宁调回桂林不久的我，马上折返南宁，参加广西首届针灸师资进修班。那时，我 25 岁。师资进修班就在北宁街南宁市针灸门诊部，外地学员吃住都在此，睡的是架子床。北宁街虽是一条小巷，却地处繁华的闹市区，旁边有百货大楼、朝阳广场、文化宫，生活十分方便。

朱琏老师给人的第一印象就是戴着一副眼镜，和善、慈祥的面孔，讲话不紧不慢。西医出身的她，对针灸的传承大有独特之处，对每个穴位的解剖位置特别熟悉，强调缓慢进针法，运用抑制手法或兴奋手法达到治病的目的。她鼓励我们要勤练手法，只要功夫深，铁杵磨成针！如果能将我们上课用的书慢慢捻进，穿透过去而针身不弯，那就表现出不凡的能力和熟练的手法了。学员们都十分努力，我为了体验透穴的不同穴位感受，就曾经从内关进针，毫针从外关破皮而出。她的缓慢捻进法要求针感出现在不同的层次，有的病症在扎入比较浅时，就能产生较好的效

果。为了让我们掌握弱刺激和强刺激的不同手法，要求我们练针时，在针尾穿一段细小的竹签或一根废针，凡捻转幅度在 90° 以内，属弱刺激，起兴奋的作用，用于体虚的病症，而捻转幅度大于 180°，甚至大于 360°，让针尾的竹签不停地旋转的，那就是强刺激了，用于急性炎症和痛势较剧的病症，这样直观的方法易懂易学。

朱琏老师讲课中不时穿插一些有关古代医生行医的生动故事给我们听，给我印象很深的一个故事是这样的：

有位贵族千金小姐因赶着出嫁，日夜不停地绣嫁衣，导致双手疼痛，不能动弹，请了几位大夫，用了多种方法都不见效，后来却被名医叶天士用一种特殊方法治好了。他在客厅中央安放一张板凳，让小姐高高地站在上面，两旁各站立一位男仆，并叫男仆准备听从他的指令。然后叫来全家老小，男男女女围观在旁。气氛严肃紧张，只见他示意两位男仆，一声令下："脱裤子！"男仆从两边上前，就要去扯脱小姐穿的裤子。小姐花容失色，惊叫一声，两只手本能地去抓护裤子——僵硬多日的手终于可以活动了。

这个故事完全可以编入类似《神医喜来乐》这样的影视剧中，它告诉我们当医生应有的智慧。

这届针灸师资进修班从时间来看，从 1965 年 8 月持续到 1966 年的 7 月，也许不是朱琏老师办班时间最长的一次，但和现在一些急功近利的办班风气相比，绝对是够长的了。其中原因既和朱琏老师工作忙，有时还需赴外省给首长治疗有关，也和中间要过一个传统的重要节日——春节有关，以及一些其他的原因。尽管有各种因素对这个班产生过一些影响，但朱琏老师依然尽全力办好这届针灸师资进修班。除了理论课外，也让我们有机会去实践。记得当时我们分组下乡，去南宁市郊，当时我去的是五塘乡（公社）。在那里既用学到的技术为贫下中农针灸，也尝试了当"师资"的感受——为当地培训了一批不脱产的赤脚医生。当时的农村条件较差，长条板凳既用来给学员坐着上课，也用来让学员躺下互相扎针练习，穴位只讲常用的二三十个。回到北宁街后，朱琏老师还要求大家汇报各自的经历和收获。我在汇报时讲了一些生动的事例，惹得众学友和朱琏老师都笑了。但在说到有赤脚医生偷我们带去的针灸用品（毫针）时，朱琏老师说爱读书的人偷书不算偷，爱针灸的人偷针也不算偷！顿时让我对这位宽厚慈祥的老太太肃然起敬。

在培训期间得知朱琏老师赴广州出差是为董必武同志针灸时，不由想到，包括朱德、董必武在内的国家领导人都这么信任、尊重朱琏老师，都这么关注、支持针灸医学的发展（后来还知道毛主席也非常关心和支持针灸医学的发展），我们这些朱琏老师的学生又有什么理由不巩固专业思想、坚定信念来继承和发扬朱琏老师为之献身的针灸事业呢？！

总之，在刚踏入针灸门槛的时候，在北宁街那段日子里，我能参加广西首届针灸师资进修班，聆听朱琏老师的教诲，不但学到医术，也学到了医德，奠定了我的人生轨迹，真是三生有幸啊！

回想起敬爱的朱琏老师，您离开我们已多年了。虽说不知道其他学员的情况，但我相信有您当年的教诲，大家都会在各自的工作岗位上做出应有的奉献。作为您的学生，理应向您汇报了。

既然是广西首届针灸师资进修班，那就应从针灸和师资两个方面来说吧。从北宁街回来之后，我就一直与小小银针为伴，除"文革"期间有过些许时间的耽误外，基本没有间断，退休之后也利用开办诊所的形式继续为人民服务，屈指一算，50多年了！我接诊的病友当中，既有本地的群众，也有来自港、台地区的同胞和来自各国的外宾。自从海峡两岸"三通"之后，一批批台湾同胞来到桂林，他们在桂林期间不忘寻医问药，体验岐黄之术的奥妙。有位70多岁的老太太，中风后半身不遂，在我给她针灸治疗期间，能够离开坐了好几年的轮椅，从四楼慢慢走下楼去，高兴得不得了。有位日本友人，每次到桂林，都要找上门来做针灸推拿。这些案例都在报纸上进行了宣传报道。有一年，澳大利亚外交部长海登先生访华，因患单侧耳鸣，在外事工作之余，从北京、西安、桂林、广州一路走来，进行了接力式的针灸治疗。

在我的临床医疗工作中，我从没有忘记朱琏老师您传授的医理医术。例如，我用强刺激抑制的手法，治疗因肾结石绞痛的患者，西药盐酸哌替啶无法止痛，结果针灸抑制法就控制住了。一位我初中班的同学60多岁时，得了单纯性阑尾炎，因血压高不能做手术，我用抑制法2个疗程把他治好了，每次同学聚会，他都不忘夸奖几句针灸的奇妙。

在北宁街学习时，我就知道了您在临床医疗实践中，发现并命名了一批新穴位，其中就有含"建设社会主义"六个字命名的穴位，我在临床上用得最多的是位于臀部的"新建穴"和颈项部的"新设穴"，效果都挺不错。

改革开放之后，随着这门中华古老的医术在世界范围内越来越红火，作为国内首批开放的旅游城市，桂林接待了一批批来自发达国家的游客，他们在饱览山水之美后，特别喜欢来参观针灸科，尤以瑞典、法国、以色列的外宾居多。我热情地接待了他们，还经常举行现场座谈会，回答他们感兴趣的问题，宣传针灸的历史和作用。

在针灸医疗生涯中，特别要向您汇报参加援外医疗队的经历。自 20 世纪 60 年代开始，中国向非洲和中东一些贫困国家派出了几十支援外医疗队。广西是负责位于非洲西部的尼日尔共和国，每批医疗队配备的医技人员绝大部分都是西医，唯独的中医就是针灸医生，这种现象的本身就彰显了针灸疗法的优点。诚如您在讲课时提到的，针灸就是简便易行嘛！我曾参加了 1986 年至 1988 年广西第六批援尼日尔医疗队，十分凑巧的是，我是和您的嫡传弟子韦立富医师同一批出国的，他分在首都医院，我在马拉迪省医院。

在非洲度过的 700 多个日日夜夜使我终生难忘，那里地处撒哈拉沙漠以南，气候干旱炎热，传染病肆虐，我们 16 名队员中，有 8 人罹患过疟疾，我就是其中之一。针灸室仅 3 张治疗床，每天我独自一人要接诊 60 多位患者，诊床不够，就让患者坐在条凳上或室外沙子地上靠着树干扎针。有一位患者患有遗尿症，有段时间，晚上还得上他家出诊。条件虽说艰苦，使命光荣承担，驻外使馆的领导称我们是穿着白大褂的外交使节，比他们接触的当地民众更广泛，这种潜移默化的作用不可低估！

从医疗队回来之后，我又 2 次跟随卫生局和医院领导分别赴日本和意大利考察访问，洽谈合作项目，即便是 2000 年退休之后，我还 3 次赴马来西亚进行临床学术交流和讲学。小小银针传友谊，您解放之初就将针灸医学传授给当时的苏联专家。我们一代一代的针灸人，有义务继续把它传播到海外去。

说到针灸师资和教学方面，还得向您多汇报一些事项。退休之前，我在桂林市中医医院针灸科上班期间，分别带教过来自瑞典、澳大利亚和德国的学员，我们克服了语言方面的障碍，连比带画，重在实践操作，让他们学有所成。至于来自宝岛台湾的学员，完全没有语言障碍，大多能够熟练掌握针灸临床操作技术。有位姓沈的先生，学成回到台中之后，连他的西医朋友都介绍患者上他家做针灸。

桂林市针灸学会成立之后，我长期担任学会负责人，除了组织会员开展学术活动之外，在如何向群众进行科普宣传方面也做了一些工作。当初在面向社会开办针灸推拿培训班时，学会内一些同行心存疑虑，担心这样做会不会培养出一些不负责任的"江湖医生"来？会不会造成医疗秩序混乱，甚至发生医疗事故？我想起了您在师资班讲课时提到的针灸疗法的优点可以用"多、快、好、省、易"五个字来概括，其中的"易"就是易学易用，易于推广。我还想起在南宁市郊的五塘，我们这些师资班的学员把您讲的内容"现炒现卖"，不也培养出一批没有什么基础、文化程度不高的不脱产卫生员来了吗？于是，我力排众议，把学会开办的针灸推拿培训班一期一期、一年一年地办下来，影响很大，长盛不衰。

事实证明成效不错。1981年首期培训班的三十几位学员中，有两人来自基层卫生机构，后分别去到英国、日本合法行医；有位歌舞团的小提琴师学习完针灸后，通过自身不断努力，在加拿大考上了当地认可的行医许可证；还有一位护士出身的学员，不但成长为副主任医师，后来还担任了这个培训班的老师！自1998年以后，直到现在已办了近70期，学员逾2000多人，他们当中既有基层医疗机构人员，也有西医的外科、妇产科医师，既有为养生保健需求而来的，也有对针灸有浓厚兴趣，且有一定家庭渊源的爱好者。

近几年来，国家出台了一系列关于发展中医事业的利好政策，让一些由于各种原因未能进入中医药高等学府的人员，可以通过师承，或确有专长的考试考核走上继承发扬祖国医药学的康庄大道！当初，您培训出来的这些"师资"们，正在这项承前启后的事业中发挥应有的作用。

敬爱的朱琏老师，50多年来，我虽然在针灸临床医疗和教学当中做了一些工作，但比起当上了广西名医、全国名医的同学，比起许多针灸界的后起之秀，我所做的一切微不足道，十分汗颜。"一日为师，终身为父"，师恩难忘，我取得的成绩，应归功于您！我的平庸之处，只能自责！

敬爱的朱琏老师，可以告慰您的是，您和您的学生们毕生为之奋斗的针灸事业早已不是什么"冷门"，"墙内开花墙外红"这句话也已过时，国内外从事和研究针灸医学的队伍不断发展壮大，针灸流派百花齐放，针灸的明天必定更美好！

（书于2021年8月1日）

参考文献

[1] 朱琏.新针灸学 [M].南宁：广西科学技术出版社，2008.

[2] 中国法学会董必武法学思想研究会.缅怀陶希晋 [M].北京：中央文献出版社，2011.

[3] 廖铁星，韦立富.韦立富：金针度人 [M].北京：中国中医药出版社，2011.

[4] 张立剑.朱琏与针灸 [M].北京：人民卫生出版社，2015.

[5] 韦立富，岳进，潘小霞.针灸治验：桂派中医大师韦立富学术经验集 [M].北京：中国中医药出版社，2017.

附　录

一、朱琏生平大事年表

1. 1909 年 12 月 24 日，出生于江苏溧阳县南渡镇，祖籍安徽。

2. 1925 年（16 岁），高小毕业。

3. 1926 年（17 岁），考进苏州志华产科学院。

4. 1930 年（21 岁），苏州志华产科学院毕业，担任上海普善医院产科主任、司药主任。

5. 1931 年（22 岁），许闻天牵线，与陶希晋结为夫妻，到安徽明光镇（现明光市）当中学校医和兼课教员。

6. 1932 年 10 月（23 岁），到石家庄，在正太铁路医院当医生。

7. 1935 年冬（26 岁），经刘汉平（原北平市委组织部长）介绍，加入中国共产党。

8. 1936 年（27 岁），辞去正太铁路医院医生职务，自开诊所，朱琏诊所在石家庄西横街爱华里 1 号开业，党组织交给朱琏的任务：搞好医务工作，扩大朱琏诊所的社会影响，掩护党的工作，并利用看病宣传党的主张，发动群众参加抗日救国运动，组织抗日团体，搞好统一战线工作。任石门《正言报》医药卫生副刊和《华北民报》妇女副刊的主编。

9. 1937 年（28 岁），七七事变爆发后，担任妇女抗日救国会会长。9 月下旬，离开石家庄，到山西太行山参加正太铁路工人游击队，开始戎马生涯。不久，正太铁路工人游击队并入八路军一二九师，受刘伯承师长任命为卫生部副部长兼野战医院院长。

10. 1939 年冬（30 岁），在行军中被马踢伤，转到延安马列学院学习。

11. 1940 年（31 岁），到延安，任中国医科大学副校长、代理校长。第十八集团军总卫生部门诊部主任。

12. 1944 年（35 岁），在延安，参加陕甘宁边区文教工作会议，聆听毛主席的讲话，积极响应"西医要学习中医""中医要科学化""中西医要团结合作"号召，拜老中医任作田先生为师，学习针灸。

13. 1945 年（36 岁），任晋冀鲁豫边区政府卫生局局长兼边区医院院长。

14. 1948 年（39 岁），2 月，在华北人民政府主席董必武的支持下，在华北平山县创办华北卫生学校并任校长。冬季，来到北平，担任中央卫生部妇幼卫生司副司长、中央防疫委员会办公室主任。

15. 1951 年 3 月（42 岁），编著《新针灸学》，由人民出版社出版发行。董必武亲自为该书写序言。倡导成立中央卫生部针灸疗法实验所并兼任所长。

16. 1954 年 10 月（45 岁），修改《新针灸学》，由人民卫生出版社再版发行。

17. 1955 年，任卫生部中医研究院副院长，兼针灸研究所所长。

18. 1958 年（49 岁），《新针灸学》译成朝鲜文在朝鲜出版。

19. 1959 年（50 岁），《新针灸学》译成俄文在苏联莫斯科出版。

20. 1960 年 10 月（51 岁），随爱人陶希晋到广西南宁，任中共南宁市委常委兼南宁市副市长。

21. 1961 年 9 月（52 岁），创办南宁市针灸研究组并担任组长，地址在南宁市北宁街 7 号，成为当时广西独一无二的针灸研究机构。受广西卫生厅委托开办了首期广西针灸培训班；为广西西医学习中医班的学员们举办针灸专题讲座；为南宁市举办了第一期针灸培训班，以后至 1964 年每年举办一期，每期 3 个月。

22. 1965 年（56 岁），举办广西首届针灸师资进修班。

23. 1966 年（57 岁），在广州、武汉、北京等地，为国家副主席董必武同志进行诊疗。董必武同志赠朱琏同志五言词一首："万里传针灸，能人遍市乡。随身带工具，行筐即药囊。大众皆称便，孤贫更不忘。我邦古医术，赖尔好宣扬。"并撰诗文一篇。

24. 1969 年 4 月（60 岁），在南宁空七军招待所为部队举办了一期航空医生针灸学习班。

25. 1970 年（61 岁），为空军雷达部队、高炮部队和桂林空军医院的军医、卫生员举办一期针灸学习班。在桂林空军医院举办中南地区空军针灸学习班，为期 3 个月。

26. 1971 年（62 岁），为广西军区后勤部举办一期针灸学习班，为期 6 个多月。

27. 1976 年（67 岁），元旦，南宁市针灸研究所正式挂牌成立。朱琏副市长兼任所长。3 月，全国第一所针灸大学，即南宁市七·二一针灸大学第一期学员开班上课。朱琏兼任校长。此后，连续 4 年招收学员，每年 1 期。

28. 1978 年（69 岁），1 月份突发脑出血。经市委决定，即刻成立医疗抢救小组，1 个多月后出院回家，继续投入《新针灸学》第三版书稿的修改工作中；5 月 18 日上午，再次出现脑血管破裂，大面积出血，经全力抢救无效，与世长辞，终年 69 岁。

二、朱琏在广西 18 年来各级针灸培训的情况汇总

1. 广西第一期针灸培训班

承办单位：广西卫生厅

时间：1960 年 10 月至 1961 年 3 月

学员：广西各医疗单位推选的医疗骨干

2. 广西首届西医学习中医班

承办单位：广西卫生厅、广西中医专科学校

时间：1961 年 7 月 20 日至 29 日

地点：葛麻岭广西中医专科学校大教室

主讲：朱琏（共做了 5 个下午的针灸专题报告）

学员：共 45 名

3. 广西第二期针灸培训班暨桂林地区针灸培训班

承办单位：广西卫生厅、桂林市卫生局

第一期：1961 年 8 月至 9 月，学员共 28 名

第二期：1961 年 9 月至 11 月，学员共 65 名左右

4. 南宁市第一期针灸培训班

承办单位：南宁市卫生局

时间：1961 年 12 月 12 日至 1962 年 3 月 19 日

针灸课程：朱琏副市长亲自授课

　　协助讲课：韦立富、刘显奇

　　其他课程：中医基础理论由广西中医学院林沛湘老师授课，政治课由南宁市党校王立镇老师负责讲授

　　学员：共 35 名

　　5. 南宁市第二期针灸培训班暨广西第三期针灸培训班

　　承办单位：广西卫生厅、南宁市卫生局

　　时间：1962 年 12 月 12 日至 1963 年 3 月 20 日

　　针灸课程：朱琏副市长亲自授课

　　协助讲课：韦立富、刘显奇

　　其他课程：中医基础理论、政治课由广西中医学院和南宁市党校老师讲授

　　学员：共 42 名

　　6. 五塘农业科学试验区针灸培训班

　　承办单位：南宁市五塘农业科学试验区医务所（农天贵、莫医生）

　　时间：1964 年 3 月 1 日至 5 月 10 日

　　针灸课程：朱琏副市长亲自授课

　　辅导带教：韦立富、王登旗

　　学员：共 30 名

　　7. 广西首届针灸师资进修班

　　承办单位：南宁市针灸门诊部

　　时间：1965 年 8 月至 1966 年 1 月 8 日，1966 年 5 月 23 日至 1966 年 7 月 8 日，共 6 个月

　　地点：南宁市人委会议室，当阳街 76 号南宁市中医药研究所楼上

　　针灸课程：朱琏副市长亲自授课 93 课时

　　辅导员：韦立富、王登旗、肖继芳，讲课 13 课时

　　其他课程：中医基础理论、政治课，由广西中医学院和南宁市党校有关老师负责讲授

　　学员：来自广西各地、市、县的医疗、教学、农村、工矿、基层医疗单位的医务人员，针灸爱好人士共 45 名（3 名旁听生）

8. 新针疗法治疗聋哑学习班

承办单位：南宁市红十字会医院

时间：1969 年 2 月 24 日至 3 月 14 日

地点：南宁市红十字会医院大礼堂

主讲：朱琏（连续做了 6 个下午的针灸专题讲座）

学员：广西全区地方部队军民 60 多人

9. 航医针灸学习班

承办单位：广西空七军

时间：1969 年 4 月 26 日至 5 月 28 日

地点：空七军招待所礼堂

主讲：朱琏

辅导、带教实习：韦立富

学员：共 9 名航空医生

10. 吴圩飞行基地针灸推广班

承办单位：吴圩机场 54 大队飞行员基地

时间：1969 年 6 月 2 日至 7 月 28 日

地点：吴圩机场 54 大队飞行员基地医务室

主讲、带教实习及诊治：韦立富

学员：吴圩机场 54 大队飞行员、基地医务室人员及参加治疗飞行员 80 人左右

11. 空七军高炮部队针灸学习班

时间：1970 年 3 月 9 日至 7 月 17 日

地点：南宁市民权路 104 号朱琏老师家中客厅

主讲：朱琏、陶希晋（马克思主义唯物辩证法）

学员：共 4 名高炮部队医务人员

12. 中南地区空军针灸学习班

承办单位：空七军司令部、桂林空军疗养院

时间：1970 年 8 月 10 日至 11 月 29 日

地点：桂林空军疗养院食堂

主讲：韦立富、朱琏

辅导员：于万成、刘光泗、王志明、蔡永强、梁军

学员：中南地区空军各部队医务人员共 42 名

13. 广西军区后勤部针灸学习班

承办单位：广西军区后勤部

时间：1971 年 9 月 1 日至 1972 年 3 月 15 日

地点：南宁市民权路 104 号朱琏老师家中客厅

主讲：朱琏

辅导带教：韦立富

其他：陶希晋主讲马克思主义唯物辩证法，薛崇成介绍神经系统基本知识

学员名单：军区 303 医院直属门诊部医师 10 人

14. 广西医学院西医学习中医班

承办单位：广西医学院

时间：1971 年 8 月 13 日至 26 日

地点：广西医学院大礼堂

主讲：朱琏（共做了 5 个半天的针灸专题报告）

学员：学员及与会听众大约 200 名

15. 南宁市七·二一医科大学内儿班

承办单位：南宁市卫生局

时间：1975 年 5 月 29 日

地点：南宁市第一人民医院礼堂

主讲：朱琏（做针灸专题报告）

学员：学员及与会听众大约 50 名

16. 南宁市七·二一针灸大学学习班

承办单位：南宁市针灸研究所

地点：南宁市中山路针灸大学

（1）第一期

时间：1976 年 3 月 5 日至 1977 年 4 月 29 日

主讲：朱琏

辅助带教：许式谦、韦立富

其他：王辑平、苏老师（政治课）

学员：共 52 名

（2）第二期

时间：1978 年 2 月 10 日至 8 月 22 日

负责人：帅尚梓、陆丹

主讲及带教：罗成菊、许式谦、韦立富

学员：共 40 名

（3）第三期

时间：1979 年 4 月 11 日至 7 月 30 日

主讲及带教：罗成菊、韦立富、许式谦，钟文珍教授负责解剖课

学员：共 32 名

（4）第四期

时间：1980 年 5 月 6 日至 8 月 13 日

主讲及带教：罗成菊、韦立富、许式谦

学员：共 26 名

三、朱琏针灸流派建设情况

（一）朱琏针灸国际研究二级基地规模及代表（按建设先后排序）

1.南宁市邕宁区中医院，传承代表：尹建平。

2.陆川县中医院，传承代表：罗聪。

3.凭祥市中医院，传承代表：粟春生、何金石。

4.南丹县中医院，传承代表：潘明甫。

5.宾阳县中医院，传承代表：谢伯奋。

6.天等县中医院，传承代表：林文。

7.梧州市中西医结合医院，传承代表：刘燊霞。

8.上林县中医院，传承代表：韦春宇。

9.宁明县中医院，传承代表：邬红梅。

10.广东省南海经济开发区人民医院，总院下分 3 个院区：

小塘院区，传承代表：刘忠毅。

官窑院区，传承代表：刘俊波。

松岗院区，传承代表：黄志毅。

11.马来西亚中医师暨针灸联合总会（医总），传承代表：黄保民、陈易德、陈高銮等。

12.波兰格鲁琼兹地区专家医院、中医针灸康复治疗中心。

注：二级基地传承人统一定为朱琏针灸第四代传承代表，目前总共有 16 名。

（另附）非基地传承，韦立富的其他带徒：

北京针灸研究所附属针灸医院带徒 2 名：吴鹏、霍金。

广西医科大学第一附属医院带徒 1 名：吴新贵。

（二）朱琏针灸流派研究课题汇总（按时间先后排序）

1.无痛消化内镜检查术中针药复合麻醉方案的优化研究，负责人：陈永斌，2013 年 1 月至 2016 年 6 月。

2.朱琏针刺兴奋法对缺血缺氧性脑损伤幼鼠的实验研究，负责人：潘小霞，2013 年 6 月至 2016 年 5 月。

3.朱琏指针点按疗法在中风偏瘫临床护理中的应用研究，负责人：黄允香，2014 年 1 月至 2016 年 12 月。

4.朱琏抑制二型针刺手法干预神经根型颈椎病的临床应用研究，负责人：李季，2015 年 6 月至 2017 年 8 月。

5.朱琏安全留针法治疗颈源性眩晕的临床应用研究，负责人：林文，2015 年 1 月至 2017 年 12 月。

6.朱琏针刺抑制法 Ⅱ 型配合旋提手法治疗颈动脉型颈椎病的临床疗效观察，负责人：罗聪，2015 年 1 月至 2017 年 12 月。

7.朱琏针灸治疗项痹病的诊疗方案的优化与应用推广研究，负责人：李绪贵，

2016 年 1 月至 2016 年 12 月。

8. 朱琏针法结合温任调俞法对排卵障碍性不孕症的临床研究，负责人：李季，2016 年 1 月至 2017 年 12 月。

9. 朱琏抑制 2 型针法结合放血治疗颈背部肌筋膜炎的临床研究，负责人：吴海标，2016 年 1 月至 2018 年 12 月。

10. 朱琏针灸推广成效评价研究，负责人：黄科，2017 年 1 月至 2017 年 12 月。

11. 朱琏针灸疗法调控 2 型糖尿病患者糖化血红蛋白优化方案的临床研究，负责人：潘小霞，2016 年 1 月至 2019 年 12 月。

12. 穴位埋线对改善戒烟后烟草戒断症状的临床研究，负责人：何玮，2016 年 1 月至 2019 年 12 月。

13. 穴位埋线改善戒烟后烟草依赖的对照研究，负责人：黎宏颖，2016 年 1 月至 2019 年 12 月。

14. 朱琏针刺手法对急性脑梗死患者炎症因子及生活质量的影响，负责人：黎芳，2016 年 1 月至 2020 年 12 月。

15. 朱琏兴奋针法治疗中风肩手综合征的临床研究，负责人：莫智珍，2016 年 7 月至 2019 年 12 月。

16. 基于朱琏针灸特色的面瘫病诊疗方案的优化研究，负责人：陈永斌，2016 年 8 月至 2020 年 12 月。

17. 基于项痹病对朱琏新设穴的腧穴功能及针刺安全性研究，负责人：陈永斌，2017 年 1 月至 2019 年 12 月。

18. 朱琏指针点按疗法对中风吞咽困难临床护理中的应用研究，负责人：莫永兰、欧清香，2017 年 1 月至 2020 年 12 月。

19. 朱琏针灸抑制 II 型手法配合温灸治疗腰椎间盘突出症临床观察，负责人：刘忠毅，2019 年 1 月至 2020 年 12 月。

20. 基于 VFSS 观察朱琏针灸治疗脑卒中吞咽障碍的临床观察，负责人：邓贵，2019 年 1 月至 2020 年 12 月。

21. 朱琏指针点按疗法配合艾灸在中风睡眠障碍中的应用研究，负责人：肖愉枝，2019 年 1 月至 2021 年 12 月。

22.朱琏针灸兴奋法联合足反射区按摩在中风偏瘫中的应用研究，负责人：黄志毅，2020 年 1 月至 2021 年 12 月。

23.采用朱琏抑制Ⅱ型手法配合拔罐治疗椎动脉型颈椎病的临床观察，负责人：崔结美，2020 年 1 月至 2021 年 12 月。

24.朱琏针法联合清肝怡神法治疗便秘型肠易激综合征的规范化研究，负责人：陈春华，2020 年 1 月至 2022 年 12 月。

25.朱琏针灸结合巨刺法治疗顽固周围性面瘫的临床研究，负责人：陈永斌，2020 年 1 月至 2022 年 12 月。

26.南宁与东盟区针灸人才现状的调查研究，负责人：莫智珍，2020 年 6 月至 11 月。

27.朱琏针灸发展状况及发展对策研究，负责人：黎海娜，2020 年 7 月至 2023 年 6 月。

四、朱琏针灸流派相关已发表论文目录

［1］吴海标，韦立富 . 韦立富治疗痉挛性斜颈临证经验总结［J］. 中国针灸，2021，41（5）：537–540.

［2］崔结美 . 朱琏针灸配合张力法治疗脑卒中后上肢痉挛的临床研究［J］. 实用中西医结合临床，2020，20（3）：149–151.

［3］黎芳 . 不同时间窗应用朱琏针刺手法治疗急性脑梗死疗效观察［J］. 反射疗法与康复医学，2020，29（6）：11–12.

［4］邓贵 . 朱琏针灸兴奋Ⅱ型疗法治疗脑卒中吞咽障碍的临床观察［J］. 中国民间疗法，2020，28（6）：29–30.

［5］刘忠毅，崔结美，曾雨飞，等 . 朱琏针灸抑制Ⅱ型手法配合温灸治疗腰椎间盘突出症临床观察［J］. 实用中医药杂志，2020，36（1）：106–107.

［6］邓贵，潘小霞，刘俊波，等 . 朱琏针灸治疗 Bell's 麻痹急性期疗效观察［J］. 中医临床研究，2020，12（5）：66–69.

［7］黄志毅，麦璧连 . 朱琏抑制Ⅱ型针法配合旋提手法治疗神经根型颈椎病的临床疗效分析［J］. 反射疗法与康复医学，2020，29（14）：28–30.

［8］刘忠毅，崔结美.朱琏针灸配合揿针治疗面神经麻痹的临床研究［J］.中医外治杂志，2020，29（4）：53-55.

［9］莫智珍，陈明明，吴新贵，等.朱琏兴奋法联合康复治疗中风后肩手综合征临床观察［J］.中国民族民间医药，2020，29（2）：84-87.

［10］何玮，黎宏颖.朱琏抑制Ⅱ型手法治疗烟草依赖症状的临床观察［J］.中国民间疗法，2020，28（21）：51-53.

［11］贺彩，范郁山.范郁山朱琏针法发挥［J］.中医药导报，2020，26（13）：185-186，198.

［12］岳进，易蕾，方誉，等.朱琏针法对肥胖型多囊卵巢综合征患者性激素和代谢水平及卵巢形态和功能的影响［J］.广西医学，2020，42（21）：2759-2763.

［13］唐莫玲.朱琏Ⅱ型兴奋针法治疗肾虚型月经后期的临床研究［D］.广西中医药大学，2020.

［14］陈永斌，吴海标，何玮，等.针刺新设穴治疗神经根型颈椎病颈痛即时镇痛效果的临床观察［J］.中医外治杂志，2019，28（3）：49-50.

［15］刘洪娟，易蕾，岳进，等.朱琏针法治疗肥胖型多囊卵巢综合征的疗效及对患者生活质量的影响［J］.中华全科医学，2019，17（4）：601-604.

［16］陈永斌，黄尚飞，方凯，等.应用CT测量项痹病患者新设穴针刺安全深度研究［J］.山西中医，2019，35（4）：47-48.

［17］曾雨飞.朱琏针灸治疗腰椎间盘突出症60例临床效果观察［J］.中医临床研究，2019，11（5）：100-102.

［18］陈永斌，潘小霞，吴海标，等.项痹病（神经根型颈椎病）患者朱琏新设穴反应点特征研究［J］.湖南中医杂志，2019，35（11）：69-70.

［19］刘忠毅.朱琏针灸抑制Ⅱ型手法治疗腰椎骨性关节炎的临床观察［J］.数理医药学杂志，2019，32（4）：482-484.

［20］崔结美.朱琏针灸配合张力法治疗脑卒中后下肢痉挛的临床疗效［J］.内蒙古中医药，2019，38（7）：120-121.

［21］莫智珍，岳进，陈明明，等.朱琏兴奋针法联合耳尖放血辅助治疗小儿风热型外感发热40例临床观察［J］.江苏中医药，2018，50（2）：57-59.

［22］李季，陈丽容，吴海标，等.朱琏抑制Ⅱ型针刺手法治疗神经根型颈椎病 60 例临床观察［J］.湖南中医杂志，2018，34（1）：78-79.

［23］崔结美，刘忠毅.朱琏针灸抑制Ⅱ型手法治疗神经根型颈椎病的临床研究［J］.实用中西医结合临床，2018，18（7）：137-139.

［24］廖华薇.特定取穴使用朱琏抑制Ⅱ型手法治疗脑卒中后肢体痉挛 50 例［J］.中医外治杂志，2018，27（4）：45.

［25］陈丽容，李季，潘小霞，等.朱琏针法结合温任调督法治疗排卵障碍性不孕症 35 例总结［J］.湖南中医杂志，2018，34（2）：79-80，97.

［26］廖华薇，朱丹丹.特定取穴使用朱琏抑制Ⅱ型针法对脑卒中后肢体痉挛患者运动功能临床观察［J］.辽宁中医药大学学报，2018，20（8）：133-135.

［27］廖华薇.特定取穴使用朱琏抑制Ⅱ型针法对脑卒中后肢体痉挛患者的疗效观察［J］.中医外治杂志，2018，27（5）：37-39.

［28］林文，韦光业.朱琏安全留针法治疗颈性眩晕临床研究［J］.实用中医药杂志，2018，34（4）：479-480.

［29］吴海标.朱琏抑制Ⅱ型针法结合刺络放血疗法治疗颈背肌筋膜炎 30 例［J］.现代医学与健康研究，2018（12）：145-146.

［30］黄允香，莫永兰，何云峰，等.朱琏指针点按疗法联合自我管理模式在中风偏瘫患者中的应用研究［J］.护士进修杂志，2017，32（13）：1212-1215.

［31］郑法文，潘小霞，陈望龙，等.朱琏兴奋法一型手法针刺治疗产后尿潴留临床疗效观察［J］.针灸推拿医学（英文版），2017，15（4）：300-304.

［32］黄允香.朱琏指针点按疗法对中风偏瘫患者循经感传效应的影响［J］.河南中医，2017，37（11）：2029-2031.

［33］郑法文，潘小霞，陈丽容，等.朱琏针刺兴奋法治疗肌张力低下型脑性瘫痪临床研究［J］.上海针灸杂志，2017，36（3）：273-275.

［34］郑法文，黄卫强，吴海标.朱琏抑制型针刺手法结合灸法治疗肱骨外上髁炎 87 例［J］.中国民间疗法，2017，25（7）：21-22.

［35］李季，陈丽容，黄彩荣，等.朱琏针法配合温任调俞法治疗排卵障碍性不孕症疗效观察［J］.上海针灸杂志，2017，36（10）：1224-1228.

［36］莫智珍，岳运青，岳进．朱琏抑制针法治疗膝关节骨性关节炎60例疗效观察［J］．现代养生（下半月版），2017（6）：31-32.

［37］郑法文，吴子明，马景桐，等．针刺兴奋法治疗脑卒中假性延髓麻痹吞咽障碍临床观察［J］．上海针灸杂志，2017，36（6）：668-672.

［38］吴海标．韦立富针灸治疗小儿遗尿症经验［J］．医药前沿，2017，7（12）：337-338.

［39］吴海标．韦立富针灸治疗小儿多发性抽动—秽语综合症经验［J］．医药前沿，2017，7（13）：343.

［40］郑法文，潘小霞，陈丽容，等．朱琏针刺兴奋法对缺血缺氧性脑损伤幼鼠的保护作用［J］．针灸临床杂志，2016，32（4）：81-83.

［41］陈丽容，潘小霞，陈明明，等．朱琏针刺兴奋法对缺血缺氧性脑损伤幼鼠脑组织氧化应激的影响［J］．国际中医中药杂志，2016，38（3）：238-241.

［42］黄允香．中风偏瘫患者家属对朱琏指针点按疗法认知程度的调查分析［J］．护理实践与研究，2016，13（10）：71-73.

［43］岳进，曾珊，马玲，等．朱琏兴奋手法对不同证型周围性面瘫疗效的影响［J］．中医外治杂志，2016，25（6）：47-49.

［44］陈明明，潘小霞，郑法文，等．朱琏针刺兴奋法对缺血缺氧性脑损伤幼鼠神经细胞凋亡和PI3K、AKt、Caspase-3蛋白表达的影响［J］．上海针灸杂志，2016，35（5）：592-595.

［45］岳进，马玲，潘小霞，等．朱琏兴奋手法治疗周围性面瘫临床观察［J］．辽宁中医杂志，2016，43（11）：2379-2382.

［46］岳运青，岳进，卢敏．朱琏针法配合艾灸治疗痉挛性斜颈25例临床观察［J］．云南中医中药杂志，2016，37（1）：47-48.

［47］黄允香，莫永兰，韦立富．朱琏指针点按疗法对中风偏瘫运动功能的效果研究［J］．医药前沿，2016，6（20）：290-292.

［48］陈永斌，农君，陈仁年，等．无痛胃镜检查患者针药复合麻醉方案的筛选研究［J］．中医外治杂志，2016，25（3）：6-8.

［49］罗聪．朱琏抑制手法治疗急性腰扭伤45例的临床观察［J］．养生保健指

南，2016（35）：68.

［50］韦立富，潘小霞，刘兵，等．朱琏针灸临床特色与经验［J］．中国针灸，2015，35（1）：94-97.

［51］张树剑，张立剑．朱琏"新针灸学"与针灸科学之初曦［J］．中国针灸，2015，35（11）：1199-1202.

［52］梁升霞．朱琏指针点按疗法结合艾灸在长期卧床患者便秘护理的应用观察［J］．国际护理学杂志，2015，34（3）：413-415.

［53］黄允香．朱琏指针点按疗法简介及治疗中风偏瘫的应用浅探［J］．中国民族民间医药，2015（18）：60-61.

［54］马玲．朱琏手法加隔姜灸治疗顽固性面瘫疗效观察［J］．广西医科大学学报，2014，31（2）：306-307.

［55］马玲，陆劲．朱琏抑制手法结合壮医药线点灸治疗带状疱疹后遗神经痛疗效观察［J］．右江民族医学院学报，2014，36（3）：447-448.

［56］黄卫强，郑法文，潘小霞．火针强通法结合朱琏熨热灸法治疗带状疱疹70例疗效观察［J］．中医药导报，2014，20（2）：80-81.

［57］张树剑．近现代针灸科学化实践与转向：以朱琏为中心［J］．中国针灸，2014，34（10）：1009-1015.

［58］刘兵，张立剑，张守信，等．朱琏对针灸国际交流的贡献［J］．中国针灸，2014，34（9）：929-932.

［59］李季．韦立富教授针灸学术思想和临证经验［J］．上海针灸杂志，2014，33（6）：499-500.

［60］马玲，韦立富，莫智珍．朱琏抑制手法加温针灸治疗腰椎间盘突出症的疗效观察［J］．广西医学，2014（9）：1332-1334.

［61］李素云，张立剑，刘兵．朱琏西医背景下的针灸理法认识［J］．中国针灸，2014，34（11）：1127-1130.

［62］张立剑，刘兵，徐青燕，等．朱琏针灸教育理念与实践［J］．中国针灸，2014，34（8）：813-816.

［63］宿杨帅，刘兵，景向红，等．朱琏：中国针灸科研事业的开拓者［J］．

中国针灸，2014，34（12）：1221-1224.

［64］马兰萍，薛崇成.新中国针灸学的开拓与革新者：记中国中医科学院针灸研究所创建人朱琏同志［J］.中国针灸，2007，27（11）：845-848.

［65］赵利华，黄瑜，庞勇.浅论朱琏缓慢捻进针法［J］.广西中医药，2008，31（5）：38-39.

［66］潘小霞，岳进.朱琏新设穴针刺治疗神经根型颈椎病62例［J］.中医药导报，2011，17（9）：59-59.

［67］陈仁年，陈永斌.抑制法针刺阿是穴为主治疗腰肌劳损［J］.针灸临床杂志，2010，26（8）：13-15.

［68］潘小霞，韦立富，岳进.朱琏针灸兴奋法在中风病偏瘫中的运用［J］.上海针灸杂志，2009，28（2）：72-74.

［69］王登旗.学习朱琏老师针刺手法的体会［J］.上海针灸杂志，2006，25（3）：1-3.

［70］赵利华，庞勇，黄瑜，等.朱琏针法在广西的传承和应用拾零［J］.上海针灸杂志，2010，29（6）：411-413.

［71］赵利华，黄瑜，庞勇.朱琏缓慢捻进针法传承浅析［J］.江苏中医药，2009，41（1）：45-46.

［72］陈仁年，陈永斌.抑制法针刺阿是穴为主治疗梨状肌综合征即时止痛及疗效观察［J］.中国针灸，2009，29（7）：550-552.

［73］韦立富，岳进，潘小霞.现代针灸学家朱琏学术思想简介［J］.中国针灸，2008，28（9）：667-671.

［74］岳进，徐珊珊，马玲，等.针刺内关穴对窦房结功能的影响［J］.中国针灸，2008，28（9）：639-641.

［75］陈永斌，岳进，兰爱珍，等.异丙酚、针刺、利多卡因防治胃镜检查反应的效果对比［J］.广西医学，2008（5）：642-643.

［76］岳进，莫智珍.多头火针治疗皮肤病的临床应用［J］.中医外治杂志，2008，17（1）：52-53.

［77］陈永斌，岳进，兰爱珍，等.电针与经皮穴位电刺激用于胃镜检查术中

不良反应疗效观察［J］．中医外治杂志，2008，17（5）：43-44.

［78］岳进，黄婕．韦立富针刺手法总结［J］．四川中医，2008（7）：3-4.

［79］岳进，莫智珍．多头火针治疗带状疱疹35例［J］．福建中医药，2008
（1）：32-33.

［80］陈永斌，陆青，兰爱珍，等．针刺干预胃镜检查反应临床观察［J］．中
国针灸，2007，27（9）：685-686.

［81］潘小霞，岳进，韦勇．针灸重点专科建设的经验与问题思考［C］//中
国针灸学会．2006中国针灸学会临床分会第十四届全国针灸学术研讨会针药结合论
坛．［出版者不详］，2006：190-192.

［82］潘小霞，岳进，韦立富．韦立富针灸治疗腰椎间盘突出症经验［J］．中
国民间疗法，2005，13（10）：5-6.

［83］岳进，潘小霞，韦立富．韦立富主任医师针灸临床经验撷拾［J］．广西
中医学院学报，2005，8（3）：42-43.

［84］韦勇．谈针灸治疗时机与疗效［C］//中国针灸学会．2004西南片区针灸
学术研讨会论文汇编．［出版者不详］，2004：26-29.

［85］范郁山．缓慢捻进针刺手法治疗四肢痛症的临床研究［C］//广东省中
医院，广东省中医药科学院，广东省针灸学会，等．针灸治疗痛症国际学术研讨会
论文汇编．［出版者不详］，2009：276-281.

［86］岳进，韦立富．针刺兴奋法治疗晕厥48例［J］．上海针灸杂志，2005，
24（3）：25.

［87］潘小霞，岳进，韦立富．针灸治疗腰椎间盘突出症53例临床分析［J］．
华夏医学，2005（6）：160-161.

［88］潘小霞．耳穴疗法加戒烟贴控制烟瘾临床观察［C］//中国针灸学
会．2004西南片区针灸学术研讨会论文汇编．［出版者不详］，2004：2.

［89］潘小霞．多头火针围刺治疗湿疹［J］．中国针灸，2003，23（4）：220.

［90］马玲．针刺合麦粒灸缓解中风偏瘫肌痉挛的疗效观察［J］．广西中医药，
2002（1）：41-42.

［91］韦立富．针灸治疗多发性抽动—秽语综合征15例［J］．中国针灸，

1997，17（9）：547-548.

［92］马玲，杨绍美，滕春光，等.针刺镇痛在人工流产术中的作用与镇痛效果关系［J］.针灸临床杂志，1995（8）：23-24.

［93］岳进.针灸治疗周围性面瘫85例临床观察［J］.广西医学，1999，21（4）：816.

［94］季永荣.耳穴电脉冲配合耳穴贴压催经156例［J］.上海针灸杂志，1996，15（3）：283-284.

［95］季永荣，梁仲惠.胃及十二指肠疾病耳廓望诊与胃镜检查对比观察［J］.中国针灸，1995，15（5）：41-42.

［96］韦立富.针灸治疗腰椎间盘脱出症41例［J］.广西中医药，1993（2）：20-21.

［97］季永荣.绿豆贴压耳穴治疗失眠症64例［J］.广西中医药，1981（4）：18-19.

［98］季永荣.指针结合耳压治疗呃逆31例［J］.针灸学报，1989（4）：26.

［99］陶爱今，刘务新.针灸治疗坐骨神经痛28例临床观察［J］.广西医学，1988（1）：42-43.

［100］南宁市针灸研究所针灸室.针灸治疗32例无黄疸性病毒性肝炎的临床观察［J］.针刺研究，1985（4）：303.

［101］吴云波.现代女针灸学家朱琏［J］.江苏中医，1988（6）：46-47.

［102］薛崇成.针刺对脑顶叶功能的影响［J］.中医杂志（英文版），1988（1）：9-14.

［103］杨绍美，许式谦，黄玉湖，等.针刺内关穴对106例正常人和100例心脏病患者左心室功能影响的观察［J］.中医杂志（英文版），1985（4）：249-252.

［104］薛崇成.应用针刺作为一种感觉系统的检查法并对"感觉完全丧失"的概念进行商榷［J］.天津医药，1979（3）：127-129.

跋

到底终为医者身

我是从 2011 年开始对朱琏先生有所了解的。彼时中国中医科学院针灸研究所成立 60 周年，张立剑老师带领一班青年同道整理针灸所所史，首要任务就是对朱琏先生足迹的寻访与思想的回顾，后来又编写了《朱琏与针灸》这本书，我有幸参与其中。如今是 2021 年，针灸学界对朱琏先生的学术整理与纪念文章已经颇为丰富，韦立富先生的力作《医路求索——朱琏科学针灸的发展与传承》也即将付梓。韦先生不以我驽钝，命我写一个跋，于是诚惶诚恐，续貂几句，也借此对朱琏先生再致缅怀。

朱琏是一位一以贯之的针灸理论革新者。她早年毕业于苏州志华产科学院，学的是西医妇产科，学习针灸始于 20 世纪 40 年代的延安，与鲁之俊等人一起拜老中医任作田先生为师。因为有西医的基础，可以站在一个比较独立的立场看待针灸，所以从一开始，朱琏就有着与传统针灸学习者不同的视角，这也奠定了她"新针灸学"体系的基础。朱琏不满足于针灸理论停留于经络腧穴与补泻迎随等传统理论，主张用现代医学来解释针灸，后来她的同事，中国中医研究院第一任院长鲁之俊评价《新针灸学》为"新中国成立后运用现代医学观点和方法，摸索提高针灸临床技术与科学原理的第一部针灸著作"。朱琏的"新针灸学"思想固然与其教育背景有关，更为重要的原因是近代针灸科学化潮流给她的启发。针灸历经千年不断发展，至于民国时期，科学化成为主要的学术潮流，当时重要的针灸学家如承淡安、曾天治、杨医亚、罗兆琚等都参与了针灸科学化的历程，朱琏也自觉地遵从并引领了这一潮流。相比而言，朱琏的西学背景令其对针灸理论的变革思想较之民国时期大多数针灸家都要彻底，她说："针灸防治疾病的原理和效果提高等一系列问题，应向现代化进军。针灸是一门科学，它也不能掉队。我虽年老体弱，但只要有一分精力，也当为祖国针灸学术的现代化充当一名战士。"（见本书）

朱琏是一位务实求真的针灸临床实践者。在《我与针灸术》一文中，朱琏回忆了自己的一开始学习针灸的故事，1944 年 8 月因涉水受寒而致坐骨神经痛，自己扎了一侧的环跳穴，刺激到了坐骨神经干，疼痛立即烟消云散了。后来遇到一针见效的病例越来越多，朱琏疑惑于针灸的原理，曾经多方询问，但是当时的中西医都无法给她一个满意的答案。由此，朱琏就下了一个决心："不管它理论通不通，能治好病就干起来再说！"于是就在医院中开展了针灸工作。"绝知此事要躬行"，由此可以见到朱琏的实践精神。在针灸临床上，朱琏所践行的也是一个"新"的精神，她注意针灸的消毒；要求医生了解生理解剖；进针的部位与深浅也是根据病者的年龄和胖瘦不同情况来决定。她对于针刺的手法要求轻柔，对于小儿，还提倡以指代针。此外，还改良了艾卷灸，这些都是朱琏在长期的临床经验基础上的创新。朱琏的心目中没有那么多的针灸禁忌与条条框框，所以才有脱胎于自身香烟灸而改良的艾卷灸。正是其长期的妇幼工作经历，才有了对针法的改良。长期的农村工作，令其发现了"旧"针灸的弊端，才对消毒等技术要求格外重视，这些都与其对针灸理论的创新是一脉相承的。值得一提的是，朱琏虽然身处高位，却长存扶助孤贫之心。董必武先生的赠诗中"随身带工具，行箧即药囊。大众皆称便，孤贫更不忘"，是其很好的写照。

朱琏是一位严谨求索的针灸科研先行者。如果仅仅是做一位针灸医生，只知其然而不知所以然，往往止步于个体医者，于此，朱琏有着更远的目标，就是坚定地在针灸机制方面探索。她说："针灸医学是中国几千年来宝贵的文化遗产，为了从科学上加以提高并改进其技术，希望有更多的中西医同仁来参加这个研究。"（《我与针灸术》）1951 年，朱琏创办了中央人民政府卫生部针灸疗法实验所，并开始了针灸的临床试验。在《新针灸学》第二版书末，朱琏附录了实验所的部分实验报告：《针灸治疗二百一十三种疾病的分类统计（附）新针灸疗法与我的肺病》《针灸治疗四十九名高血压症之临床观察》《针灸疗法对三十八例"补体"影响的初步观察》等，既有临床统计报告，又有个案研究，还有对针灸机理的临床研究。可以说朱琏创办的针灸实验所开启了针灸的科学实验之门，由此可见，朱琏不仅是一位卓越的医者，更是一位严肃的学者。我国的针灸，也由此走向了科学研究之路。

朱琏是一位精心培育良才的针灸教育家。在朱琏的针灸生涯中，致力最多的不是临床疗病，毕竟一个人的能力有限，终其一生能够治愈与帮助的患者也是很有限的。从一开始，朱琏就把她的"新针灸学"作为种子广播于医学的园林。早在 1946 年，朱琏就在河北武安县开办了 3 期针灸培训班，为部队培养针灸师；1949 年，朱琏在河北平山县创办华北卫生学校，在开展医疗与防疫工作的同时，举办针灸培训班并亲自授课；到北京后，朱琏以针灸疗法实验所为基础，举办了 20 多期针灸学习班，并协助人民空军卫生处和公安医院以及各大军区卫生处、卫校等举办针灸训练班。1955 年 6 月，朱琏倡导开办了全国高等医学院校针灸师资训练班，该训练班学员主要来自高等医药院校的教师，还有部分医务人员，后来大多都成为全国知名中西医结合专家或针灸专家。到达广西之后，朱琏承担着繁重的行政工作，但还是坚持针灸教育，举办不同形式和规模的针灸训练班 20 多期，同时培养了一批弟子，其中韦立富、王登旗、肖继芳等都成为知名针灸专家。1976 年元月，朱琏创办的南宁市七·二一针灸大学成立。可以说，朱琏从接触针灸的第一天起，就在不遗余力地推广针灸，从针灸训练班到针灸大学，一直在践行着一个针灸的理想，即让更多的人了解针灸，学习针灸。

　　朱琏是一位打开外交之门让针灸"走出去"的先驱。针灸外交，现在是一个比较热门的词语了，针灸也已经成为全球范围内越来越受到认同的中国医术。朱琏虽然未能见到如今针灸全球传播的盛况，但她却是实实在在地让针灸"走出去"的先驱。20世纪 50 年代，中华人民共和国初建，中国亟须与世界交流，与当时苏联的科技交流成为重要外交事务。1954 年 10 月 12 日，两国政府签订了《中苏科学技术合作协定》，在此协定的框架下，苏联方面于 1956 年派遣了 3 名医学专家来我国考察"中国医学上的针灸疗法"，这是新中国史上第一个来华学习针灸的外国专家小组。这一次针灸学习的实施由中医研究院针灸研究所执行，朱琏任业务工作组长，组织教学方案并参与教学，用的教材即是朱琏的《新针灸学》。这次针灸外事活动取得了成功，当时的苏联专家回国后开展的针灸工作也卓有成效。这是新中国"针灸外交"的序幕。在此之前，朱琏在针灸实验所期间，即为来自多个国家的外国友人治疗，"曾为一名外国大使半聋哑的孩子针灸治疗两个月，基本治愈，这在国际上影响很大"（据白国云回忆口述）。1953 年，苏联领导人斯大林患脑出血，朱琏主动致信中央书记处办公厅，"请求中央考虑建议苏联以中国针灸疗法来配合治疗"，以上种种，外交的意义都十分重大。董必武赠给朱琏的诗句中有"我邦古医术，赖尔好宣扬"，诚哉斯言。

　　朱琏是一位引领风气之先的针灸学科奠基者。1951 年，朱琏创办针灸实验所，1955 年，针灸实验所并入中医研究院，并更名为中医研究院针灸研究所。在朱琏的主持下，针灸研究所的针灸科研工作渐次展开。后来，针灸研究所几经波折，现在已经发展成为具有国际影响力的高水平针灸科研机构。1960 年，朱琏赴南宁任职，次年，在南宁创办了南宁市针灸研究组，1962 年改为南宁市针灸门诊部，1969 年门诊部被撤销，1976 年重建更名为南宁市针灸研究所，同年，朱琏创办了南宁市七·二一针灸大学，这一系列建制化的工作，标志着朱琏已经离开单打独斗式的针灸医疗与教学，而成为一名针灸学科的管理者与组织者。20 世纪下半叶正是针灸学科建制化形成与发展的重要时期，此时针灸沿袭了民国时期针灸学校的余绪，成立了针灸高等教育机构，也成立了针灸研究机构。机构的建制是学科发展的重要标志，也是核心内涵。朱琏或许没有想到，如今的针灸已经成为现代学科体系中的一个重要分支，但是毫无疑问，她的工作是当前针灸学科大厦的重要奠基。

朱琏先生早岁求学，受过良好的医学教育，应该有一个平坦亮丽的人生前景，却机缘巧合，因两次事件改变了其一生。其一是青年时期遇到陶希晋先生，从此两人相知相携，走上艰苦危险的革命道路，曾经在石家庄开设"朱琏诊所"掩护党的革命工作，在太行山抗日前线率野战医院官兵转战于太行山，赢得了"刚毅果敢"的赞誉。其二是在延安期间遇到针灸，从此耽于针灸无法自拔，无论城市乡村、军旅庙堂，终是与针灸一生相伴了。为了针灸的传扬，也为了找到针灸的原理，她终生实践，其间受到的不理解与不公正的对待，难以尽述。直到生命的最后一刻，在她离开世间前一天下午，还在修订《新针灸学》第三版的书稿。

朱琏的一生起落跌宕，精彩艰辛，活得坚毅，走得从容。其人生有两条轨迹，一条是作为革命者、新中国卫生与行政事业的管理者的道路，一条是从事针灸、探索针灸、推广针灸的医者之路。固然，她是一位优秀的革命者与党的好干部，但是从她一生求索心之所系之事业来看，"新针灸学"四字是她永远难泯的个人身份标识。朱琏的人生是与我国现代针灸事业交织在一起的，其身世与精神其实就是现代针灸转型与进取的写照，无论针灸临床与理论的变革、科研与对外交流的起步，还是针灸学科建制等方面，朱琏与现代针灸都是难以分割。所以，朱琏最适合或许也是她最为认同的身份应该是针灸学家。"一生所系新针灸，到底终为医者身"，斯人已逝，其心意已无可知，但其风范却长存于世，令人仰止。

张树剑

2021 年 6 月 10 日书于长清

简介：张树剑，山东中医药大学教授，博士生导师，剑桥大学、香港浸会大学访问学者。兼任中国科学技术史学会理事、中华医学会医史分会委员、中国针灸学会文献专业委员会副秘书长，《中医典籍与文化》学术集刊执行主编，《中医杂志》《中国针灸》《中医药文化》等 10 余种学术期刊编委／审稿人，国家中医药管理局中医药文化科普巡讲专家。主持各级科研项目 10 余项，在《自然科学史研究》《自然辩证法通讯》《中国社会历史评论》《中国针灸》等重要学术期刊发表学术论文或译著 40 余篇，出版著作 10 余部，获学术奖励 10 余项。

结　语

　　本书从 2011 年底最初开始构思，到成立编委会，逐步分篇章着手编写工作，我们采取以韦老的回忆陈述为主线，对照韦老的跟师日记、信件及当年的教学讲义，并查阅相关的历史档案的方式展开编写工作。另一副线就是通过走访现还健在的、当年跟随朱琏学习或工作过的这些退休老干部，又或是朱琏针灸诊治过的患者，汇总他们的回忆陈述，前后对照和印证，力求还原朱琏同志在广西工作（1960—1978）的这 18 年的生活和工作的真实面貌。由于年代久远，人事繁多，篇章的主线主要依赖韦老在工作之余来进行回忆书写，经常是白天为患者门诊针灸，晚上挑灯夜战，耗费了许多精力才完成书稿的手稿，加之韦老以及走访的这些退休老干部都已是古稀之年，允许他们有言语粗糙、思路欠清、表达重复等情况的存在，需要我们编委花费大量的时间去编辑和整理。历经 9 个春秋寒暑，最终于 2020 年 12 月底基本完成初稿文字的编辑工作，全书分为 5 个篇章，初稿总共约 37 万多字。

　　回顾这些年来关于朱琏专著编写的这些工作，实属不易，尤其是这一部书的编写内容较多，任务十分繁重，因此耗时之长，可以说是在韦老带领下我们整个编委团队呕心沥血之作。

　　全书描写的是朱琏到广西以后除政府部门外的主要工作事迹，围绕开展针灸实践、创建针灸研究、创办针灸教育和创新针灸学术这一主线，重现朱琏当年在针灸事业上的创举。全书主要依据韦立富跟随朱琏的学习日记、教案讲义和大量的临证医案，充分阐释朱琏针灸的理论指导及其具体运用。因此，在第一、第二篇中，我们的重点是运用大量的朱琏当年的具体医案来表现朱琏、韦立富他们老一辈针灸学家学习针灸和运用针灸的思路和方法。所列举的针灸医案或实例，内容丰富、精彩动人，更能激发广大读者学习针灸的兴趣。同时，也是为更方便地引出第三篇关于针灸学术的思考。本章节通过具体的针灸研究实例，系统分析和陈述朱氏针灸神经调控理论及临床针灸手法操作特色，进一步阐明关于对针灸科学化的研究思考。第四章则是较为详细地收录几个能代表朱琏当年开展的针灸学习班的教学讲义，内容同样精彩纷呈，不乏具体的临证针刺经验。既是为了还原当年朱琏雷厉风行、诲人不倦、精益求精的育人态度及工作风采，也是为了从临床实践及教学的角度诠释和表现朱氏针灸神经调控理论及临床针灸手法操作特色，强调朱琏老师的针灸理念，呈现朱琏老师那种医、教、研合一的多元化教学理念。最后再附以后人对朱琏老师的无尽追思之情和各种资料图片。

全书表现朱琏对针灸临床、针灸科研和针灸教育的理念和设想，首次全面总结朱琏针灸流派在广西的形成、传承和发展，并表列后人对朱氏针法的研究扩展，附以大量的历史档案图片（许多是首次公开的），意在突出朱琏针灸学术的历史地位及其对广西针灸事业的贡献。

在大力推行"中西医结合""中西医并重"发展的今天，我们谨希望本书借助对朱琏同志及其在针灸学术领域的相关事件的总结，尤其是学习和运用针灸的大量实证医案，能成为广大中医针灸爱好者业余学习、技术推广与研究的指导工具书，能够为中医及中西医结合医师的临证工作提供良好的服务，也希望对更快、更好和更高要求地传承好、发展好中医针灸事业贡献一些力量。

本书所描述的内容由于年代久远，资料遗失，老人们的记忆也有可能存在错漏，在编写的过程难免出现瑕疵；而且各位编写委员都是临床一线的针灸专业的医师，日常工作本就忙碌，故能投入的时间和精力非常有限。虽然耗时较长，但人力不多、水平有限。因此，还望广大读者和各位专家、教授及同行们多多给予批评指正。

编委会

2020 年 12 月 31 日

学术出版

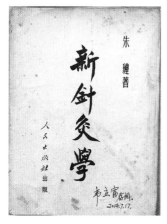 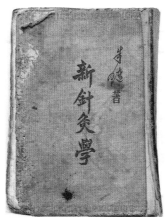

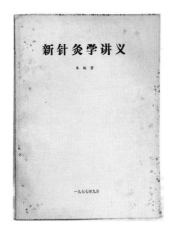 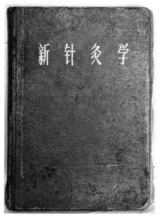

1	2
3	4
5	6

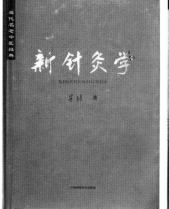 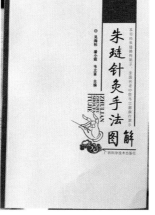

1. 1951 年版《新针灸学》

2. 1954 年版《新针灸学》

3. 1977 年版《新针灸学讲义》

4. 1980 年版《新针灸学》

5. 2008 年版《新针灸学》

6. 2019 年版《朱琏针灸手法图解》

培训教学

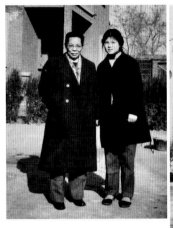

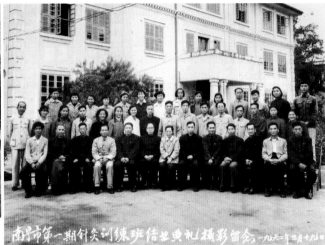

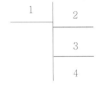

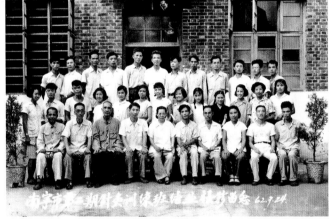

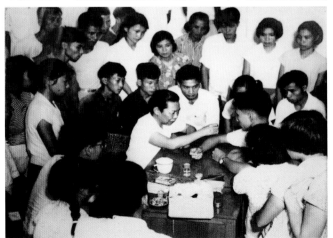

1. 1960 年朱琏离开北京针灸研究所前与学生合影

2. 1962 年 3 月 19 日南宁市第一期针灸训练班结业典礼（前排左起 1 王立镇，4 林道行，5 颜光彩，6 王野舟，7 朱琏，8 陈枫，10 齐良恭，11 张惠民，12 钟文珍；后排右起 1 韦立富）

3. 1962 年 7 月 24 日朱琏（前排左起 5）和南宁市第二期针灸训练班学员结业合影

4. 1965 年 10 月朱琏老师为广西师资班作示范教学

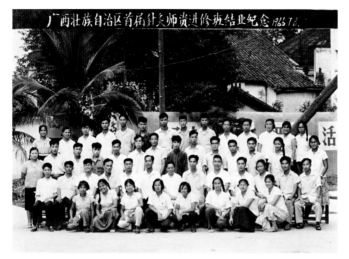

广西壮族自治区首届针灸师资进修班结业纪念 1966.7.8.

朱琏老师(左排左起β) 与越南留学生授课后合影, 韦立富(后排左一)

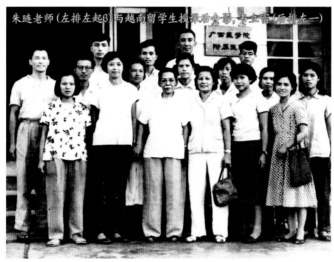

1. 1966 年 7 月 8 日广西首届针灸师资进修班结业纪念 (前排左起 1 李东珍, 2 兰萍珍, 4 潘唤华, 5 蔡凤英, 6 黄淳; 二排左起 2 胡钟连, 3 王登旗, 4 陶雄汉, 5 刘培友, 7 朱琏, 8 韦纯束, 9 肖寒, 10 韦立富, 11 孟伟, 12 庞国明, 13 王应行; 三排左起 1 高定芬, 3 李树荣, 8 陈培香, 10 黄兆文, 11 戴国庆, 12 谢逢生; 四排左起 1 李碧荃, 3 廖西川, 4 韦宗奎, 6 向泽元, 7 杨德森, 13 潘家笑, 14 覃德容)

2. 1968 年朱琏、韦立富与越南留学生授课后合影 (前排左起 1 潘焕华, 2 越南学生, 3 朱琏, 5 越南学生, 6 胡文华; 后排左起 1 韦立富, 3 薛崇成, 4 王登旗)

3. 1969 年 5 月 27 日中国人民解放军空军 7332 部队举办毛泽东思想航医针灸学习班结业纪念 (前排左起刘松岑、张抗、朱琏、韦立富、陶爱今、冯冬梅; 后排左起朱华夫、杨宝辰、王文蛟、邓瑞祥、黎景盛、徐守义、关凤洲、乔正琥)

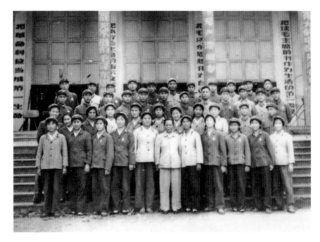

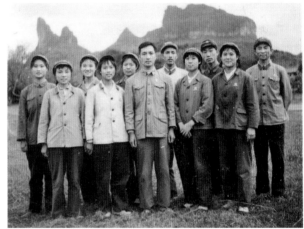

1. 1970 年中南地区空军针灸学习班全体教职员工合影（前排左起 5 安秀清，6 朱琏；第二排左起 2 陶爱今，右起 1 王志明；第三排左起 8 韦立富，9 蔡永强，10 刘光泗）

2. 1970 年中南地区空军针灸学习班部分学员（前排左起 3 韦立富，5 安秀清，6 刘光泗）

3. 1970 年空七军高炮部队针灸学习班（前排左起 1 陶爱今，2 朱琏，3 陶希晋，4 韦立富；后排左起 1 刘光泗，2 王志明，3 梁军，4 蔡永强）

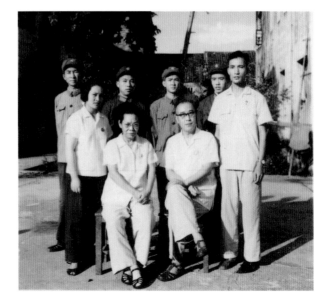

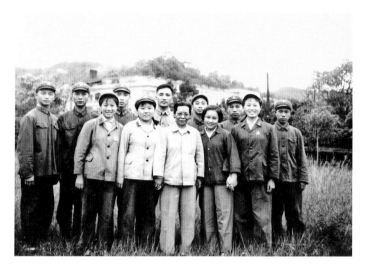

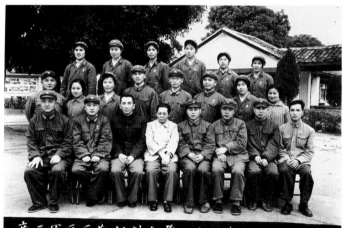

廣西軍區後勤部針灸學習班留念 一九七二年三月十五日

1. 1970 年中南地区空军针灸
   学习班部分学员（前排左
   起 3 朱琏，4 陶爱今，5 胡
   玉玉，后排左起 4 韦立富，
   6 王志明）

2. 1972 年 3 月 15 日广西军区
   后勤部针灸学习班（前排
   左起 3 薛崇成，4 朱琏，8
   韦立富；二排左起 2 陶爱今，
   3 冯志清，7 陈晓燕，8 陶
   爱棣；三排左起 1 周民贵，
   2 李楚芳，3 陈群娥，4 闵
   湘林，5 程秀华，6 谭惠妮）

3. 1975 年 10 月 26 日朱琏、
   陶希晋在北海市郊区卫生
   新村——江边村考察交流

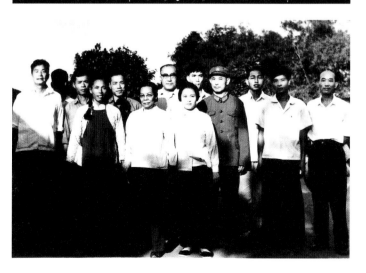

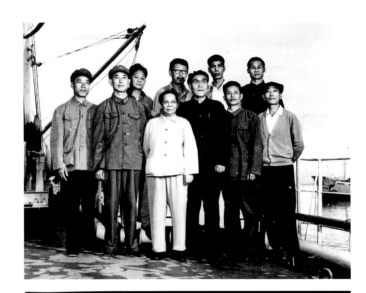

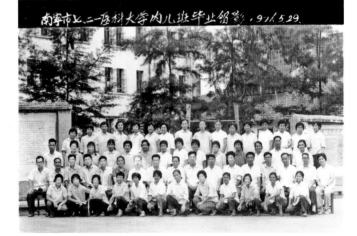

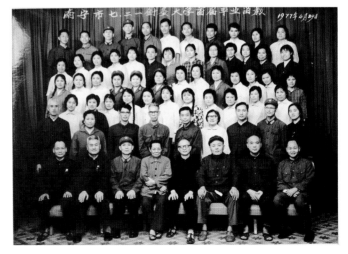

1

2

3

1. 1976年1月1日朱琏和陶希晋在桂林考察交流

2. 1976年5月29日南宁市七·二一医科大学内儿学习班（2排左起9朱琏、左11齐良恭，前排左起4张洁仪）

3. 1977年4月29日南宁七·二一针灸大学首届学员结业照（前排左起1林道行，2潘体彩，3赵品卿，4朱琏，5罗立斌，6刘祥，8王辑平；二排左起1许式谦，2孟伟，5陈光培，6帅尚梓，7韦立富；三排左起2陶爱棣，7李娟；四排左起2骆庆云，5李楚芳，6季永荣，7陈翰芝，10龙昭贤；五排左起3罗成菊）

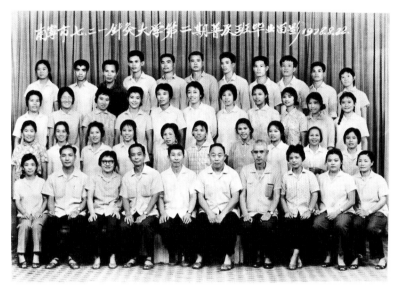

1. 1978年8月22日针灸大学第二期学员结业照（前排左起2韦立富，3帅尚梓，4陈光培，5齐良恭，7许式谦，8罗成菊，9陆丹；四排左起1黄玉湖）

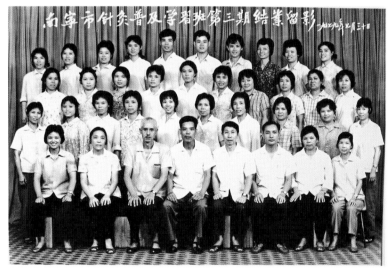

2. 1979年7月30日针灸大学第三期学员结业照（前排左起1罗成菊，2符德林，3许式谦，5齐良恭，6韦立富）

3. 1980年8月13日针灸大学第四期学员结业照（前排左起1罗成菊，2韦立富，3许式谦，5王福荣，6刘毅，7钟文珍；后排左起2黄佩群，4许庆平，5崔丽萍，8杨绍美）

4. 朱琏临床带教

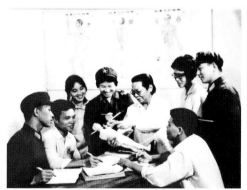

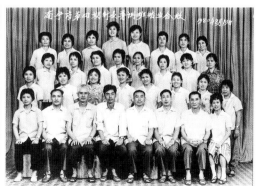

讲义医案

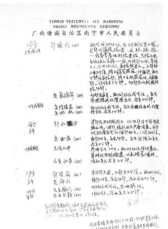
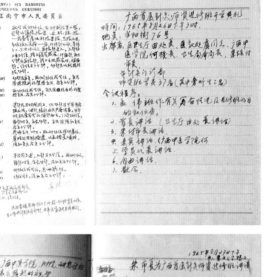

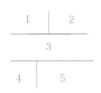

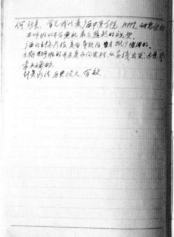
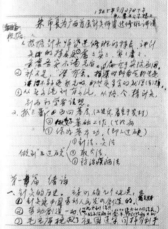

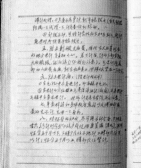

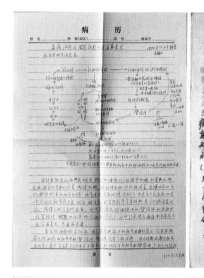

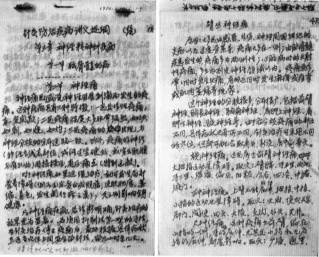

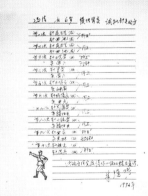

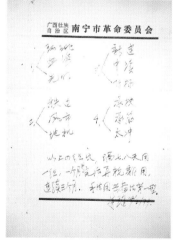

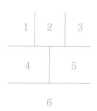

创办研究所和学校

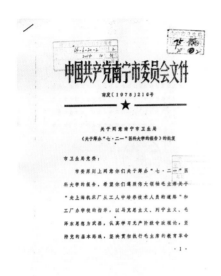

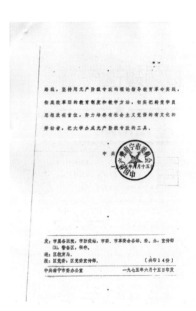

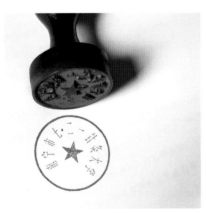

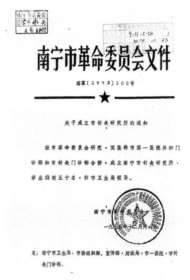

1	2
3	4

推广与传承

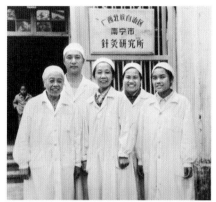

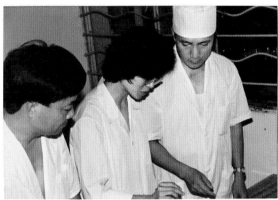

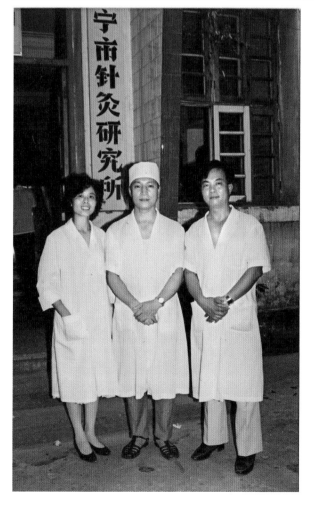

1	2
3	

1. 1989 年 1 月南宁市针灸所部分医师合影（前排 1 邵聚棠，3 何美艳；后排 1 韦立富，2 黄佩群）

2. 1990 年韦立富带教台湾学生罗春雄（左）和日本学生丘莉芳（中）

3. 1990 年韦立富与日本学生丘莉芳（左）和中国台湾学生罗春雄（右）合影

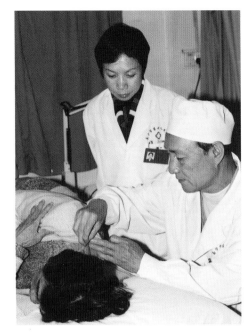

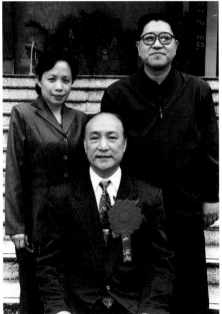

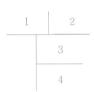

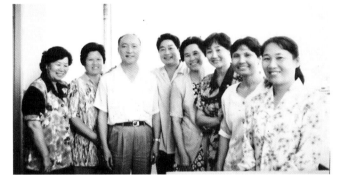

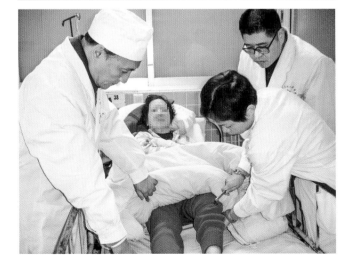

1. 2003 年韦立富临床带教

2. 2003 年 2 月 17 日参加国家中医药管理局第三批师带徒拜师会，韦立富与弟子岳进、潘小霞合影

3. 2003 年韦立富与针灸大学首届部分学员会见时合影（左 1 李楚芳，2 颜曼华，3 韦立富，4 何竟民，5 陈翰芝）

4. 2007 年 1 月 23 日出师考核，韦立富临床指导

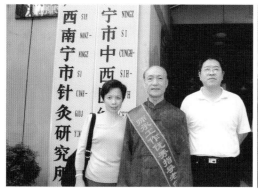
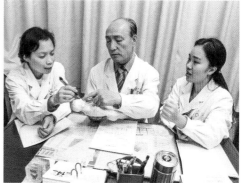
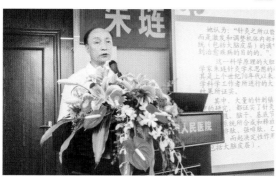
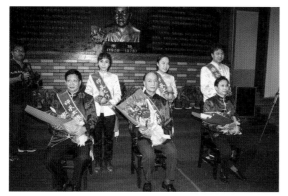
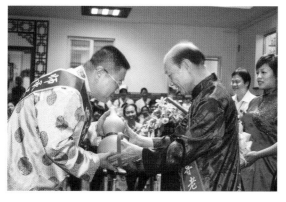

1	2
3	
4	
5	

1. 2007 年出师结业，韦立富与弟子岳进、潘小霞合影

2. 2010 年 4 月韦立富指导弟子

3. 2011 年 11 月 25 日韦立富在朱琏雕塑揭幕仪式上做学术交流

4. 2011 年拜师仪式

5. 2011 年全国名老中医韦立富和弟子岳进

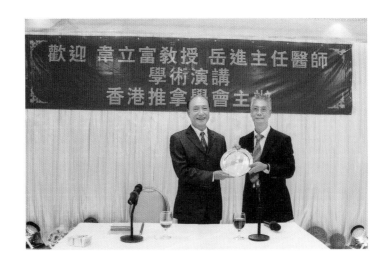

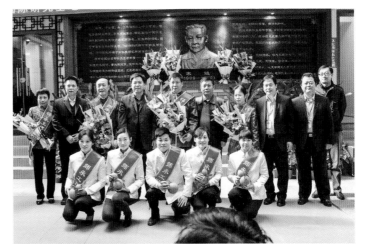

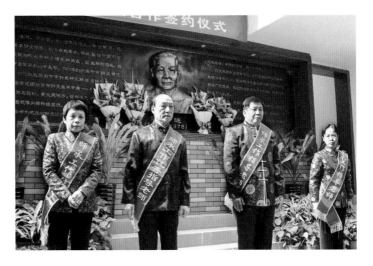

1. 2012 年 10 月 21 日韦立富
   在香港讲学

2. 2013 年拜师仪式

3. 2013 年拜师仪式四位传承
   指导老师

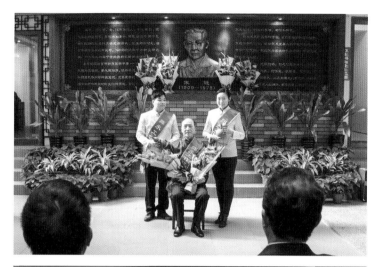

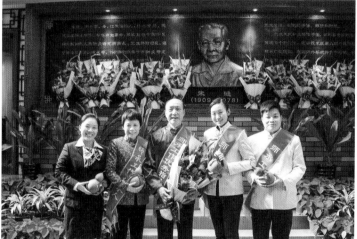

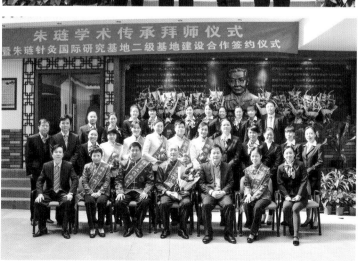

1. 2013年韦立富与弟子

2. 2013年韦立富与弟子潘小霞、莫智珍、吴海标、李季

3. 2013年朱琏针灸传承团队

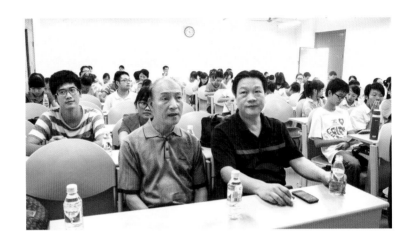

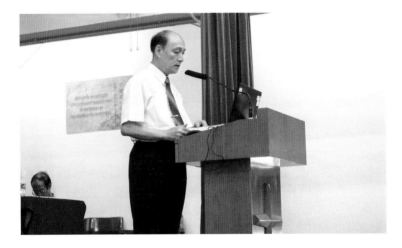

1. 2013 年 6 月 6 日韦立富在广西中医药大学举办讲座

2. 2013 年 8 月 11 日在香港讲课

3. 2014 年 6 月 21 日韦立富、岳进、潘小霞在朱琏针法学习班上

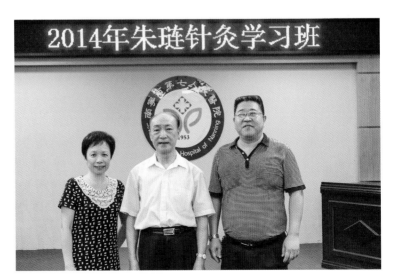

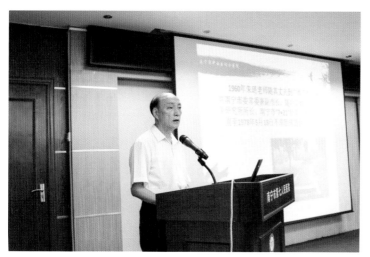

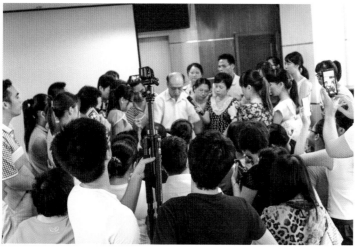

1. 2014 年 6 月 21 日韦立富在朱琏针法学习班上介绍朱琏针灸学术思想

2. 2014 年 6 月 21 日韦立富在朱琏针法学习班上做演示

3. 2014 年 6 月 21 日朱琏针法学习班

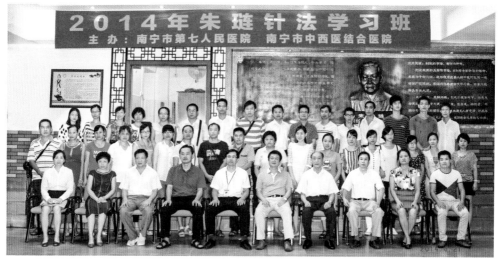

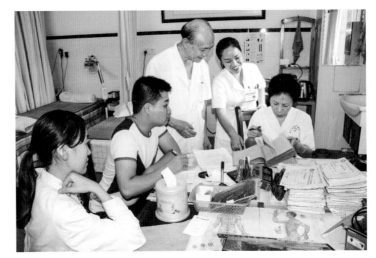

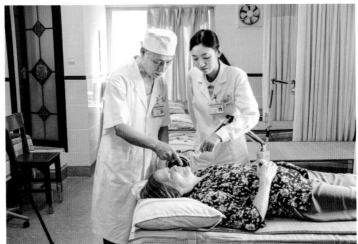

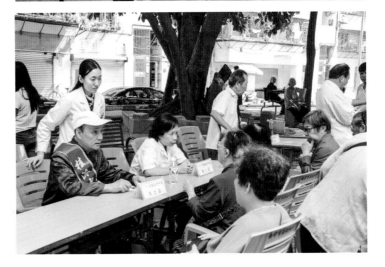

1. 2014 年 7 月 13 日韦立富与弟子们讨论朱琏针灸

2. 2014 年 9 月 24 日韦立富临床带教

3. 2015 年 4 月 26 日到社区义诊 1

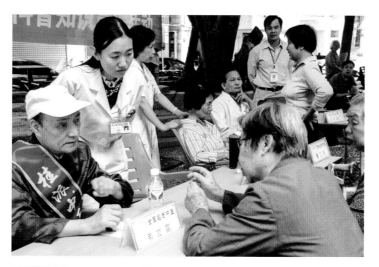

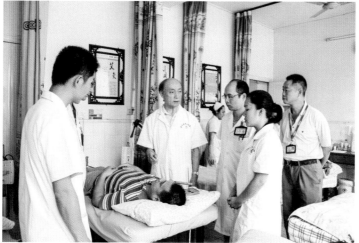

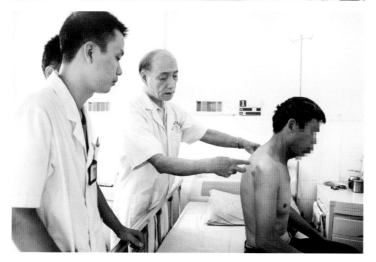

1. 2015 年 4 月 26 日到
   社区义诊 2

2. 2015 年 5 月 8 日到二
   级基地查房指导 1

3. 2015 年 5 月 8 日到二
   级基地查房指导 2

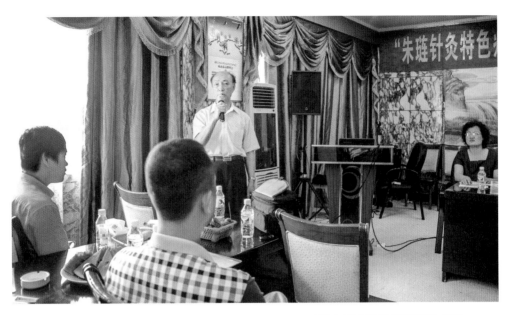

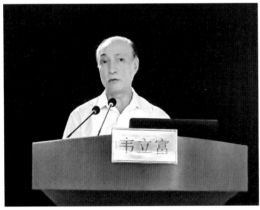

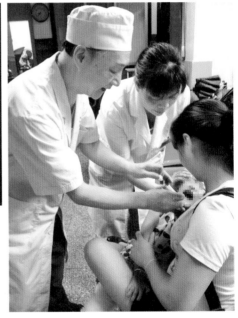

<table>
<tr><td colspan="2" align="center">1</td></tr>
<tr><td>2</td><td>3</td></tr>
</table>

1. 2015 年 5 月 28 日到南丹县中医院举行讲座

2. 2015 年 8 月 2 日韦立富在广西针灸学会发展年会上作朱琏针灸学术思想专题讲座

3. 2016 年 6 月 14 日韦立富给小朋友做针灸治疗

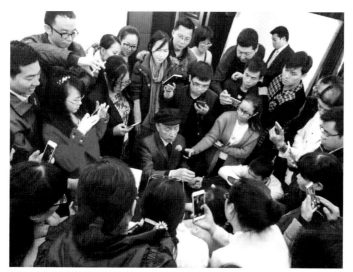

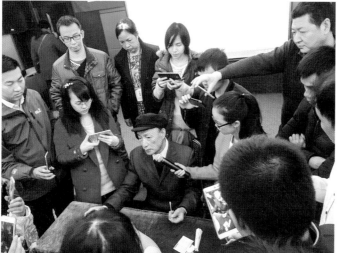

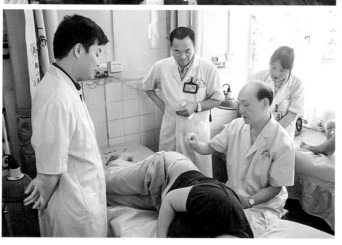

1. 2016 年 11 月 27 日韦立富
   临证经验学习班 1

2. 2016 年 11 月 27 日韦立富
   临证经验学习班 2

3. 2016 年韦立富基层带教

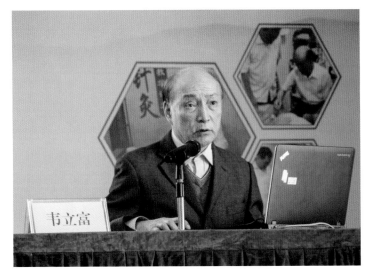

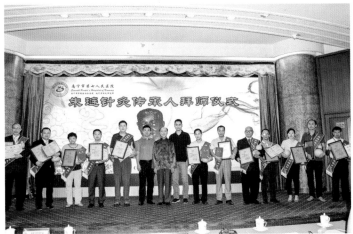

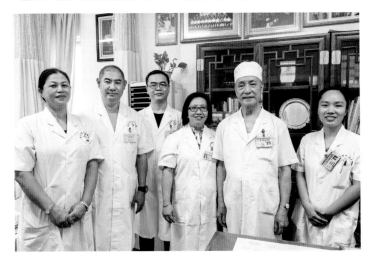

1. 2017年12月21日韦立富
   在广东南海作讲座

2. 2017年拜师仪式12名弟
   子向全国名老中医韦立富
   拜师，成为朱琏针灸学术
   第四代传承弟子

3. 2018年5月25日韦立富
   及弟子莫智珍与马来西亚
   学员

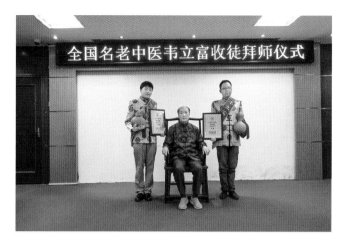

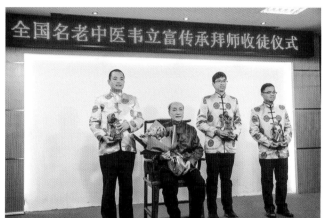

1. 2018 年 8 月 13 日韦立富传承拜师收徒仪式（左边霍金，右边吴鹏）

2. 2018 年 12 月 14 日韦立富传承拜师收徒仪式（左 1 刘忠毅，右 1 邓贵，右 2 黄志毅）

3. 2018 年朱琏针灸团队

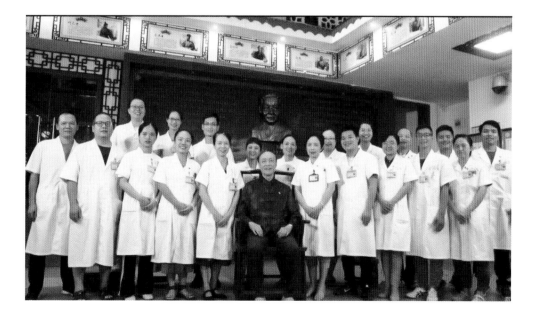

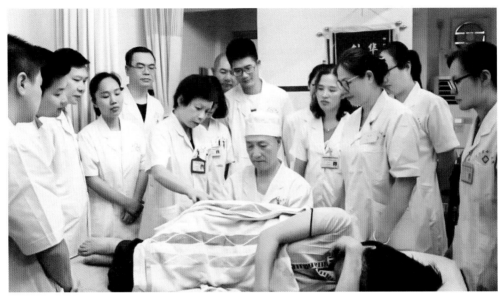

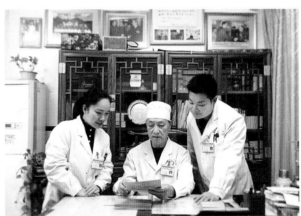

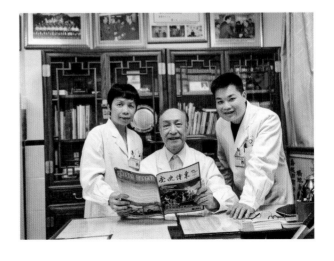

1. 2019年韦立富针灸临床带教与研讨

2. 2020年师承带教（左莫智珍，右吴海标）

3. 2021年韦立富（中）和弟子潘小霞（左）、吴海标（右）

海外诊疗与推广

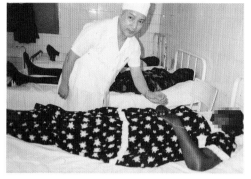

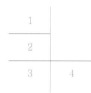

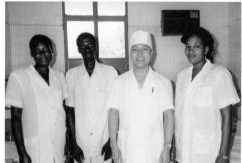

1. 1988 年韦立富为尼日尔患者做针灸治疗

2. 1988 年韦立富援非时与尼亚美医院医务
   人员合影

3. 1988 年援非期间韦立富为德国偏头痛患
   者做耳穴治疗

4. 1989 年韦立富与泰国学生合影

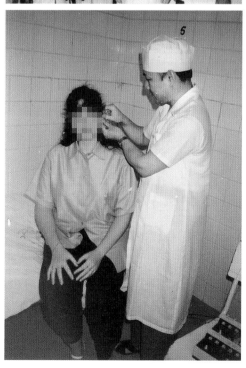

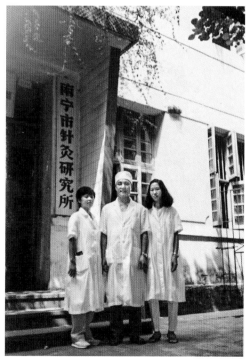

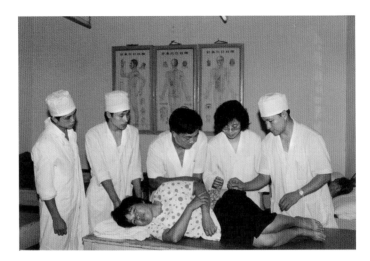

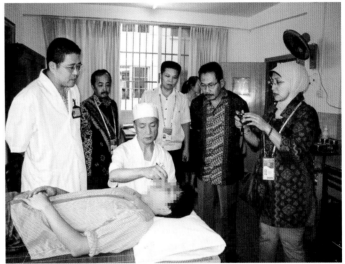

1. 1990 年韦立富带教日本、泰国等国家和地区学生

2. 2010 年 10 月 20 日印尼医师团访问南宁市第七人民医院

3. 2017 年 12 月 11 日韦立富在马来西亚讲学

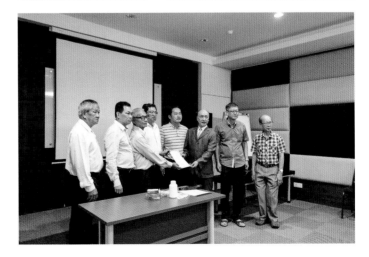

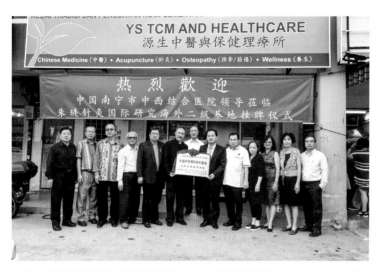

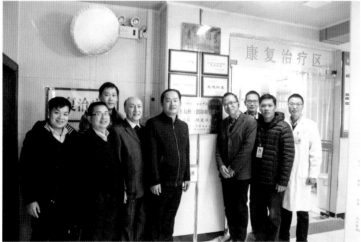

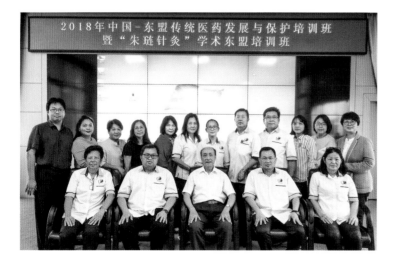

1. 2017 年 12 月 12 日朱琏针灸国际研究基地落户马来西亚

2. 2017 年 12 月 21 日朱琏针灸国际研究基地落户广东南海

3. 2018 年 6 月 25 日朱琏针灸东盟培训班

信件

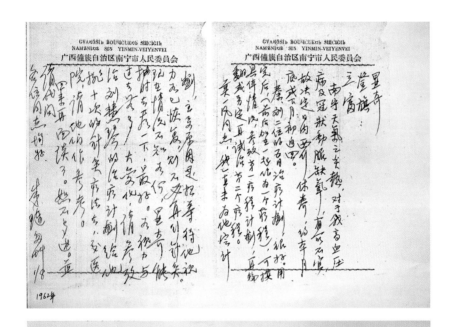

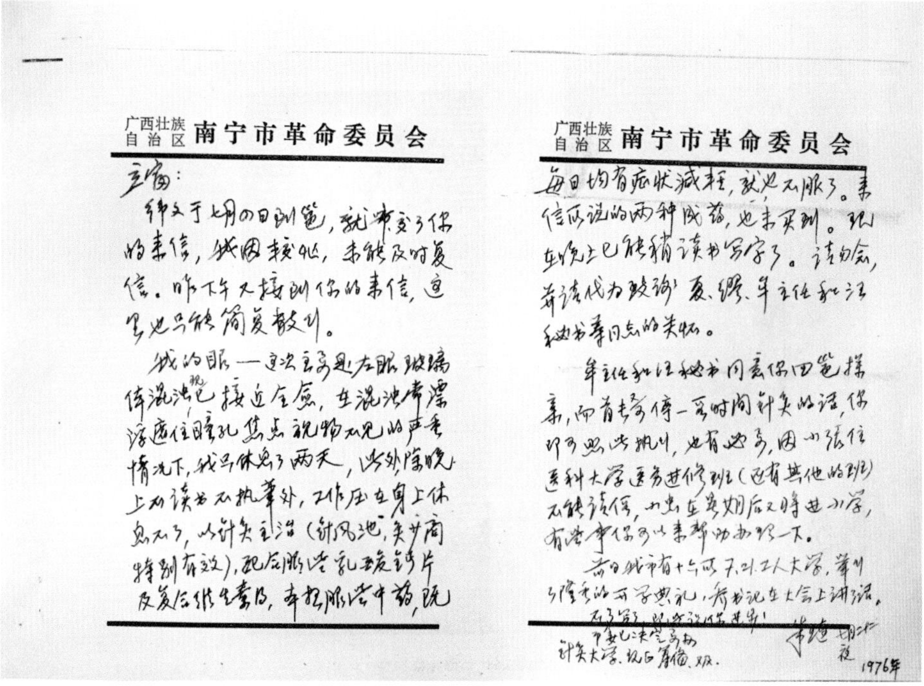

广西壮族自治区南宁市革命委员会

立富：

钟文于七月四日到邕，就带交了你的来信，我因较忙，未能及时复信。昨下午又接到你的来信，这里也只能简复数行。

我的眼——这次主要是左眼玻璃体混浊，视力接近全盲，在混浊常漂浮遮住瞳孔焦点视物不见的严重情况下，我只休息了两天，此外除晚上不读书不执笔外，工作压在身上休息不了，以针灸主治（针风池、[illegible]特别有效），配合服些乳酸钙片及复合维生素B，再加服些中药，既

广西壮族自治区南宁市革命委员会

每日均有症状减轻，就也不服了。来信所说的两种成药，也未买到。现在晚上已能稍读书写字了。请勿念，并请代为致谢袁、缪、单主任和汪秘书等同志的关怀。

单主任和汪秘书同意你回邕探亲，而首先要停一段时间针灸的话，你即可照此执行，也有必要，因小张住医科大学医务进修班（还有其他的班）不能请假，小虫在寒假后又将进小学，有些事你可以来帮助办理一下。

前日我市有十六所七·二一工人大学，举行了隆重的开学典礼，我书记在大会上讲了话。

不多写了，即此祝你进步！

中央已决定另办针灸大学，现正筹备、[illegible]。

朱琏 七月廿二夜

1976年

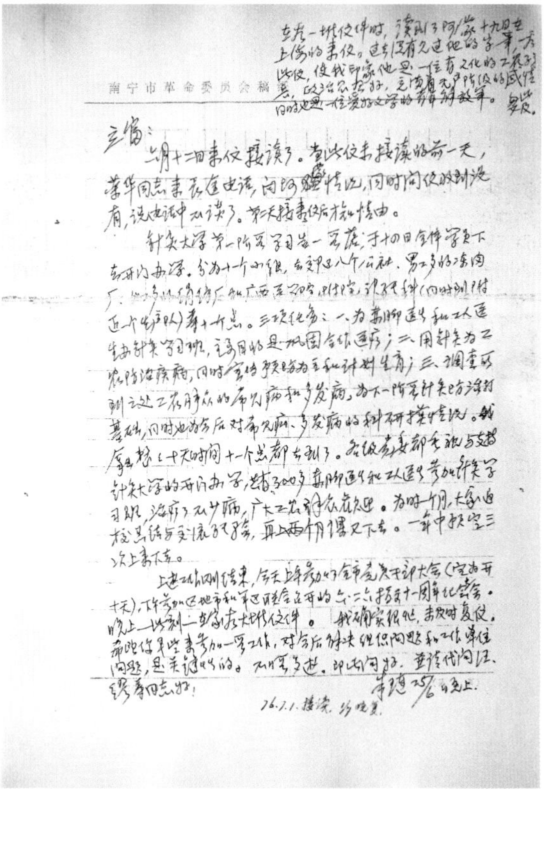

南宁市革命委员会稿纸

在看一批信件时，读到了阿[illegible]十九日在上海的来信。过去没有见过他的字笔，看此信，使我印象他是一位有文化的工农子弟，政治思想好，是会有无产阶级的感情，同时也是一位爱好文学的青年。[illegible]

立富：

六月十二日来信接读了。当此信未接读的前一天，[illegible]华同志来长途电话，问阿[illegible]情况，同时问信收到没有，说电话中不谈了。第二天接来信后才知情由。

针灸大学第一阶段学习告一段落，于十四日全体学员下去开门办学。分为十一个小组，去了八个公社、[illegible]肉厂、[illegible]纺织厂和广西医学院附院、[illegible]（同时到附近一个生产队）等十一个点。三项任务：一、为赤脚医生和工人医生办针灸学习班，主要目的是巩固合作医疗；二、用针灸为工农防治疾病，同时宣传预防为主和计划生育；三、调查研究了解工农群众的常见病和多发病，为下一阶段针灸防治打基础，同时也为今后对常见病、多发病的科研摸清情况。我[illegible]经过十天时间十一个点都去到了。各级党委都重视与支持针灸大学的开门办学，共有300多赤脚医生和工人医生参加针灸学习班，治疗了不少病，广大工农群众很欢迎。为时一个月，大家回校总结与交流了经验，再上两个月课又下去。一年中共要三次上来下去。

上述工作刚结束，今天上午参加了全市党员干部大会（定为开十天），下午参加区地市和军区联合召开的六·二六指示十周年纪念会。晚上此刻一些同志在此传达文件。我确实很忙，未及时复信。希望你早些来参加一段工作，对今后解决组织问题和工作岗位问题，是关键性的。不[illegible]多述。即此问好。并请代问汪、缪等同志好！

朱琏 25/6 日晚上。

76.7.1. 接读. [illegible]晚复.

1

2

1. 1976 年 7 月 22 日朱琏写给韦立富的信

2. 1976 年针灸大学第一阶段学习后朱琏写给韦立富的信

立富：

今天接读你十九日的来信，知道了你们一些工作情况。尤以知道刘老病情较前平稳和注妈之思劳辛苦劳累、侣身体例还侍床，我和市委都处常宽怒。你好久不来信，使我们记心挂明，今天才轻松了一下。

原先听说要转院，我因不知具体情况，提不出意见，累后我们请北京来看我们的同志打听北京医院的情况，略妤还就搁下还不转院为妤。你信上说己决定不转院，这一点也足使我轻松的。

我犯在确实很忙，除针灸大学暑假期有两个下午的课和我这蒉校长应有的一些工作外，更主要的是写书的问题。针灸总论和孔穴各论等已写去写了约二十万字，现正进入写防治疾病篇，困难就多了，主要是有些临床资料这么是你搞好的，和有些典型病例，也是你经手的，如果再由我自己从头整理和分别进行调查，那时间就不知拖到什么候。可是，时间是不允许拖的，市委定已决定第三季度就要脱稿，年前一定要出版，这区足关系到插图（彩图就有的十多幅，墨线有几十多幅）、制版、工厂印刷、校对等一系列的问题。这本书籀出国的，尤以国内几万赤脚医生、工人医生等的需要，我决不能对于党交给的任务，草率从事。所以托命吧你能回来一两个月帮忙，使我能把防治篇写去完，接来信所说情况，我拉是可以的。已请委宣传部和市委要我自己与注毛妈书联系，只要情况许可，同意你回来帮忙。

无暇多谈，给注妈之的侠，请转交。祝望回来，恵告知。

印些记述好？

韦琏 朔二十三日

1976年

纪念相关

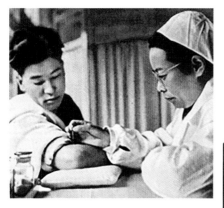

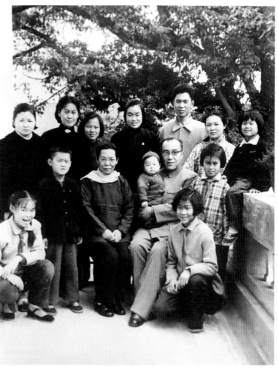

1. 朱琏在北京时为患者针灸的图片

2. 1962年朱琏老师送给韦立富的礼物
   （针灸针）

3. 1964年陶希晋和朱琏老师的全家福照
   片（前排左起1陶晓妹，右1陶涛；
   第二排左起1陶波，2朱琏，3亓齐，
   4陶希晋，5陶丽；后排左起1高定芬，
   2程文荣，3阿华，4陶晓云，5陶晓虹，
   6高定册，7陶杰）

4. 1967年韦立富与朱琏老师合影

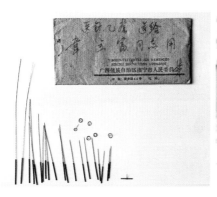

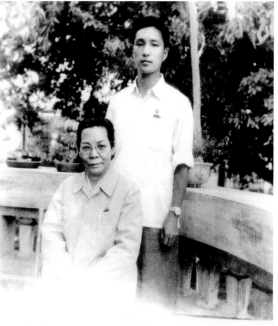

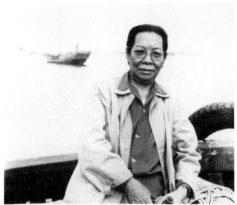

1. 1970 年朱琏在广西桂林留影

2. 1972 年 2 月 18 日南宁全家福
（前排左起 1 陶爱今，2 程文荣，
3 朱琏，5 陶希晋，6 陶晓虹；
后排左起 1 陶爱棣，2 高定册，
3 陶洁，5 管新凯，6 陶晓云，
7 朱政法，8 管琤）

3. 1974 年朱琏与陶希晋在北京

4. 1978 年朱琏在南宁市江滨医院

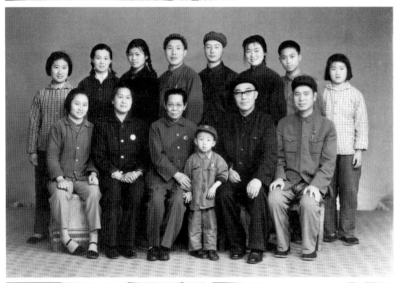

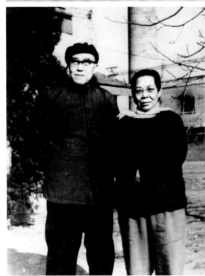

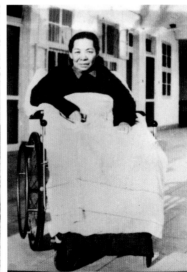

全国五届政协委员、全国妇联执委

朱琏同志追悼会在南宁举行

邓小平乌兰夫华德陈锡联徐向前陈云王震宋任穷江华等同志送了花圈
乔晓光韦国清赵茂勋肖寒宋等同志参加了追悼会

怀念朱琏同志

陈海清

剪自《广西日报》1978年5月28日星期日第二版

广西日报 1984年5月22日（星期二）第三版

1. 1978年5月28日《广西日报》
   报道朱琏追悼会

2. 1984年5月22日《广西日报》
   发表陈海清的文章《怀念朱琏
   同志》

1
—————
2

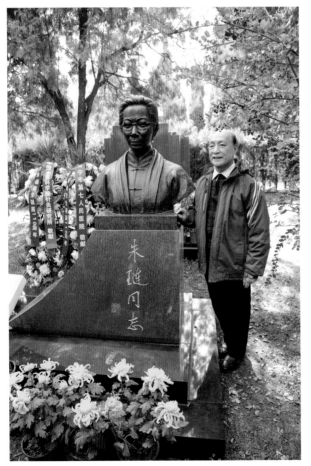

1. 2017 年 12 月 2 日韦立富参观中国中医科学院针灸研究所

2. 2019 年 10 月 29 日韦立富到石家庄烈士陵园与朱琏雕像合影